郁病从肾论治

任 路 王 旭 主 编

北方联合出版传媒（集团）股份有限公司

辽宁科学技术出版社

图书在版编目（CIP）数据

郁病从肾论治 / 任路，王旭主编 . — 沈阳：辽宁科学技术
出版社，2024.9
ISBN 978-7-5591-3514-8

Ⅰ . ①郁⋯ Ⅱ . ①任⋯ ②王⋯ Ⅲ . ①抑郁症—中医治
疗法 Ⅳ . ① R277.794

中国国家版本馆 CIP 数据核字（2024）第 061898 号

出版发行：辽宁科学技术出版社
（地址：沈阳市和平区十一纬路25号 邮编：110003）
印 刷 者：辽宁新华印务有限公司
幅面尺寸：185 mm × 260 mm
印 张：16.25
字 数：325千字
出版时间：2024年9月第1版
印刷时间：2024年9月第1次印刷
责任编辑：卢山秀
封面设计：顾 娜
版式设计：顾 娜
责任校对：张诗丁

书 号：ISBN 978-7-5591-3514-8
定 价：98.00元

联系电话：024-23284367
邮购热线：024-23284502

编委会

主　编　任　路　王　旭

副主编　李　丹　荆　秦　周　歆

　　　　王　玥　兴美丹　梁喜才

编　委　李易龙　朱珂漫　苗君静

　　　　管亚男　许　原　殷正达

前　言

本书是以"国家重点研发计划"课题、国家自然科学基金项目研究为契机，基于郁病系统研究成果而撰写。

第一章，梳理郁病理论的历史源流，总结其萌芽时期、形成时期、完善时期、发展时期的理论和实践发展。

第二章，系统阐述郁病的理论认识及诊疗特点，介绍郁病的概念及分类、现代医学对郁病的认识、郁病的病因病机及临床表现、郁病从肾论治的理论基础等。

第三章，阐释与郁病相关的现代医学假说，包括单胺类神经递质假说、下丘脑－垂体－肾上腺（HPA）轴假说、神经炎症假说、神经可塑性假说、神经营养因子假说、线粒体功能紊乱假说、肠道菌群失调假说等。

第四章，针对郁病相关疾病的动物模型复制的方法、原理、中医证型等进行阐述，包括抑郁症、阿尔茨海默病、帕金森病、失眠症、焦虑症、脑卒中等。

第五章，从中药、方剂及非药物疗法角度，介绍从肾论治郁病的近现代研究成果，为中医学以肾为本治疗郁病提供现代医学证据支持。

第六章，从病因病机及形成与发展角度，介绍常见疾病合并郁病从肾论治理论的创新研究，整理归纳疾病合并郁病的辨证论治及治疗相关的现代文献研究，突出郁病从肾论治的疗效。

第七章，从现代心理学视角解读郁病发病的心理学机制，着重介绍心理咨询与心理治疗各流派对郁病形成、发展、改变的理论观点与技术方法，突出探索郁病的心理预防与治疗。

本书适合于中医学、中西医结合医学、中药学以及相关专业的学生、研究者与临床医生阅读，开卷有益。

任　路

2024 年 9 月

目　录

第一章　郁病理论的历史源流 ································· **001**

第一节　郁病理论的奠基萌芽 ······························· 001

第二节　郁病理论的初步形成 ······························· 002

第三节　郁病理论的充实完善 ······························· 004

第四节　郁病理论的创新发展 ······························· 007

第二章　郁病从肾论治中医理论基础 ······················· **015**

第一节　郁病的概念与分类 ································· 015

第二节　郁病的病因病机 ··································· 026

第三节　郁病的临床表现 ··································· 035

第四节　郁病从肾论治的理论基础 ··························· 040

第五节　郁病从肾论治的治则与治法 ························· 047

第三章　与郁病相关的现代医学假说 ······················· **052**

第一节　神经递质假说 ····································· 052

第二节　下丘脑 - 垂体 - 肾上腺轴假说 ····················· 058

第三节　神经炎症假说 ····································· 063

第四节　神经可塑性假说 ··································· 071

第五节　神经营养因子假说 ································· 075

第六节　线粒体功能紊乱假说 ······························· 081

第七节　肠道菌群失调假说 ································· 087

第四章　郁病相关疾病的动物模型 ························· **094**

第一节　抑郁症 ··· 094

第二节　阿尔茨海默病 ····································· 099

第三节　帕金森病 ··· 107

第四节　失眠症 ··· 111

第五节　焦虑症 ··· 116

第六节　脑卒中 ··· 123

第七节　癫痫 ··· 128

第五章　郁病从肾论治基础研究 ········· 134

第一节　郁病现代医学评价标准 ········· 134

第二节　肾系疾病与郁病的相关实验研究 ········· 143

第三节　慢性疾病与郁病的相关实验研究 ········· 148

第四节　补肾类中药及方剂对郁病的治疗实验研究 ········· 151

第六章　郁病从肾论治临床研究 ········· 169

第一节　中医药治疗抑郁症的研究进展 ········· 169

第二节　围绝经期抑郁症 ········· 173

第三节　老年期抑郁症 ········· 186

第四节　糖尿病合并抑郁症 ········· 191

第五节　血管性抑郁症 ········· 195

第六节　肝肾阴虚型类风湿关节炎合并抑郁症 ········· 199

第七节　原发性高血压合并抑郁症 ········· 202

第八节　慢性肾病合并抑郁症 ········· 206

第七章　郁病发病的心理学研究 ········· 209

第一节　心理学的情绪理论 ········· 209

第二节　郁病发病的心理学机制 ········· 213

第三节　郁病的心理预防与治疗 ········· 221

参考文献 ········· 240

第一章　郁病理论的历史源流

　　"郁"是中医理论的重要概念，郁病是中医临床的常见病证。中医学对于郁病的认识，起源于秦汉，发展于唐宋，创新于金元，鼎盛于明清。经过历代医家的不断发挥，形成了丰富的学术思想，积累了宝贵的诊疗经验，为郁病的深入研究与创新发展奠定了重要基础。

第一节　郁病理论的奠基萌芽

　　"郁"字在甲骨文中已有记载，原本含义有茂盛之义，后引申为积滞、填塞等义。"郁"引入中医，始于春秋战国时期，由"气化"理论阐释"郁"在人体的病因、病机，为郁病理论的产生与发展奠定了基础。

一、"郁"含义的演变

　　郁，甲骨文作"㳥"，依其所示：中间是两个人，一个站在另一个背上，有不快、屈压之义。小篆字体则变得甚为复杂，为"鬱"，上部的"人"改为"缶"，下部又多了"鬯"和"彡"。上面的"林"用以表示树木茂盛之状；"鬯"本为古时祭祀降神用的酒，又通"畅"，引申为茂盛之意；"冖"表示的是用盖子将酒密封起来；"彡"示意酒香的悠远；"缶"则是用来表示装酒的器皿。总的来说，表现出草木茂盛、香味浓郁悠远之状。《说文解字》曰："鬱，木丛生也。""郁"字的原本含义是树木丛生，草木繁盛，有茂盛之义，后引申为积蓄、积滞、积累、填塞等义。如《诗·秦风·晨风》言"郁彼北林"，《尔雅·释言》曰"郁气也"，《左传·昭公二十九年》云"郁湮不育"（注："滞也。"），《管子·中匡》载"郁浊困滞"。

　　论及人体，早在春秋战国时期，人们就注意到，人内心具有悲观和抑郁等一系列表现。如《楚辞·九章·惜诵》有"心郁邑余侘傺兮"类似症状的记载。"郁"为郁滞结聚之义，是人体之气结聚不散、郁积不通的病理状态，与人的情感关系密切。如，《尚书·夏书·五子之歌》"郁陶乎予心"，解释为郁陶愤结积聚之义；《广韵》"郁，幽也，悠思也"，指的是深藏心中悠远的思绪。"郁"既反映了自然之气与人之病理的联系，也反映了人体内部的功能状态，如《吕氏春秋·达郁》载："凡人三百六十节，九窍、五藏、六府。肌肤欲其比也，血脉欲其通也，筋骨欲其固也，心志欲其和也，精气欲其行也。若此则病无所居，而恶无由生矣。病之留、恶之生也，精气郁也。"此言疾病产生的根源为血脉不通、精气郁结。

二、以"气化"为基础的郁病理论萌芽

早期的气来源于远古时期人们对风雨土壤的信仰与崇拜，其本义为"云气"。中国古代的先哲们通过"观物取象"的思维方法，即"近取诸身，远取诸物"，在对人体生命现象，如呼吸、心跳、排泄现象的观察中，体验到气的存在。这一概念与云气说相融合，则逐渐将气抽象为宇宙万物生成之本源。春秋战国以来，基于云气说和对自身生命现象的观察，"气"成为古人诠释宇宙万物的基础。如《易传·系辞上》言："山泽通气，然后能变化，既成万物也。"

在古代诸子百家体系中，气道文化由来已久。首先提出"气"是天地万物化生本源的是老子。《老子·四十二章》云："道生一，一生二，二生三，三生万物。万物负阴而抱阳，冲气以为和。"体现了万物是天地合气而成的思想。这一时期，人们对身体的认识往往以气为中心，如，《孟子·公孙丑上》"气，体之充也"，将人体视作盛放气的容器；《管子》"有气则生，无气则死"，将"气"作为基础概念用以阐释自然、社会以及人体间的变化与联系。人之生命为一气之转，是当时学者尤其是道家学派对于生命的基本看法。《老子》将气纳入哲学范畴，《道德经》"专气致柔""冲气以为和"的论述，将气的效用与心性修养之道及天地万物生成与结构相联系。气功学典籍《悟真篇》曰："道自虚无生一气，便从一气产阴阳。阴阳再合生三体，三体重生万物昌。"阐释了"一气"与道及万物的关系。气的运动与转化，是演化宇宙万物、维系生命繁衍的核心环节。

春秋晚期开始，人们以气论述世界万物的产生和变化以及对人体生命的认识。气能够生化万事万物，具有聚则成形、散则成气、贵在流通、功在机变的特点。周易、老子、淮南子等道家思想，从道、气等角度，启发了气化理论。"气化"蕴含着气的生生、中和、互动、平衡等功能，用于解释人体生理、病理现象，则体现为气机升降学说，即基于人与自然的整体观来论述人体脏腑精气的升降出入，并在生理、病理现象和诊断原则上重视人体本身的统一性、完整性及与自然界的相互关系。如《吕氏春秋·尊师》"形不动，则精不流，精不流，则气郁矣"，说明了形、精、气三者之间的运行关系，"郁"是指精气血脉运行不畅这一病机，如果精气运行出现障碍，就是"郁"，也就导致了疾病的发生。这些对"气化"与"郁"之间关系的认识，为郁病理论的形成奠定了基础。

第二节 郁病理论的初步形成

先秦两汉时期，形成了中医学"郁"的基本概念。"郁"的中医学病名最早见于《黄

帝内经》，汉代张仲景把"郁"视为疾病发生和发展的重要因素，奠定了"郁病"理论体系构建的基础。

一、中医论"郁"之始——《黄帝内经》

《黄帝内经》奠定了中医学的基础理论，也是"郁"的病名最早出现的中医典籍。"郁"字于《黄帝内经》之中出现86处。就篇名而言，"郁"分布于七篇大论、《素问》遗篇及《素问·生气通天论》3个部分。这里对郁的相关论述，有对天地之间气机升降出入失常的描述，也有说明人体疾病的症状和病机，包括天时之郁、七情之郁及脏腑之郁等造成闭塞、郁滞的变化，把气运和情志因素看作引起郁病的重要病因，将人体脏腑和情志、病证等正常、异常的生命表现，以及与人体有关的各种事物按五行进行了归类，为脏腑之郁提供了理论基础。

如《素问·阴阳应象大论》认为五脏肝、心、脾、肺、肾与五气怒、喜、忧、悲、恐相应，即"人有五藏，化五气，以生喜怒悲忧恐"，并且"喜怒伤气，寒暑伤形"，情志五气可伤害脏腑之和气，导致脏腑气机失常可发而为郁。《素问·本病论》"人愁忧思虑即伤心"，《灵枢·口问》"忧思则心系急""悲哀愁忧则心动，心动则五脏六腑皆摇"，均论述了悲哀忧愁思虑等情志不遂与心的关系。《灵枢·本神》"怵惕思虑者，则伤神，神伤则恐惧，流淫而不止。因哀悲动中者，竭绝而失生""愁忧者，气闭塞而不行，盛怒者，迷惑而不治"为后代七情致郁和因郁而病提供了理论基础。《素问·至真要大论》提出了"疏其血气，令其条达而致和平"的疾病治疗原则。《素问·刺法论》还提出了以针刺预先调理脏腑气机的方法。《素问·六元正纪大论》根据五运太过所致木郁、火郁、土郁、金郁、水郁，提出"木郁达之，火郁发之，土郁夺之，金郁泄之，水郁折之"，通过调气、因势利导的方法，恢复五行之气的本性。这些对不同部位之郁采取不同治法的记载，虽未能进一步给出治疗方药，但基本已经具有了分型治疗的观点，成为后世治疗郁证遣方用药的治疗原则，具有很大的指导意义。郁病虽非《黄帝内经》载有疾病，但历代医家都认为中医论郁以《黄帝内经》为始。

二、张仲景初建郁病辨证论治体系

汉代医家张仲景把"郁"视为疾病发生的关键因素，初步建立了郁病辨证论治体系。张仲景继承了《黄帝内经》中"郁"以气郁为基础的思想，在《金匮要略》中提出了郁病的辨证论治，以调气为大法，完善了郁病的治疗方法。其内容散见于百合病、脏躁、梅核气、奔豚气等篇章。张仲景认为"郁"是疾病发病过程中的重要病机，无论内伤杂病，还是外感疾病，均与血脉"壅塞不通"有关，如《金匮要略·脏腑经络先后病脉证第一》载"若五脏元真通畅，人即安和"。因此，治疗和预防郁病的大法就是"勿令九窍闭塞"。

张仲景创立了一系列治郁名方，如疏泄肝胆、通利上焦，用以治疗少阳证的小柴胡汤；再如四逆散，柴胡、枳壳、白芍疏肝理气，用以治疗一切气机郁滞疾病，后进一步发展为逍遥散、柴胡疏肝散；半夏厚朴汤用以主治"妇人咽中如有炙脔"，成为后世作为痰气郁滞的基本方被广泛应用。张仲景阐述了邪郁的不同类型和治疗方法，如栀子豉汤治疗热郁以苦辛开泄为基本大法；麻黄连翘赤小豆汤、栀子柏皮汤、茵陈蒿汤治疗湿热郁结，根据不同病情分消其湿热；枳实芍药散治疗血郁腹痛，以宣通气血为治疗方法；甘麦大枣汤治疗情志郁结，以调心脾、缓肝急为基本疗法。

从先秦道家的"气"论发展到《黄帝内经》时代，秦汉时期医家立足于气化理论阐发五郁，中医典籍中对"郁"的论述也以气化理论为基础，内容主要集中在天地自然气化和人体疾病过程两个不同的范畴，为郁病理论的发展和临床治疗提供了思路。

第三节　郁病理论的充实完善

自秦汉时期《黄帝内经》将"郁"的概念引入医学后，历代医家对此多有阐发，范围广博，观点纷呈。魏晋以后许多医家、医籍沿袭《黄帝内经》之旨，对"郁"的病因、病机、病证以及治疗进行了较详细的论述，进一步充实完善了郁病理论。

一、魏晋时期进一步发展郁病理论

魏晋南北朝时期，郁病理论得到了一定的发展。现存文献中所见大多是转引《伤寒论》《金匮要略》中关于"郁"的论述，发展了"郁"的病机理论，在《黄帝内经》的基础上进一步阐述了"七情致郁"和"因郁致病"的病机，也认识到了脏腑虚损、情志失常、肝气不舒等与郁病相关，并有了治郁方药的记载。

葛洪继承了张仲景对郁证的认识，在《肘后备急方》中记载"凡男女因积劳虚损……悲忧惨戚，多卧少起"，指出郁病与虚劳相关。

王叔和在《脉经》中记载了情志郁病的脉象及症状，如《脉经·辨脉阴阳大法》"寸口脉沉细者，名曰阳中之阴，病苦悲伤不乐，恶闻人声，少气，时汗出，阴气不通，臂不能举"对郁病的脉象及症状进行了描述；《脉经·胆足少阳经病证》"胆病者，善太息……心澹澹恐，如人将捕之……长太息，心中澹澹，善悲恐"指出胆气不足，则心中恐惧不安，如临大敌，悲观，善太息；《脉经·心手少阴经病证》"心气虚，则悲不已……心病，悲思愁虑。邪在心，则病心痛，善悲"论述了邪在于心，心气亏虚，神失所养，可出现悲愁忧虑、心悸、心痛等症状。

陶弘景将《黄帝内经》《伤寒杂病论》《汤液经法》中医学术思想与儒、道、释哲学思想相结合，著《辅行诀五脏用药法要》，虽无郁病的专篇论述，但其临床表现及治疗方法散见于各篇论述之中。如"治头痛，目赤，多恚怒，胁下支满而痛，痛连少腹迫急无奈者"，此属肝实证，气郁化火，火性循经上炎，扰乱心神，出现恼怒、烦躁、胁痛等症状，循经下注则出现少腹拘急、疼痛，用大泻肝汤治疗；大、小补肝汤皆用来治疗肝气亏虚之证，"心中恐疑不安，时多恶梦，气上冲心，越汗出，头目眩运者"用小补肝汤，"治肝气虚，其人恐疑不安，气自少腹上冲咽，呃声不止，头目苦眩，不能坐起，汗出，心悸，干呕不能食，脉弱而结者"用大补肝汤；大、小补心汤所治为心气亏虚之证，小补心汤主治"血气虚少，心中动悸，时悲泣，烦躁"，大补心汤主治"心中虚烦，懊侬不安，怔忡如车马惊"。

二、隋唐时期拓展了"五郁之治"

隋唐时期，因社会的稳定发展，医家对情志疾病逐渐重视，对郁病有了进一步的观察和探讨。隋唐时期的中医典籍中对"郁"的论述，在天地自然气化和人体疾病过程两个范畴均较秦汉魏晋时期有所扩充，并从具体治法方面拓展了"五郁之治"的内容。在疾病病因方面，开始出现情志致郁为病的论述，在后世得到极大发展，已成为现代中医学论郁治郁的主要内容。

巢元方《诸病源候论》中有关情志疾病的论述达40多种，如"心中踊踊如事所惊""心下闷乱，不欲闻人声""哭泣悲来""胸中气结，烦闷""人有因哭泣悲伤……怅然不能自禁持，悲感不已"等，形象地描述了郁病的心境。《诸病源候论》阐述了"七情致郁"的机制，如"烦满者，由体虚受邪，使气血相搏而气逆，上乘于心胸，气痞不宣，故令烦满。烦满者，心烦，胸间气满急也""怒气则上气不可忍，热痛上抢心，短气欲死，不得气息也""恚气则积聚在心下，心满不得饮食""忧气则不可极作，暮卧不安席""愁气则喜忘，不识人语，置物四方，环取不得去处，若闻急，即手足筋挛不举"，列举了怒、恚、忧、愁4种情志过极时的症状表现，这些症状表现的共同病机是气机失调。《诸病源候论》还论述了气机郁滞的病证，如奔豚气起于惊恐、忧思，结气病起于忧思，"九气候"因九事而伤动于气，梅核气是痰气互结于胸膈、上逆于咽喉等，并强调了"因虚致郁"，如"六极者，一曰气极，令人内虚，五脏不足……令人少气嗡嗡然内虚，五脏气不足，发毛落，悲伤喜忘"等。

孙思邈《备急千金要方》发展了关于情志致病的理论，对不同情志病所导致精神状态做了进一步发挥。《备急千金要方》言："多思则神殆，多念则志散，多欲则神昏，多喜则形劳。"其中多思可以导致气机郁滞，气机郁滞则神机怠惰，故多表现为懈怠乏力的症状，这是对多思所导致的郁病直观观察而得到的结果。孙思邈首次提出了郁病与肝的关系，《备急千金要方》载"发怒伤肝，精气并于肝则忧，肝虚则恐，实则怒，怒而不已，亦生忧矣"，并指出"肝实热"导致肝气郁结，出现"心下坚满，常两胁痛，息忿忿如怒"；"肝虚寒"出现"腹胀，悒悒不乐"等症状。在治疗上使用升麻、防风等风药散肝祛风，并用桂枝、甘草等温通阳气。孙思邈将心作为情志病的病位，指出"忧愁思虑则伤心，心伤则苦惊，喜忘善怒"，忧愁思虑等不良情绪可以伤损心气，心气不行而郁滞从而导致郁病的发生，具体的治法方药可用茯苓补心汤治心气不足、善悲愁恚怒等症状。孙思邈还提出用温胆汤治大病后虚烦不得眠，认为其病机为"胆寒故也"，这为后世进一步阐发郁病中的"胆郁"理论提供了基础。此外，孙思邈在《千金翼方》中记载了类似于现代产后抑郁的病证，如"妇人产后心虚不足，心下虚悸，志意不安，时复惯惯，腹中拘急痛，夜卧不安""产后忽苦，心中忡悸，或志意不定，恍恍惚惚，言语错谬""产后大虚，心悸，志意不安，恍惚不自觉，心中畏恐，夜不得眠，虚烦少气"，并创立了人参丸、大远志丸等方剂，为临床常用。

王冰注释《黄帝内经·素问》，对"五郁"之治的具体治法做出解释和发挥，"达，谓吐之，令其条达也""发，谓汗之，令其疏散也""夺，谓下之，令无拥碍也""泄，谓渗泄之，解表利小便也""折，谓抑之，制其冲逆也"阐释了吐、汗、下、渗泄、抑制5种具体治疗方法，开创了后世运用五郁之治的先河。

王焘在《外台秘要》中记载了类似郁病的病因、症状及治疗方剂，系统总结了初唐及之前的文献，将理论及方药相结合，对郁病的认识散见于各方剂的主治证候描述中。如卷十五"五脏不足。甚者忧愁悲伤不乐"，认为五脏精气不足，气化活动减退，影响所主神、志，出现悲愁不乐等情志异常；卷十五中详细记载了镇心丸治疗"喜怒愁忧，心意不定"，定志丸治疗"心气不定……忧愁悲伤不乐"，铁精散治疗"惊恐妄言，或见邪魅，恍惚不自觉"等；卷十六"筋虚则善悲"，认为筋虚乃肝体不足所致，肝体不足、肝用不及，疏泄不利则抑郁悲伤；卷十七"远思强虑""忧恚悲哀""汲汲所愿""戚戚所患"，认为七情过极是情志致病的重要原因。

至此，郁病的辨治体系和思路已经基本建立。

三、两宋时期完善了郁病病因病机

宋代，随着中医学发展，大量方书不断涌现，设立了"校正医书局"编辑整理医书。这一时期，对郁病的论述又有所突破，在承袭前代思想理解的同时，又有所发展。

由民间常用的有效中药方剂汇集而成的《太平惠民和剂局方》流传较广，影响较大。该书不仅收录了治疗郁证的方剂，使治郁方药有了一定的发展，而且记载了许多芳香行气药物组成的药方，通畅气机效果显著，对后世用行气药治疗郁病有很大的影响。

因郁病常见失眠、记忆力下降等症状，宋代医家多将其归类于"失眠""健忘"等病证中加以论述。《太平圣惠方》认为失眠多因"五脏虚邪之气，干淫于心。心有忧恚，伏气于胆……盖心气忧伤，肝胆虚冷，致不得睡也"，指出失眠为脏腑本虚，又感外邪或情志不调，致使心胆气虚所致，其中与郁病有关的症状为"不得睡""精神不守、喜多恐惧，头昏目暗，四肢不利"，治疗以茯神散方、人参散方等补益心胆、安神宁志。

《圣济总录》载"健忘之病，本于心虚。血气衰少，精神昏聩，故志乱而多忘也。盖心者，君主之官，神明出焉，苟怵惕思虑所伤，或忧愁过损，惊惧失志，皆致是疾。故曰愁忧思虑则伤心，心伤则喜忘"，将与郁病相关的病因、症状和治疗归类于"健忘"，治疗以养心安神为大法，从病因病机、证候表现、理法方药等方面进行了详尽而系统的论述，根据不同症状表现辨证论治，应用不同的方药。如，"精神恍惚，坐卧不宁"的健忘予以远志丸，"精神不足，健忘、懒语多惊"予以白石英汤，"久怀忧戚，气滞血涩，失志健忘，饮食无味"予以人参散。

陈无择明确提出了七情致病理论，并整理历代病因学内容，加以分类总结，其论述的三因均与"郁"相关，并在寒热外邪之上扩展为湿热外邪致郁，认为内因七情与"郁"的关系最为密切，这与此前文献对情志之郁的零散记载形成了鲜明的对比。其著《三因极一病证方论·三因论》"七情，人之常性，动之则先自脏腑郁发，外形于肢体，为内所因"，认为内因七情与"郁"的关系最为密切，将情志作为郁证的独立致病因素，并将情志变化与气之运动相结合。他明确提出了情志致郁的观点，《三因极一病证方论·眩晕证治》"喜怒忧思致脏气不行，郁而所生"，论内因悉归七情，七情致病则多为郁极而发。《三因极一病证方论·七气叙论》"夫五脏六腑，阴阳升降，非气不生。神静则宁，情动则乱。故有喜怒忧思悲恐惊""七者不同，各随本脏所生所伤而为病"，指出七情过极可损伤脏腑。同时，陈无择也对部分郁病的症状表现做了鉴别，《三因极一病证方论·惊悸证治》"夫惊悸与忪悸，二证不同。惊悸，则因事有所大惊……名曰心惊胆寒，在心胆经，属不内外因，其脉必动；忪悸，则因汲汲富贵，戚戚贫贱，久思所爱……在心脾经，意思所主，属内所因"，指出惊悸与忪悸都是因情志变化而出现的心中悸动不安。

至此，情志所致郁病发展进一步细化和深入，有关郁病的辨证论治逐渐形成体系。

第四节　郁病理论的创新发展

中医论"郁"，无论理论与临床所涉及的内容都颇为繁多。自《黄帝内经》伊始，"郁"经历了由运气、病机、病因、病症、病证的演化，理论多有变革。历代医家对"郁"的认识角度不同，或言其为五运不发，或析之为六气不畅，或辨之为七情不舒。至金元时期，创立"六郁"学说；明清时期，重视情志致郁、脏腑辨证，首见"郁证"病名。近现代，确立了"郁病"病名，建立了完整的理论体系并得到深化研究和创新发展。

一、金元时期创立"六郁"学说

医之门户，分于金元。这一时期，在各种文化思想交流、碰撞的背景下，医学界也出现各家争鸣的局面，学术上的百家争鸣，大大促进了中医学的发展。对郁病的认识，突破了《黄帝内经》的五郁分型，并随着众医家的理解不同而出现各有侧重的学说，突出与临床紧密结合的特点，对郁病的发病、治疗均有详细论述，与郁相关的病证较前代也有很大扩充，医家有关"郁"的论述已经相当系统。

刘完素明确提出郁与气机不利有关，即《素问玄机病原式》"郁，怫郁也。结滞壅塞，而气不通畅"。他以怫热郁结作为认识疾病的基本出发点，认为郁与热关系密切，并与玄府之开合息息相关，言"凡郁结甚者，转恶寒而喜暖，所谓亢则害，承乃制，而阳极反似阴者也，俗未明之，因而妄谓寒病"，认为六气皆从"火"化，疾病多起于"火"，"热甚则腠理闭塞而郁结也，如火炼物，热极相合而不能相离，故热郁则闭塞而不通"，气机怫郁，玄府闭塞，则津液血脉，荣卫清气，不能升降出入而为病，其治疗以"降心火、益肾水"为主。刘完素提出的上下中外怫热郁结，发展了张仲景的阳热怫郁说，将郁和热联系起来，治疗上以辛苦寒药微加辛热发散郁热。刘完素还确立了五志化热的理论，认为"五志过极皆为热甚"，《素问玄机原病式》"五脏之志者，怒、喜、悲、思、恐也。若五志过度则劳，劳则伤本脏，凡五志所伤皆热也"指出情志过度，会伤及五脏，扰动阳气，化生火热，并认为五志化热的关键在心，心主神明，藏神，心之火热，会扰乱神明，出现情志异常。

张从正论郁与《黄帝内经》五郁为病观点一致，为风木、暑火、湿土、燥金、寒水等郁病，将《黄帝内经》五郁治法与五脏病机结合，使郁证有了典型的脏腑病证表现，五郁论的内涵得到了丰富。他按病因将疾病分为风、暑、湿、火、燥、寒六类，认为邪气是致病之根本，而邪气非人身所固有，可自外而入，也可由内而生，提出"邪去而元气自复"，重点而详细地论述了汗、吐、下三法，并以此三法来达郁散结，更加完善了郁证的治疗方式。同时，他也强调了五积六聚等其他致郁的病因，认为外感多由热郁，杂病多由肝脾郁结。关于病机，他所著《儒门事亲》中有"此皆抑郁不伸而受其邪也，岂待司天克运，然后为之郁哉？且积之成也，或因暴怒、喜、悲、思、恐之气"的记载，指出情志致郁的重要地位，并认为可运用七情相胜的原理治疗疾病，以情胜情，即《儒门事亲》所言"悲可以治怒，以沧凄苦楚之言感之。喜可以治悲，以谑浪裹押之言娱之。恐可以胜喜，以恐惧死亡之言怖之。怒可以治思，以污辱欺阁之言触之。思可以治恐，以虑彼志此之言夺之"。又如《儒门事亲》"怒气所至，为呕血……消瘅，为肥气，为目暴盲，耳暴闭，筋纵，发于外为痈疽……"描述了怒气致病的进一步传变，向内为肥气，消瘅，向外则发为痈疽。"思气所至，为不眠，为嗜卧……为中痞，三焦闭塞，为咽嗌不利，为胆瘅呕苦，为筋痿，为白淫，为得后与气快然如衰，为不嗜食"描述了忧思损伤中焦气机运行，发为中痞。这些都对情志疾病的病机传变有了系统的分析。《儒门事亲》中提到："惊者为阳，从外入也；恐者为阴，从内出也。惊者，为自不知故也；恐者，自知也。足少阳胆经属肝木。胆者，敢也。惊怕则胆伤矣。"解释了惊和恐二者之间的差别以及所分属的脏腑。张从正发展了治郁方法，其情志致郁的认识贡献极大，对郁证的病因、病理和治疗的认识也算是独树一帜。

李东垣以脾胃为出发点阐述了郁的形成机制，提出"内伤脾胃，百病由生"的观点，提倡治病以脾土为本。《脾胃论》"五脏皆得胃气，乃能通利"说明人体脏腑之气的升降、交通、相济全赖居中之脾胃的斡旋作用，是气机升降之枢纽。他认为饮食失节，寒温不适，脾胃乃伤。另有风热不得生长，而木火遏于有形中导致脾胃肝胆气郁，同时情志刺激是导致脾胃内伤病的重要病因，喜、怒、忧、恐会资助心火，损耗元气，致脾胃内伤，最终导致脾胃清阳之气不升而下沉，造成木火受遏，而形成脾胃、肝胆气郁。他重视脾胃气机升降之性，通过升阳益脾发散郁火，立论逐渐转向了内伤致郁。因此，他把调理脾胃功能、恢复气机升降之性作为调治郁证的关键。同时，李东垣对木郁的阐发立足于五脏之气的升降浮沉，打破了前人五行相克致郁的单纯认识。如其在《兰室秘藏》所论，若"饮食过饱，填塞胸中……金主杀伐也，与坤土俱在于上，而旺于天，金能克木，故肝木生发之气伏于地下"而成木郁，当用吐法，宜瓜蒂散。"吐去上焦阴土之物，木得舒畅，则郁结去"。但因吐后"木复其性""发而不郁"，常易"有余则兼其所胜，脾土受邪"，故"脾胃虚不可妄用吐药"（《脾胃论》）。治疗上，李东垣以调理脾胃功能，回复气机升降为关键，创立了以补中益气汤和调中益气汤为代表的解郁诸方，然在甘温补中的同时，重用风药以发郁，"风药升阳以发火郁，则脉数峻退"，制有升阳散火汤，此为其治疗郁证的又一特色。李东垣所论火郁，主要是指脾胃阳气被郁遏，在强调用甘温补中的同时，特别强调了"火郁发之"的治疗思想，对郁病论治的发展起了重要的推动作用。

对于郁病理论，"金元四大家"各有发挥，但这一时期对郁病研究的集大成者当属朱丹溪。他采刘完素、张从正、李东垣等众家之长，自成一派，开辟了专篇论述郁病脉症和治疗，从病机角度出发，提出了以气郁为核心的"六郁"学说，将郁证分为气郁、血郁、痰郁、火郁、湿郁、食郁等"六郁"，并创制了越鞠丸治疗郁病，开拓了研究和论治郁病的先河，对后世治疗郁病有很大的贡献。他认为六郁之间可以相互转化，不是孤立存在的，又或者此郁中有他郁，他郁中有此郁等的变化。此论述对郁病后来的命名有着很大的影响。

朱丹溪详细阐述了六郁的症状特点：气郁者胸胁疼痛、脉沉涩；湿郁者周身走痛，或关节痛，遇阴寒则发，脉沉细；痰郁者，动则喘，脉沉滑；热郁者瞀闷，小便赤，脉沉数；血郁者，四肢无力，能食便红，脉沉；食郁者，嗳酸，腹饱，不能食，人迎脉平和，寸口脉繁盛。关于病位，《丹溪心法·六郁》云"凡郁皆在中焦"，认为脾胃为升降之枢，脾胃之气不得升降，五脏及周身之气血均不能通达调畅。关于病机，《丹溪心法·六郁》曰："气血冲和，万病不生。一有怫郁，诸病生焉。故人生诸病，多生于郁。"六郁中，最为重点的是气郁。其弟子戴思恭阐释六郁病机："郁者，结聚而不得发越也。此为传化失常，六郁之病见矣。"认为外感、内伤导致气郁为先，其他诸郁相因为病。关于六郁的治疗，朱丹溪以调中为大法，突出顺气为先之原则，并具体提出随气、血、痰、火、湿、食六郁之不同而采用辨证治疗之法，开创了治疗郁证专方的先河，其创制的越鞠丸和六郁汤被誉为"解诸郁之总司"，对后世治疗郁证有很大的贡献。在治疗七情所致之气郁证时，除去药物治疗，朱丹溪还常采取"以情解情"的心理疗法，条达情志，以求取得更好的疗效。《丹溪心法》中载有"五志之火，因七情而生，……宜以人事制之"，这里所谓"人事制之"即指心理治疗。

金元时期，许多医家对郁病均有论述。如，滑伯仁提出"木性条达、火性发扬、土性冲和、金性清肃、水性流通，一有怫郁，失其性矣"，认为"郁者结聚，而不得发越，当升者不得升，当降者不得降，当变化者不得变化，所以传化失常，而六郁之病见矣"，以气机升降理论阐释郁病，丰富了气机升降失调致郁的病机。又如，张元素把药物的使用与脏腑辨证联系起来，以脏腑为主体论寒热虚实之病机，配以理法方药，形成临床辨证治疗体系。同时，围绕郁证，他将《黄帝内经》五行郁与五脏病变对应，并提出五脏病变的相应治法，而且认为"四时以胃气为本""养正积自除"，重视扶养胃气，对发展"因病而郁"治法产生重要影响。

金元时期，仍未有郁病命名，但出现了论"郁"专篇，并在承袭《黄帝内经》理论的基础上，将病因重点由外感逐渐转为内伤，成为郁病学术发展过程中的转折过渡阶段。虽然金元时期医家仍从病因病机的角度命名郁证，但其发展了五郁学说，随着六郁理论的出现，郁病理论进一步深化发展。至此，"郁"不仅明确成为一种病理概念，而且开始在疾病的辨证和治疗中发挥出指导作用。

二、明清时期发展了七情致郁

明清医家对"郁"的认识较前世有了很大发展，对"郁"的认识逐渐由气血郁滞不通的病机转变为情志之郁的疾病，他们对前人所述之郁进行总结，认为五郁、六郁和情志之郁皆属于郁证范畴，首见"郁证"病名，更清晰地认识到情志因素在郁病发病中的作用，将"情志之郁"从"五行之郁"的概念中剥离出来，并将情志郁证归属于五脏，提出了"五脏之郁"。病位上强调脏腑之郁，治疗上重视脏腑辨证。认为治疗郁病有先后虚实之分，重视对患者的心理治疗，强调移情易性的重要性。特别是清代诸医家更多从临床实际出发，强调和发展了七情致郁的病因病机，辨证常分新久虚实，在治疗上亦渐趋成熟完善。在此，简述代表性医家、医著观点。

"郁证"作为一个独立的病证名称，首见于明代虞抟《医学正传》，内容概括了《黄帝内经》五郁论和朱丹溪六郁之说的主要证治思想及用方，对郁证的脉象论述详尽，并辨证论方，对临床具有极大的指导意义。《医学正传·卷之二·郁证》曰："夫所谓六郁者，气、湿、热、痰、血、食六者是也。或七情之抑遏，或寒热之交侵，故为九气怫郁之候。"认为郁病"脉多沉伏，郁在上则见于寸，郁在中则见于关，郁在下则见于尺，左右亦然"。"气郁则必沉而涩"，方用严氏玉液汤，以治七情感动，气郁生涎，随气上冲，头目眩晕，心嘈忪悸，眉棱骨痛。"血郁，脉必空而结促""热郁脉必沉数"，方用生地黄散，治郁热咯血、吐血等证。"痰郁脉必弦滑"方用丹溪升麻二陈汤，治痰郁火邪在下焦，大小便不利。"湿郁则脉必沉而缓"方用东垣茯苓渗湿汤，治湿郁成黄疸，寒热呕吐而渴，身体面目俱黄，小便不利，不思饮食，莫能安卧。"食郁，脉必滑而紧盛"方用河间木香槟榔丸，治食郁气滞作痛，加味平胃散治食郁所致的吞酸，生韭饮治食郁日久所致的胃脘瘀血痛，若食郁有痰，则用二陈汤加胆南星、黄芩。此后明清乃至近代医家的著作中虽提郁证（或作郁症），亦多是从郁作为病因病机出发论述证治，此病名的含义依然十分广泛，正如郑守谦所说："郁非一病之专名，乃百病之所由起也。"

张景岳从病名角度论郁，提出了"因郁致病"和"因病致郁"的观点，将情志之郁与运气理论之五郁区分开来，明确了其病机、虚实及病情变化，阐述了情志郁病的全过程，确立了情志郁病的诊疗思路。其对《黄帝内经》"心主神明"的理论进行了阐发，认为情志之病归属五脏，心统领一身之神，无论何种情志之变，均会影响到心，即《类经·疾病类·情志九气》曰："情志之伤，虽五脏各有所属，然求其所由，则无不从心而发。神藏于心，凡情志之属，惟心所统，是为吾身之全神也。"张景岳进一步发展、深化了朱丹溪情志致郁的内容，并在《景岳全书·郁证》专篇论述了"情志三郁"——怒郁、思郁和忧郁，直接从情志角度出发，阐释了不同的情志累积引起不同脏腑气机的郁滞，可以导致不同的郁病，提出怒郁为邪实在肝，起于大怒气逆；思郁为气结于心脾，起于思虑；忧郁全为虚证，起于悲忧惊恐。治疗上侧重补虚扶正，以补脾为本，以情解情为要。在《类经》中，张景岳对脱营和失精两种疾病产生的原因进行了更加细致的描述。这两种疾病都是在人生活的社会环境发生巨大转变之后，心理落差增大，从而情志郁郁不舒，引起的情志郁病的一类疾病，为临床诊疗情志郁病提供了范本。张景岳还提出了郁病的治则，正如《景岳全书·郁证》所言："初病而气结为气滞者，宜顺宜开。久病而损及中气者，宜修宜补。然以情病者非情不解。"

赵献可认为情志之郁仅是郁证病因的一部分，主张郁产生的原因多端，而且应是广义的，"郁者抑而不通之义"。并承袭了《黄帝内经》和朱丹溪的有关理论，在《医贯》中将郁证的病因分为五运致郁和七情致郁，认为多种原因都可导致郁病。在治疗方面，以《黄帝内经》五郁之治为治则，其中尤重"木郁达之"，提出"以一法代五法""予以一方治其木郁，而诸郁皆因而愈。一方者何？逍遥散是也。……其甚者，方中加左金丸"。赵献可指出"凡寒热往来，似疟非疟，恶寒恶热，呕吐、吞酸、嘈杂，胸痛胠痛，小腹胀闷，头晕盗汗，黄疸瘟疫，疝气飧泄等症，皆对症之方也。推而至于伤风、伤寒、伤湿，除直中外，凡外感者俱作郁看"，将郁的范围及逍遥散的适应证进一步扩展。

叶天士对郁病的阐述尤为透彻，认为"情志之郁由隐情曲意不伸"（《临证指南医案》），郁病多为情志之郁。《临证指南医案·郁》指出："郁则气滞，气滞久则必化热，热郁则津液耗而不流，升降之机失度，初伤气分，久延及血，延及郁劳沉减。故先生用药大旨，每以苦辛凉润宣通，不投燥热敛涩呆补，此其治疗之大法也。"总结了郁证的病因病机、病变脏腑治法方药等。同时还指出"郁证全在病者能移情易性，医者构思灵巧，不重在攻补"，认识到心理治疗对本病的意义。他认为"七情之郁居多，如思伤脾，怒伤肝之类是也，其原总由于心，因情感不遂，则郁而成病矣"，郁病的病位在心，与肝、脾、胆密切相关。此理论与张介宾"神藏于心，凡情志之属，惟心所统"的理论相同。叶天士进一步解释"隐曲意不伸，是为心疾，此草木攻病，难以见长，乃七情之郁损"，强调此乃"内伤情怀起病，务以宽怀解释"。"郁证全在病者能移情易性"，叶天士在郁证尤其是情志失畅之郁治疗中，尤为看重对患者的思想开导。在治法方面，"每以苦辛凉润宣通，不投燥热敛涩呆补，……不重在攻补，而在乎用苦泄热而不损胃，用辛理气而不破气，用滑润濡燥涩而不滋腻气机，用宣通而不揠苗助长"。方药选择上，既有补益心脾之法，又有凉润宣通之法，还有苦泄坚阴之法。叶天士亦总结了外感郁病的发病规律："六气着人，皆能郁而致病。"如伤寒之邪郁于卫、郁于营，暑湿之蕴结在三焦，瘟疫之邪客于膜原，六淫客于人体不解，即发为郁。

吴澄提出"百病皆生于郁"的观点。从五行、脏腑、病理因素、致病原因等角度将郁证分为五郁（即木、火、土、金、水）、脏腑郁（心、肝、脾、肺、肾、胆）及气血痰食火湿风寒热等郁，并进行分类论证。在此之上提出了"药郁"的概念，或因妄用补泻，或因药不合证，心中惯惯，郁上加郁，即为药郁，对后世医者的用药起到了警示作用。治疗上，认为郁病初起气滞郁结不开，可行气开郁化痰，对久郁虚损者以"培补真元"为法，形成了培元舒郁的治疗思想，并把逍遥散、补心丸并归脾汤列为治郁两大法门。

顾锡的《银海指南》指出："夫人气血不顺，脉不平和，即是郁证，乃因病而郁者。至若情志之郁，则有三焉：一曰怒郁，方其盛气凌人，面赤声厉……一曰思郁……凡心有所忆而生意，意有所属而生思，思有未遂而成郁……一曰忧郁，或因衣食之累，或因利害之牵，终日攒眉而致郁者，志意乖违，神情消索。""然五气之郁，因病而郁者也；情志之郁，因郁而病者也。"至此，将情志之郁从气血津液等郁滞所致的"郁证"病机概念中完全分离出来，成为一个独立的病名。

张璐在《张氏医通·郁》中指出："郁证多缘于考虑不伸，而气先受病，故越鞠、四七始立也。郁之即久，火邪耗血，岂苍术、香附辈能久服乎，是逍遥、归脾继而设也。"在治疗上以新久虚实为辨证要点，主张分而治之，临床应随证选方。

李用粹在《证治汇补》中对郁证的治法总结为"郁病虽多，皆因气不周流。法当顺气为先，开提为次。至于降火化痰消积，尤当分多少治之"。顺气以"调中为要"，主张以二陈汤加香附、川芎为基础方随证加减。

王清任从血瘀的角度出发，认为情绪障碍如瞀闷、急躁等应以活血化瘀法治之，《医林改错·上卷》中记载以血府逐瘀汤治疗"瞀闷，即小事不能开展，即是血瘀，三副可好"，从而奠定了后世以活血化瘀法治疗郁病的理论基础。

陈士铎《辨证录》认为人身五脏中本就有"五郁"，并对人身之五郁的临床表现及治法进行了论述。陈士铎十分重视情志之郁，指出"拂抑之事常多，愁闷之心易结"，认为长期生活境遇差，所愿不得，情志不遂，忧愁思虑过多，容易使人心生愁闷，妇女多见，如"人之郁病,妇女最多,而又苦最不能解……此等之症,欲全恃药饵,本非治法,然不恃药饵,听其自愈,亦非治法也""思想结于心、中气郁而不舒""得喜可解,其次使之大怒,则亦可解"。他通过病机分析,得出"此等之症,必动之以怒,后引之以喜,而徐以药饵继之"的治法,方用逍遥散化裁解郁开结汤,并注明"凡郁怒而不甚者,服此方无不心旷神怡"。

三、近现代构建"郁病"理论体系

随着时代的延伸,诸多医家在不同的历史阶段不断创立、补充、完善和发展着郁病理论,逐步形成了各自的学术观点,丰富着郁病理论体系。近现代以来,郁病理论体系也得到了进一步的完善,名医名家对郁病论治多有创新,如:

国医大师张志远教授认为长期精神紧张、思虑过度、心情不舒日久会使情志失遂,以脏腑气血阴阳失调、神机逆乱为关键病机,以气、火、痰、瘀为主要病理表现。治疗上,主张从气血痰火入手,以调整阴阳、恢复神机为主,追本溯源对证施治。在药物上,选择温、通、散,佐以寒凉、开窍之品,同时灵活运用介类药、虫类药、花类药等。在顾护正气的基础上,针对未病、既病、瘥后不同阶段采取对应措施,同时重视情志疗法的运用,临床疗效突出。

国医大师张震教授总结疏调人体之气机的思想,从整体施策治疗郁病。他创立了以调肝为主线、脾肾为辅助之"一体两翼"的疏调气机学说。创立了疏调人体气机的基础方剂——疏调气机汤,理气解郁兼顾脾肾调理,则气郁得疏,其他诸郁随之而除。

国医大师吕仁和教授认为广义的"郁"可导致多种疾病,而"五郁""六郁"不足以解决复杂的临床问题。因而在继承《黄帝内经》"五郁"、丹溪"六郁"的基础上,补充了"水郁""饮郁",合称为"八郁"。他认为"八郁"可互相转化、互相影响,亦可同时出现。治疗中,应在辨郁的基础上多郁同治,强调理气为先,扶正为本,标本同治,邪正两顾。

国医大师张学文教授从肝脾两脏五行乘侮关系探讨郁病,认为二者在调畅情志方面发挥着重要作用,生理与病理关系密切。临床上将郁病分为怒郁、思郁、忧郁,分别以疏肝解郁、清热除湿,理气疏肝、健脾化痰,行气解郁、益气健脾为治则,治疗湿热内蕴、痰气互结、肝脾亏虚型郁证。张学文教授创造性提出肾虚血瘀证候为郁病的又一常见病机。指出郁病之所以形成肾虚血瘀证,其原因在于患者可能存在先天遗传禀赋不足、年老体衰、劳逸过度、情志不遂,或其他脑病如脑萎缩、脑梗死等所致脑髓空虚所致。总结了肾虚血瘀证在郁病中的常见表现及其治法,并强调用药时不可急于滋补,应谨守病机,灵活掌握补虚泻实的进退,活血不忘补气,清肝不忘滋肾,填精结合健脾助运。

国医大师孙光荣教授认为,中医调治郁病必须遵循"形神合一"观,临床治疗应以"求解思维""上升思维""决断思维",围绕"形神"做到"五注重":注重急则治其标、缓则治其本，注重正气存内、致中达和，注重精神内守，注重三因制宜，注重既排除外环境的干扰又善于利用外环境的助力，达到事半功倍的良好效果。

国医大师王琦教授创立中医体质学，提出"形神构成论"，创建"辨体－辨病－辨证相结合"的诊疗模式，确立了9种体质的分类方法。气郁体质即9种体质之一，是由于长期情志不畅、气机郁滞而形成的以性格内向不稳定、忧郁脆弱、敏感多疑为主要表现的体质状态。王琦教授认为气郁体质与疾病的关系具有两重性，即因郁而病、因病而郁。在诊疗中，应将辨体、辨病、辨证相结合辨气郁体质论治疾病，用药方面应注重通补兼施、温清并用、形神合调。

关于"郁病"病名，中华人民共和国成立以后，中医药高等统编教材将郁病纳入《中医内科学》，但此时病名仍为"郁证"。1964年由上海中医学院主编的《中医内科学》将郁证概括为"由于情志怫郁，气机郁滞所引起的疾病的总称"。1986年由方药中、邓铁涛主编的《实用中医内科学》概括郁证为："由情志不舒，气机郁滞而致病。以心情抑郁、情绪不宁、胸部满闷、胁肋胀痛，或易怒欲哭，或咽中如有异物梗阻等症为主要症状。"经过数十年的探讨，为了彻底区分病、证，中国工程院院士王永炎教授主编的《中医内科学》第6版教材将郁病的名称由"郁证"改为"郁病"，归类于气血津液疾病，指出"郁病是由于情志不舒、气机郁滞所致，以心情抑郁、情绪不宁、胸部满闷、胁肋胀痛，或易怒易哭，或咽中如有异物梗阻等症为主要表现的一类病证""郁病是由精神因素所引起，以气机郁滞为基本病变，是内科病证中最为常见的一种"。至此，解决了历代对郁病的称谓混乱和意蕴混淆。郁病理论研究，经历一代代中医人，不断传承与发展，焕发着勃勃生机与活力。

（李　丹）

第二章　郁病从肾论治中医理论基础

第一节　郁病的概念与分类

一、郁病的概念

郁，忧郁；可解释为闭结。郁证，在中医学内，具有其特定的含义。凡滞而不得发越之证，统称为郁证，简称为"郁"（即郁而不散，滞而不通之意）。《中医内科学》定义郁证：由于情志不舒，气机郁滞所引起的一类病证。主要表现为心情抑郁，情绪不宁，胁肋胀痛，或易怒善哭，以及咽中如有异物梗阻、失眠等各种复杂症状。王安道曰："郁者，滞而不通之意。"元代朱震亨《丹溪心法·六郁》曰："郁者，结聚而不得发越也，当升者不升，当降者不降。当变化者不得变化也。"

郁证有广义与狭义之分。广义之郁证，即前人所谓的"百病皆兼郁"之"郁"，泛指郁滞而不得发越所致的病证，包括五郁、六郁、脏腑之郁、七情之郁、六气之郁、杂病之郁等；可发于外感六淫，即风、寒、暑、湿、燥、火；内伤七情，即喜、怒、忧、思、悲、恐、惊，以及不内外因，如创伤、意外、手术后遗症等。由于久病的精神压力，患者对其病情疑虑重重，对治疗失去信心，进而出现胸闷心烦、纳呆不食、焦虑紧张、夜间失眠，甚而悲观厌世，对生活失去兴趣等。其病因是久病，郁证多是继发。若主病能得到及时治疗，郁证随之消失。此证类似现代医学的神经症症状群，多伴有器质性疾病。

狭义之郁证，主要指情志不舒、气机郁结引起的一些病证，是单纯因精神因素引起的一类病证，以抑郁善忧、情绪不宁或易怒善哭为主证，可兼有精神不振、胸闷胁胀、善太息、不思饮食、失眠多梦等多种症状。临床甚为常见，以女性发病居多，多有郁怒、悲哀、忧愁等情志受伤史。由于情志失调、气机郁滞而致，以七情之创伤为主，"郁不离乎七情也"，如癫狂、脏躁、百合病等。其病因是精神创伤，郁证为原发。此证治疗难度大，"心病"一日不去，其病一日不愈。症状以功能改变为主，多查不到器质性改变。狭义的郁证包括神经症、更年期抑郁症、部分躁狂及抑郁性精神病等多种因精神因素引起的病证在内。

昔贤郑守谦谓："郁非一病之专名，乃百病之所由起也。"《景岳全书》曰："凡气血一有不调而致病者，皆得谓之郁。"赵养葵："凡病之起，多由于郁，郁者抑而不通之义。"因此，郁证既可以是病因，又是病理名称，也可是病证名词；其涉及范围广，郁证既不是一个单独的"症"，也不是一个独立的"病"，乃是由脏腑气血等"滞而不得发越"所导致之各种证候所表现的"证"。根据发病方式不同，有因病而致郁者（广义之郁），也有因郁而致病者（狭义之郁）。《景岳全书》曰："凡五气之郁，则诸病皆有，此因病而郁也；至若情志之郁，则总由乎心，此因郁而致病也。"

二、郁病的分类

到目前为止，郁证尚无统一、规范的分类方法。总结古今医家对郁证的论述，可大体归纳为6种分类法。

（一）五郁

五气之郁，首次记载于《素问·六元正纪大论》，分别为木郁、火郁、土郁、金郁、水郁。岐伯曰："木郁达之，火郁发之，土郁夺之，金郁泄之，水郁折之。"《景岳全书》曰："经言五郁者，言五行之化也，气运有乖和，则五郁之病生矣。"滑氏曰："木性本条达，火性本发扬，土性本冲和，金性本肃清，水性本流通，五者一有所郁，斯失其性矣。"

木郁，首见于《素问·六元正纪大论》："木郁之发，民病胃脘当心而痛，上支两胁，鬲咽不通，食饮不下，甚则耳鸣眩转，目不识人，善暴僵仆。"此证多由感受外邪或饮食失调所致。在五行归属中，肝属木，肝与胆相表里，故后世认为木郁者，一般而言，多指肝胆郁结之证，且由于脏腑相关，常兼见脾胃证候。

火郁，首载于《素问·六元正纪大论》："火郁之发……民病少气，疮疡痈肿，胁腹胸背，面首四支，䐜愤胪胀，疡痱呕逆，瘛疭骨痛，节乃有动，注下温疟，腹中暴痛，血溢流注，精液乃少，目赤心热，甚则瞀闷懊憹，善暴死。"可见，火热内郁可以发生许多症状，包括各个脏腑火盛内郁的表现。同时，火热伤阴，热盛阴伤，可致突然死亡，突出了火郁的特点及其危害性。但后世医家认为，火郁主要为心火悒郁之证，如《杂病源流犀烛》指出："火郁之病，为阳为热，脏应心，应小肠，三焦主在脉络，伤在阴分。"

土郁，首见于《素问·六元正纪大论》，谓："土郁之发，……民病心腹胀，肠鸣而为数后，甚则心痛胁䐜，呕吐霍乱，饮发注下，胕肿身重。"脾胃属土，故土郁乃指脾胃气之证。如《证治汇补·郁症》云："食滞中焦，痰凝脾脏，热蕴肠胃，皆土郁也。"多由饮食失调或痰湿凝滞脾胃所致。

金郁，首载于《素问·六元正纪大论》："金郁之发，……民病咳逆，心胁满引少腹，善暴痛，不可反侧，咽干面尘色恶。"肺主气，属金，故金郁多为肺气郁闭之证。

水郁，首载于《素问·六元正纪大论》："水郁之发……民病寒客心痛，腰睢痛，大关节不利，屈伸不便，善厥逆，痞坚腹满。"包括水寒之气内郁所致的心痛、腹满、腰痛、关节不利、厥逆等。但后世认为，水郁主要指水气郁阻之证。水性为寒，水性流动，遇隙而就，喜趋下，若水气郁阻，则可见各种症状。

（二）六郁

6 种郁证之总称首见于《丹溪心法·六郁》，分别为气郁、血郁、湿郁、热郁、痰郁、食郁 6 种。《医学正传·郁证》曰："夫所谓六郁者，气、湿、热、痰、血、食六者是也。"六郁之说多被后世所推崇。丹溪曰：郁病大率有六。气郁者，胸胁疼痛，脉沉而涩。湿郁者，周身走痛，或关节疼痛，遇阴则发，脉沉而细。热郁者，瞀闷烦心，尿赤，脉沉而数。痰郁者，动则喘息，脉沉而滑。血郁者，四肢无力，能食便血，脉沉而芤。食郁者，嗳酸腹饱，不喜饮食，脉沉而紧。

气郁，首见于《素问·六元正纪大论》。一般认为，由情志不舒、气机郁结引起的症状称为气郁。如《证治汇补》曰："气郁，胸满胁痛，噫气腹胀。"

血郁，指血行郁滞，与瘀血证仅是程度之差异，故血郁属瘀血证范畴。多由暴怒、挫闪、劳役过度、饮饱不调等因素致血液运行不畅而成此证。《杂病源流犀烛》曰："盛怒叫呼、挫闪、饥饱劳役，致胸胁间常如针刺痛，或能食，小便淋，大便红，脉沉芤而涩，是血郁。"由于血郁之部位不同，故可见各种症状。如胸胁刺痛不移，为胸痛或胁痛；尿中带血而痛者，可称血淋；大便红或黑如柏油，可称为便血，应结合具体病证论治。

湿郁，指湿邪郁滞。《杂病源流犀烛》："雾露风雨坐卧，湿衣湿衫，皆致身重疼痛，首如物蒙，倦怠好卧。阴寒则发，脉沉涩而缓，是湿郁。"故湿郁，乃外感湿邪，郁而不散所致。

热郁，亦即郁热，因诸邪久延不愈，郁久化热所致。《杂病源流犀烛》："不发热，常觉自蒸不能解，目蒙口渴，舌燥便赤，脉沉而数，是热郁；或昏瞀，或肌热，扪之烙手，皆是热郁。"

痰郁，见于《丹溪心法》，指痰气郁结所致之症。痰气交阻，可郁于人体各个部位。明代秦景明《症因脉治》曰："痰之为病，变化百出。"正所谓"痰生百病""百病多因痰作祟"。《丹溪心法》云："痰之为物，随气升降，无处不到。"但此证亦有其特点，如《杂病源流犀烛》曰："动则喘满或嗽，寸脉沉而滑，是痰郁。"

食郁，指因食滞不消，气机郁阻之证。《杂病源流犀烛》谓："酸嗳腹满，不能食，黄疸膨胀痞块，脉紧实，是食郁。"即由饮食停滞，损伤脾胃而气机郁阻。

（三）脏腑之郁

脏腑之郁，乃脏腑本气自郁（明代孙一奎《赤水玄珠·郁证门》）。包括心郁、肺郁、脾郁、肝郁、三焦郁、胆郁、肾郁 7 种。《灵枢·寿夭刚柔》曰：忧恐忿怒伤气，气伤脏，乃病脏。情志的产生是各脏腑活动的结果，情绪的变化，伴随着五脏气机的变化产生不同的效应，因此，各种异常的情志活动，皆可造成脏腑的气机紊乱，伤害脏腑而产生病变。清代李用粹《证治汇补·五脏郁症》曰："有本气自郁而生病者，心郁昏昧健忘；肝郁胁胀嗳气；脾郁中满不食；肺郁干咳无痰，肾郁腰胀淋浊，不能久立；胆郁口苦晡热，怔忡不宁。"

心郁，指心气郁滞。心主血，心藏神，故心郁主要表现为神志与血脉之改变。

肝主疏泄，若七情所伤，或饮食不节，劳倦过度，或其他疾病之影响，均可导致肝气疏泄失常，若为肝气郁滞，则为肝郁。

脾主运化，一为运化水湿，一为运化水谷精微；脾喜燥恶湿，升发清阳而主四肢，故脾之气机郁，则属脾郁。

肺主气，司呼吸，外合皮毛。肺气不宣而郁滞者，是为肺郁。《素问·至真要大论》谓："诸气膹郁，皆属于肺。"

肾郁，为肾气郁之证，有虚实之别。

胆郁，指胆气郁滞。胆为阳木，与肝相为表里，主疏泄情志与主决断，故胆郁表现与肝郁有相关之处。

三焦郁，为三焦之气机郁滞者。《类证治裁》曰："三焦郁，口干不食，栀子仁姜汁浸，炒黑研细，以人参、麦冬、乌梅煎汤服。"

（四）七情之郁

根据《景岳全书》所言，指情志郁结所致的病证，分为恐郁、惊郁、悲郁、忧郁、思郁、怒郁等。《证治汇补·七情郁症》言："七情不快，郁久成病，或为虚怯，或为噎膈，或为痞满，或为腹胀，或为胁痛，女子则经闭堕胎，带下崩中，可见百病兼郁如此。"《医学正传》："或七情之抑遏，或寒热之交侵，故为九气怫郁之候，或雨湿之侵凌，或酒浆之积聚，故为留饮湿郁之疾。又如热郁而成痰，痰郁而成癖，血郁而成癥，食郁而成痞满，此必然之理也。"

怒郁，见于《景岳全书·杂证谟选读》："怒郁者，方其大怒气逆之时，则实邪在肝，多见气满腹胀，所当平也。及其怒后而逆气已去，惟中气受伤矣，既无胀满疼痛等证，而或为倦怠，或为少食。"暴怒则伤肝，肝盛则克脾，故怒郁所见多为肝脾气郁之证。

思郁，指思怨不解而气机郁结之病证。先有思伤而气郁，变生诸证。《景岳全书》谓："若思郁者……思则气结，结于心而伤于脾也。及其既甚，则上连肺胃而为咳喘、为失血、为噎膈、为呕吐，下连肝肾则为带浊、为崩淋、为不月、为劳损。"

忧郁，由悲忧过度，气机郁滞所致。先有忧伤，久则变生他症。《景岳全书》谓："若忧郁病者，则全属大虚，本无邪实。盖悲则气消，忧则气沉，必伤脾肺；惊则气乱，悲则气下，必伤肝肾；此其戚戚悠悠，精气但有消削，神志不振，心脾日以耗伤。凡此之证，皆阳消证也。"

悲郁，由悲哀过度、气机郁滞所致。先有悲伤而后见郁，《医醇剩义》："悲则气逆，愤郁不舒，积久伤肺，清肃之令不能下行。"

惊，七情之一，遇事易惊或无故自惊也。惊郁，则是因惊而气机郁滞的病证。《张氏医通》谓："惊则气乱，郁而生火生涎，涎与气搏，变生诸证。"

恐，为七情之一，指容易恐惧或无故自恐。恐郁，是指恐惧过度而气机郁滞的病证。

（五）六气之郁（外郁）

六气所致之外郁，包括寒郁、暑郁、燥郁、风郁、火郁、湿郁。《不居集·诸郁》言："外郁者，六气之郁也。六气伤人，皆有传变，由轻及重。惟外郁之症，只在本经，聚而不散，有失升降变化之权，胶结不开，厌厌有似虚损痨瘵之症。"又言："此外郁之类损者，盖气血充和，脉络贯通，百病不生，今为六淫所伤，气血抑窒，则有寒热吐衄之患，虽年深日久，郁有不开，不兼舒郁，治必不效。"

风郁，见于《景岳全书·杂证谟选读》，由风邪侵袭，郁而不散所致。《杂病源流犀烛》："风邪袭人而郁，头痛目胀，鼻塞声重者是。"

寒郁，见于《景岳全书·杂证谟选读》，由寒邪内郁所致。《杂病源流犀烛》："寒之所郁，呕吐清水，腰腹痛，癫疝症瘕，下利清白者是。"

暑郁，指感受暑邪而暑热内郁的病证，多发于夏季暑月。因暑易挟湿，故暑郁多表现为暑湿郁蒸。

湿郁，参见六郁之湿郁。

燥郁，为燥热内郁之证。既可由外受燥邪，也可因内热化燥所致。前人无燥郁之记载，今依燥之特点及临床所见而补充之。

火郁，参见五郁之火郁。

（六）杂病之郁

由各种疾病过程而出现郁滞之证候者，称为杂病之郁。如各种病证出现的血行不利或气滞之证候，或痰气阻滞等表现者，此皆属因病而致郁，因此，凡是能明确疾病诊断而又有郁证表现者，概称为杂病之郁。《通评虚实论》曰：膈塞闭绝，上下不通，则暴忧之病也。如胃脘痛之肝郁气滞者称为"胃痛之郁"，泄泻之肝脾失调者称为"泄泻之郁"，癃闭之气机郁滞者称为"癃闭之郁"等，现将临床常见疾病致郁进行介绍如下：

1. 头痛之郁

头痛是指在外感或内伤杂病中以头部疼痛为主要症状的一种病证。古代有"头风""脑风"等名称。此证首载于《黄帝内经》，如《素问·五脏生成》云："头痛巅疾，下虚上实，过在足少阴、巨阳，甚则入肾。"临床上头痛有内伤及外感之分，虚证为脾肾亏损，气血不能上荣于脑，实证为邪气上扰清空，阻遏清阳。头为"诸阳之会""清阳之腑"，凡一脏精华之血，六腑清阳之气，皆上注于头，故由于情志影响，气机失疏，肝郁气滞，经气被阻，则可发为肝郁气滞头痛。

2. 眩晕之郁

眩晕是一种目眩与头晕并见的病证。目眩即眼花或眼前发黑，视物模糊。头晕即感觉自身或外界景物旋转，站立不稳。眩晕的病因在历代医籍中论述颇多。《素问·至真要大论》认为"诸风掉眩，皆属于肝"。《景岳全书》强调"无虚不作眩"，《丹溪心法》则认为"无疾不作眩"。总之，风、火、虚、痰为眩晕发病的四要素。头为六阳之首，脑髓之居，髓海有余则轻劲多力，髓海不足则脑转耳鸣。若忧郁恼怒，可使肝失条达，肝气郁结，经气被阻，气血不充，髓海空虚，则发为肝气郁滞型眩晕。

3. 咳嗽之郁

咳嗽是肺系疾患的常见证候，古代将无痰而有声者称为咳，无声而有痰者称为嗽，痰、声俱有者称为咳嗽。临床实践中，很难将两者截然分开，故一般通称为咳嗽。临床上根据病因之异，有外感、内伤咳嗽之分。病机要点均为肺气上逆，故咳嗽以宣肺祛邪止咳为治疗原则。

肝与肺以经络相联，肝经循行，"其支者复从肝别贯，上注肺"。肝气升发，肺气肃降，升发与肃降互相制约，互相协调，则人体气机升降正常。若情志失调，肝气郁结，失其升发疏泄之序，就会影响肺气的肃降，导致肺气上逆而出现咳嗽，即为肝郁咳嗽。

4. 痰饮之郁

痰饮系指脏腑气血失和，水液在体内运化输布失常，停积于某些部位所产生的一类病证。此证有广义和狭义之分，广义是指《金匮要略》所划分的痰饮、悬饮、溢饮、支饮四饮，狭义是指四饮之一的痰饮。临床上还常把痰饮分为痰证和饮证进行辨证施治。其中，痰证又有广义、狭义之分，狭义的痰咳吐可见，易被觉察，又称为有形之痰或外痰；广义的痰由水津输布异常，逐渐积聚而成，不易被觉察，只能以证候测知，又称无形之痰或内痰。其病机特点为肺、脾、肾功能失调，三焦气化不利，水津停聚，亦与肝的疏泄功能密切相关。因情志不遂，可导致肝气失于疏泄，升发之气郁结，一则横逆犯脾，脾失健运，水谷不化，聚湿成痰；二则气机郁滞，三焦气道不利，水津无以敷布，停聚而为痰饮，凡此即为气郁痰饮。

5. 不寐之郁

不寐即失眠，是指经常不能获得正常的睡眠为主要临床表现的病证。凡难入睡、睡而易醒，醒后不能再睡；时睡时醒，睡眠不深；或彻夜不眠者均属本证。不寐的发生主要是由于阳盛阴虚，阴阳失调。

《血证论·卧寐》说："肝病不寐者，肝藏魂，人寐则魂游于目，寐则魂于肝。若阳浮于外，魂不入肝，则不寐。其证并不烦躁，清睡而不得寐。宜敛其阳魂，使入于肝。"数谋而不决，或暴怒伤肝，气机郁结，一则因肝藏血，血舍魂，肝失其职，魂无所藏，而发生不寐；二则因气机不畅，影响脾之运化，以致气血化源不足，不能养心安神，亦致不寐。

6. 心悸之郁

根据病情轻重的不同，心悸分为惊悸和怔忡。明虞抟《医学正传·怔忡惊悸健忘证》曰："怔忡者，心中惕惕然动摇而不得安静，无时而作者是也；惊悸者，蓦然而跳跃惊动，而有欲厥之状，有时而作者是也。"故心悸是患者自觉心脏跳动，心慌不安，常伴有胸前不适感的一种病证。其中，因外界刺激诱发心动不安者谓"惊悸"，常惊慌不定，时作时止，全身情况较好，病情较轻；怔忡则并不受惊，常持续发生心慌不安，其动应衣，全身情况较差，稍劳即发，病情较重。临床上两者往往同时存在，难以截然分开。惊悸日久，亦可发展为怔忡，心悸的病变主要在心，但与其他脏腑互为影响。其病机变化，虚者以气、血、阴阳亏损，心失所养为主；实者以痰气扰心、心血瘀阻为主。《素问·举痛论》指出："惊则心无所倚，神无所归，虑无所定，故气乱矣。"此即情志刺激导致心悸。后世认为，因暴怒、抑郁、长期精神紧张，可使肝气郁结，心脾气机不畅，或痰气互结扰乱心神，或气滞血瘀，心脉瘀阻，心血不足，血不养心，均可导致心悸之郁。

7. 胸痹之郁

《黄帝内经》中，胸痹称为心痛，如《素问·标本病传论》说："心病先心痛。"病名首见于汉代张仲景《金匮要略》，是一种以膻中部位及左胸部室闷疼痛为主的病证。轻者仅感胸闷如窒，呼吸欠畅，重者则有胸痛，严重者心痛彻背，背痛彻心。胸痹的发生主要是胸阳素虚，以致阴寒、痰浊、瘀血痹阻阳气所致。古人认为肝气通于心气，肝气滞则心气乏，故由于忧思恼怒，可致心肝之气郁滞，脉络郁阻，气血瘀滞，胸阳不展，或闷或痛。《灵枢·口问》谓："忧思则心系急，心系急则气道约，约则不利。"

8. 胃痛之郁

胃痛又称为胃脘痛，首见于《素问·六元正纪大论》："木郁之发，民病胃脘当心而痛，上支两胁，膈咽不通，食饮不下。"即以胃脘部疼痛为主要症状者本证是也。临床上胃痛甚是常见，病机在于胃失和降，不通则痛。胃痛病位在胃，与肝有密切关系，正如清代沈金鳌《沈氏尊生书·胃痛》所说："胃痛，邪干胃脘病也……唯肝气相乘为尤甚，以木性暴，且正克也。"肝为刚脏，主疏泄，喜条达，恶抑郁。若情志所伤，肝气郁滞，疏泄失职，横逆犯胃，胃失和降，不通则痛，而致本证。

9. 呕吐之郁

呕吐又名吐逆，是指由于胃失和降，气逆于上所引起的食物或痰涎等由胃中上逆而出的病症。古人有"呕""吐""哕""吐涎"之分。凡有声有物谓之"呕"，有物无声谓之"吐"，有声无物谓之"哕"，也称为"干呕"，只吐涎沫谓之"吐涎"，但临床上呕与吐常兼见，难以清晰分辨，故合称呕吐。本病由情志不遂，木郁不条，肝气横逆犯胃，以致肝胃不和，胃气上逆而作呕吐，此即为肝气犯胃型呕吐，正如《景岳全书·呕吐》云："气逆作呕者，多因郁怒致动肝气，胃受肝邪，所以作呕。"

10. 腹痛之郁

腹痛是指胃脘以下、耻骨毛际以上部位发生疼痛为主要临床表现的疾病。此病首见于《黄帝内经》，如《素问·举痛论》云："寒气客于肠胃之间，膜原之下，血不得散，小络急引故痛。"即指因寒邪导致的腹痛。临床上有急性腹痛和慢性腹痛之分。急性腹痛起病急骤，疼痛较剧，多因六淫外邪、食滞、虫积所致；慢性腹痛起病缓慢，疼痛较轻，多因久病内伤所致。腹痛病机可归纳为脏腑经络气血失调，而致不通则痛。腹痛按其病理性质有寒、热、虚、实之分。其中实痛因情志不畅，郁怒伤脾，气机逆乱，导致脏腑功能紊乱，不通则痛，而成肝郁气滞腹痛。

11. 泄泻之郁

泄泻又称"腹泻"，凡排便次数增多，粪质稀薄，甚或如水样者均可诊为泄泻。临床上泄泻有急慢性之分。病机特点在于脾虚与湿盛，两者互为因果。肝主疏泄，脾主运化，故情志失调，恼怒伤肝，忧思伤脾，肝气横逆，脾胃受制，运化失常，则可致此证，亦即肝气乘脾之泄泻。

12. 便秘之郁

便秘是指大便秘结不通，排便间隔时间延长，或虽有便意，而排便困难者。古代有"阳结""阴结""大便难""大便秘""肠结"等名称。《素问·灵兰秘典论》云："大肠者，传道之官，变化出焉。"便秘的形成主要在于大肠传导功能失常，治疗方法多种多样，决不可概用承气汤类一味攻下，而应根据气血阴阳偏盛偏衰随证通便。便秘有虚实之分，实者有"气秘"一证，乃因情志不和，肝脾之气不舒，大肠气机郁滞，通降失常，传道失职，糟粕内停，不得下行而致。

13. 胁痛之郁

胁痛一证是肝胆系常见疾病之一，首见于《黄帝内经》，如《素问·藏气法时论》曰："肝病者，两胁下痛引少腹，令人善怒。"《灵枢·五邪》曰："邪在肝，则两胁中痛。"凡一侧或两侧胁肋部发生疼痛为主要临床表现者，即为胁痛。主要由肝络阻滞，疏泄不利，脉络失养而发病。肝在胁下，胆附于肝，为中清之腑，以通降为顺。因情志抑郁，或暴怒伤肝，肝失条达，气机郁滞，脉络痹阻，而成肝气郁结之胁痛。正如《杂病源流犀烛·肝病源流》云："气郁，由大怒气逆，或谋虑不决，皆令肝火动甚，以致胜胁肋痛。"

14. 血证之郁

血证为全身不同部位出血之证的总称，是血液不循经脉，而溢于脉道之外，如上溢于口鼻诸窍，下出二阴，或渗出于肌肤之中的疾病。常见有咳血、吐血、衄血、尿血、便血等。病机以火盛迫血最为常见，亦有气虚、气逆、血瘀留积引起出血者。正如《景岳全书·血证》谓："而血动之由，惟火惟气耳。故察火者但察其有火无火，察气者但察其气虚气实。"肝藏血，主疏泄。其功能失职，可出现各部位的出血。如《血证论·便血》说："盖肝血上干，从浊道则吐，从清道则衄；肝血下渗，从清道则尿血，从浊道则下血。"情志失调，使肝之疏泄失司，肝气郁滞，久则由气及血，气滞血瘀，以致肝经脉络血行痰滞，肝脉瘀结，日久络破血溢而为血证。

15. 瘀证之郁

瘀证系指血液运行不畅，停滞凝集，或离经之血积于体内未能排出所产生的多种临床病证。古人常称之为积血、蓄血、恶血等。此证涉及范围甚广，临床表现错综复杂，常分为寒、热、虚、实4个类型，主要病机可归纳为各种致病因素影响气血的正常机能，使血行不畅、瘀塞不散而致病。瘀血的发生与心、脾、肝关系最为密切，其中病于肝者，多由气机不畅，即情志过极先令气病，久则延及血分，伤于郁怒者，气失条达；过于忧虑者，思则气结，形成气滞血瘀，脉络瘀阻，故《临证指南医案·胃脘痛》说："经主气，络主血……凡气既久阻，血亦应病，循行之脉自痹。"

16. 水肿之郁

水肿是体内水液潴留，泛滥肌肤，引起头面、眼睑、四肢、腹背，甚至全身浮肿的疾患。古代称水、水气、水胀、水病。临床分类多种多样，如《金匮要略》分风水、石水、皮水、正水、黄汗；亦有以五脏而分，如心水、肺水、肝水、脾水、肾水；现代多分为阴水、阳水两类。水肿的病理主要在于肺、脾、肾的功能失调，水液潴留为肿。《景岳全书·肿胀》曰："凡水肿等证。乃肺、脾、肾三脏相干之病，盖水为至阴，故其本在肾；水化于气，故其标在肺；水惟畏土，故其制在脾。"治疗上可按《金匮要略》提出的腰以上肿以发汗，腰以下肿以利小便等治法。情志失调，肝失疏达，气机紊乱，则气滞水停，泛溢肌肤，导致气滞水停型水肿。

17. 耳鸣之郁

耳鸣是指一种自觉耳内鸣响如蝉声，或如潮声、雷鸣的疾病。首见于《黄帝内经》，如《灵枢·海论》说："髓海不足，则脑转耳鸣。"耳鸣的发生多因风、火、痰、虚、瘀，肾虚是本，风火痰是标。耳为宗脉之所聚，经气通于耳；足少阳经脉上入于耳，下络于肝而属于胆，故情志抑郁，肝气失于疏泄，肝胆气逆。经气闭滞，致使耳失于经气的滋养，导致耳鸣。久则失聪，即唐代孙思邈《千金翼方》所称之气聋。

18. 月经不调之郁

月经不调是指月经周期或经量出现异常的一类疾病。清代沈金鳌《妇科玉尺》曰："经贵乎如期，若来时或前或后，或多或少，或月二三至，或数月一至，皆为不调。"临床上多分为月经先期、月经后期、月经先后不定期、经期延长、月经过多、月经过少等。其病机主要是气血阴阳失调，脏腑功能紊乱所致。治疗原则重在调经以治本。肝司血海而主疏泄，宜条达。若情志抑郁，肝气逆乱，疏泄失司，冲任失调，血海蓄溢失常，则导致本证。

19. 痛经之郁

痛经，亦称经行腹痛，是指妇女在行经前后或经期出现小腹或腹部疼痛或痛及腰骶，甚则剧痛昏厥，并随月经周期而发的一类病证。痛经最早见于《金匮要略·妇人杂病脉证并治》："带下，经水不利，少腹满痛，经一月再见。"病机主要是气血运行不畅所致。根据"通则不痛"的原理，治疗以通调气血为主。妇女经前或经期，气血易失调和，若素多抑郁，肝气素抑，以致"经欲行而肝不应，则拂其气而疼生"。若再伤于情志，则肝气更为拂郁，血海气机不利，经血流通不畅，终为气滞血瘀型痛经。

20. 闭经之郁

女子年逾 16 岁尚未行经，或曾来潮而又中断达 6 个月以上者称为闭经。前者为原发性闭经，后者为继发性闭经。此证首见《黄帝内经》，称为"不月""月事不来""血枯"。《诸病源候论》称为"月水不通"。其主要病机在于精血不足，血海空虚，无血可下；或邪气阻隔，脉道不利，经血不得下行。当以"虚者补而通之，实者泻而通之"为治。郁怒伤肝，肝气郁结，气机不利，血滞不行而闭经。明代万全《万氏女科》云："忧愁思虑，恼怒怨恨，气郁血滞而经不行。"

21. 崩漏之郁

崩漏是指妇女非行经期间阴道大量出血，或持续下血、淋漓不断的一类疾病。一般以来势急，出血量多称"崩"，亦称为崩中或经崩。"崩"最早见于《黄帝内经》，如《素问·阴阳别论》曰："阴虚阳搏谓之崩"。出血量少或淋漓不净的为"漏"，亦称为漏下或经漏。"漏"最早见于《金匮要略》，"妇人有漏下者，有半产后因续下血都不绝者，有妊娠下血者"。崩与漏虽轻重不同，但常可互相转化。如血崩日久，气血大衰，可变成漏；久漏不止，病势日进，亦能成崩，故概称崩漏。其发病机制主要是冲任损伤，不能制约经血。若情志过极，肝失条达，肝郁气滞而血瘀，冲任气机失调，经脉瘀滞，经血泛滥，导致气滞血瘀型崩漏。

22. 带下之郁

带下病是带下量明显增多，色、质、气味异常，或伴全身、或局部症状的常见妇科疾病。本病首见于《黄帝内经》，如《素问·骨空论》曰："任脉为病，女子带下瘕聚。"带下有广义和狭义之分，广义带下泛指妇科经、带、胎、产诸疾而言，由于这些疾病都发生在带脉以下，故称为"带下"。狭义带下是指妇女阴道内流出的一种黏稠滑腻液体，如带绵绵而下。狭义带下中又有生理病理之别，只有量、色、质、气味异常才为病理性带下，称为"带下病"。临床上常将其分为白带、黄带、赤带和赤白带，病机由湿邪影响任带，以致带脉失约，任脉不固所形成。若情志不畅，气机郁滞，肝失疏泄，横克脾土，或忧思气结，损伤脾气，运化失职，水湿内停，湿邪下注伤及任带，致任脉失固，带脉失约而成肝郁脾虚带下病。

23. 不孕之郁

凡女子结婚后夫妇同居 2 年以上，配偶生殖功能正常，未避孕而不受孕者，或曾生育或流产后，无避孕而又 2 年以上不再受孕者，称为不孕症。前者称为原发性不孕，古称"全不产""无子"；后者称为继发性不孕，古称"断绪"。不孕症的病机分为两大类，一类属于先天性生理缺陷，有螺、纹、鼓、角、脉 5 种，古称"五不女"，此非药物所能奏效；一类属于病理性不孕，多因先天肾气不足，后天冲任气血失调所致。情志不畅，肝气郁结，疏泄失常，气血不和，冲任不能相资，以致不孕。清代陈修园《女科要旨·种子》

指出："妇人无子，皆由经水不调。经水所以不调者，皆由内有七情之伤，外有六淫之感，或气血偏盛，阴阳相乘所致。"

24. 乳癖之郁

乳房部位出现形状大小不一的无痛性硬结肿块，称为乳癖。本病名首见于汉代华佗《中藏经》，在中医文献里又称乳栗、乳痞等。乳癖的发生与情志、劳累，及月经周期关系密切。病机特点为肝郁痰凝，冲任失调。乳房者，肝胃二经之所司。内伤情志，肝气郁结，气机阻滞；脾胃运化无力，痰浊内伤，最后导致痰瘀结于乳房。清顾世澄所辑《疡医大全·乳痞门主论》曰："乳癖……多由思虑伤脾，怒恼伤肝，郁结而成也。"

25. 梅核气之郁

《古今医鉴·梅核气》："梅核气者，窒碍于咽喉之间，咯之不出，咽之不下，核之状者是也。始因喜怒太过，积热蕴隆，乃成痰痰郁结，致斯疾耳。"故凡咽喉部有异物感，吞之不下，咯之不出者，称为梅核气。此病多因情志郁结，痰气凝滞所致。情志失调，气机郁滞，气滞津停，或肝郁犯脾，聚湿生痰，气滞痰郁交阻于咽喉而致本证。

以上6种分类方法既各有特点，又相互联系，或出现部分重复，所以应辨证分析。根据临床实践，发现既有单一郁证，又有复合郁证，即同一患者同时出现两种郁证，如气郁与痰郁交见的痰气郁阻证，肝郁与脾郁并见之肝脾郁滞证，血郁与气郁并见的气血郁滞证等。清林佩琴《类证治裁》曰："心脾郁，怔忡崩漏，归脾汤。"即脾郁之崩漏与心郁之怔忡并见之心脾郁证，可用归脾汤。这说明对郁证的论治，必须在中医整体学说指导下进行辨证论治。

三、郁病的现代研究

郁病讨论的范畴除传统中医学所论述的郁证以外，还有脏躁、梅核气、百合病等亦可包括之中。它归属现代医学的精神神经系统的部分病变以及其他系统的疾患。如神经官能症、部分精神分裂症、躁狂抑郁性精神病、周期性精神病、反应性精神病、癫痫、短暂性脑缺血发作、经前期紧张综合征、更年期综合征、老年性痴呆前期、多发性神经炎、换气过度综合征、咳嗽性晕厥、血管抑制性晕厥、结肠激惹综合征、肝脾曲综合征、胆道运动功能障碍、功能性消化不良、慢性浅表性胃炎、特发性水肿、精神性多饮多尿症、性功能障碍、功能失调性子宫出血、代偿性月经、内耳性眩晕等。

第二节 郁病的病因病机

一、郁病的病因病机

（一）郁病的病因

从郁病的发病观来看，其原因有二。一是个体特异体质或易感体质；二是机体的情感变化以及六淫的侵袭、饮食积滞、过度劳伤的危害。首先，体质是机体在组织结构、生理机能等方面形成的特殊素质，它决定了人群生活的个体性，产生疾病的特异性。体质特征又是以脏腑、气血、津液的生理功能为基础，受环境、年龄、性别、营养、房劳、疾病、锻炼、药物等因素的影响。对于神经衰弱症来说，同在集体环境学习的学生，绝大部分人神经系统非常健全，而有极少部分学生患有此疾，显然是体质学说中的神经类型不同，外加紧张的学习环境所造成。一般来说，性格内向、感情脆弱者易染忧愁思虑而成郁；性格外向，意志坚定者不易罹害七情之郁；体质壮实，少忧思者不易沾染情志之郁；体质羸弱，感情丰富者易受情变之害。

《三因极一病证方论·三因论》云："七情，人之常性，动之则先自脏郁发，外形于肢体，为内所因。"七情，即喜、怒、忧、思、悲、恐、惊7种情志变化，它是人体对外界客观事物的不同反映。在正常情况下，七情变化对精神活动起了一个调节作用。特别是喜，能使气机流畅，营卫通利。七情过激，刺激量大，持续时间过长，超过人体正常生理活动的范围，气机紊乱、阴阳失调，导致疾病的发生。

喜：喜是有利于身心健康的情绪表现，但是过喜可使气机缓散而发病。心在志为喜，过喜则心气受损，神明失用，所以《素问·阴阳应象大论》有"喜伤心"之说。李梴《医学入门》亦云："暴喜动心不能主血。"过喜伤心成郁的临床表现有感情激动不能自制，睡眠不宁，甚则神志恍惚，精神不集中，神疲乏力，语言错乱或失神发狂等。故《灵枢·本神第八》云："喜乐者，神惮散而不藏。"

怒：怒是一种感情的发泄，有愤慨、火气向上向外发出之意。肝在志为怒，怒则气上，使肝气横逆上冲，血随气逆，并走于上。《素问·生气通天论》云："大怒则形气绝，而血菀于上，使人薄厥。"《素问·四时刺逆从论》亦云："气血上逆，令人善怒。"怒郁的临床表现有眩晕头痛，心烦呕逆，肢体震颤，胸胁苦满，面红目赤，吐血衄血，耳鸣耳聋；甚则视力模糊，晕仆厥倒，不省人事。其主要表现是气火上冲犯脑引起的神志病变以及肝脏本身的变化。

忧：忧是情感的抑郁，有担心、忧愁之意。肺在志为忧，肺为相傅之官，主气、主治节。忧则肺气治理调节功能失常而郁结，时间长久则肺气耗散，陈无择在《三因极一病证方论》云："预事而忧，……忧伤肺，其气聚。"忧郁的临床表现有闷郁不欢，表情忧伤，默默不语，叹气频作，纳食减退，睡眠不安等。气郁聚液为痰，气郁血流不畅而瘀。临床表现为痴呆不语，神志不清，喉中痰鸣，肢体抽搐等。此症病史时间较长，容易反复发作。

思：思有思维之意，正常的思维是人体头脑应具备的本能。脾在志为思，思则气结，气机流畅受阻而郁。《素问·举痛论》云："思则心有所存，神有所归，正气留而不行，故气结矣。"思郁的临床表现有脘腹胀满，纳呆不食，大便溏泄，四肢倦怠，面部表情异常沉静，口中喃喃自语；过思时间较久，耗伤阴血则身体瘦弱，醒寤不寐，心悸不安。

悲：悲是情感的忧伤，有伤心、悲痛之苦。《素问·举痛论》云："悲则心系急，肺布叶举，而上焦不通，营卫不散，热气在中，故气消矣。"所以悲伤主要是伤及心肺，使上焦气机流而不畅，时间过久则可出现肺气耗竭的现象。悲郁的临床表现有愁眉不展，泪涌而泣，叹息不已，意志消沉，纳食减退，时间长久者则气短乏力，神疲倦怠。王冰在《素问·至真要大论》的解析中谈道："悲哀动中者，竭绝而失生，故精气竭绝，形体残毁，心神沮丧矣。"

恐：恐是机体突受外界刺激后产生的畏惧心情，有恐吓、慌张之义。肾在志为恐，若恐吓程度不深、刺激量小，则恐怖情绪可在体内维持一段时期而自愈。刺激量大，机体素质本身属胆怯型者，则气机素乱，阴阳失调，时间长久者可使肾气不固，气泄于下。《素问·四时刺逆从论》云："血气内却，令人善恐。"恐郁临床表现有坐卧不安，心神不定，睡眠不宁，心慌心悸，甚则惶惶不可终日；恐惧长期不解则伤精，发生骨酸痿厥，二便失禁，遗精等症。

惊：惊与恐大致一样，是指突然受惊而产生的可怕情绪，有惊吓、恐惧之义。主要罹伤心胆经。《素问·举痛论》云："惊则气乱，……心无所依，神无所归，虑无所定，故气乱矣。"惊郁的临床表现有惊恐慌张，坐卧不安，纳谷不香等；若气机逆乱于脑，可出现突然昏厥，不省人事，二便失禁，须臾后可苏醒。惊与恐的不同点如《临证指南医案·惊》云："惊则伤胆，恐则伤肾。大凡可畏之事，猝然而至谓之惊，若从容而至，可以宛转思维者，谓之恐，是惊急而恐缓也。"这只是人为的粗略区别，临床不必拘泥对待。

总之，七情变化是人体所固有的特征。在正常的情况下，它对精神意识活动具有很好的调节作用。当超过机体的情感阈后可以产生各种病证，就是所谓的郁证。

内外六淫的罹害，同样可以导致郁证的产生，如内外寒邪凝滞经脉，气机不通而郁。《素问·举痛论》云："寒气入经而稽迟，泣而不行，客于脉外则血少，客于脉中则气不通，故卒然而痛。"再如暑邪性升散，直入脑神而昏冒。《素问·六元正纪大论》云："炎火行，大暑至，……故民病少气，……甚则瞀闷懊侬，善暴死。"这种症状的产生就是暑邪导致脑内气血阴阳不相顺接。另外，湿邪不论外湿或内湿，重浊之性均可导致机体气机不畅而郁结，清阳不升则见头重如裹；气血不通则肌肤不仁、关节重着；水湿停滞则尿闭跗肿。

饮食积滞亦可导致郁证产生，饥饱失常则脾胃受损，中焦气机不畅出现脘腹胀满、嗳腐吞酸、吐泻交作等症。美国科学家最近研究，人生来就有两个脑，即颅脑和肠脑，它们互相作用与影响。颅脑的功能人人皆知，而肠脑则不被人晓。实际上肠脑是指肠神经系统，位于食管、胃、小肠与结肠内层组织的鞘中，能独立活动的肠脑含有神经细胞、神经传递质、蛋白质和复杂环行线路。许多胃肠疾病如结肠炎、过敏性肠综合征都是源自肠脑内产生的问题。从中医角度看过敏性肠综合征就是饮食积滞导致肠郁的结果。可知传统的中医理论远远超过现代西医理论的研究，只不过当时没有得到证实。

过度劳伤导致气机受损，一是气机流动过快，阴阳不能协调而成。如《素问·宣明五气》云："久立伤骨，久行伤筋。"二是气耗，耗则气机乏竭，同样亦会出现水郁、血郁、精郁、髓郁等。如全国高等医药院校试用教材《内科学》在水肿篇谈道："劳倦过度，饮食失时，脾气亏虚，水液不能蒸化停聚不行，泛滥横溢，遂成水肿。"当然气郁与气耗可以相互影响，加重郁证的形成。

(二) 郁病的病机

郁病之发病多是由于在各种致病因素作用下，导致脏腑、经络、气血瘀滞。

1. 情志所伤，因郁致病

情志因素是郁病的主要病因，清代沈金鳌《杂病源流犀烛·诸郁源流》谓："诸郁，脏气病也，其原本于思虑过深，更兼脏气弱，故六郁之病生焉。"就是说，由于"脏气弱"，机体对精神情志变动的调节与适应能力低下，当受到过度的精神刺激或持续的情志失调，可导致脏腑经络气血瘀滞而成郁证，如郁怒伤肝可致肝郁、气郁；思虑伤脾，可致脾郁、思郁、食郁；悲哀过度而伤心，可致心郁神伤等。正如《灵枢·口问》所曰："悲哀忧愁则心动，心动则五脏六腑皆摇。"

2. 六淫滞留，因病致郁

由于感受六淫之邪，邪气羁留，结聚不散，致脏腑经络气血瘀滞而成郁证。如风邪不散可致风郁；火热内蕴可致火郁、热郁；湿邪留恋则为湿郁；燥胜伤津，津液不畅而致燥郁。同时，在各种疾病过程中，由于迁延不愈，正气亏损，气血失调，亦可致各种郁证。如痰饮病久治不愈，痰饮停聚，可致气郁、痰郁；饮食失调，损伤脾胃，可致食郁、脾郁；跌打损伤，可致气郁、血郁。

凡情志、六淫、饮食、损伤等致病因素，均可致脏腑经络气血瘀滞而成郁证。若脏腑气机郁滞，则为脏腑之郁；经络瘀滞则为经络之郁；气血瘀滞则诸郁迭出。三者之中，惟以气血瘀滞为主。《丹溪心法·六郁》谓："气血冲和，万病不生，一有郁，诸病生焉。故人身诸病，多生于郁。"一般来说，郁证初起，多为实证，以气滞为主，常兼血瘀、化火、痰结、湿阻、食滞；经久不愈，则由实转虚，由气分而转入血分，终而成虚劳之疾。清叶佳《临证指南医案·郁证》华裹云按曰："郁则气滞，久必化热，热郁则津液耗而不流，升降之机无度，初伤气分，久延血分，而为郁劳沉疴。"《类证治裁·郁证》亦说：

"七情内起之郁，始而伤气，继必及血，终乃成劳。"

（三）郁病易于化火

"百病皆兼郁，久郁必化火"，郁病化火极为多见，此火为"郁火"，是久病出现自主神经功能紊乱的表现。郁火与自主神经功能紊乱极为相似，但郁火的含义则较自主神经功能紊乱更为广泛。郁火的出现，常被患者误为病情恶化，情绪悲观，感觉症状进一步增多加重，形成恶性循环。许多"疑难症"之所以"疑难"，即与并发郁火有关。

郁火的症状特点如下：①郁火具有激火上冲，面部升火之特点。情志不舒，过于紧张，心情焦虑，体内突发热流上冲。其热发自心内、胸膈、背部、小腹以至足下，但以心内、胸膈为多。上冲部位以头面、胸背、颈项为主，其次为上肢，个别发于下肢。发时面部"升火"，两颊烘热，郁火冲逆部位之肌腠内热如焚，皮肤灼热刺痛，但体温正常，皮肤摸之不热，个别皮肤烙手。②激火冲逆为短暂性，常因自汗缓解。每次发作时间不等，轻者持续时间短，郁热重者持续时间长。郁火发展的高潮，常因头面、胸背微自汗而诸症缓解，患者暂时感全身轻松。少数患者控制情绪可制止或减轻郁火之发作，缓解其症状。③少数患者有经络现象。郁火沿经络而发，以肝胆、肾、膀胱、督脉、带脉易于见到。④个别患者可表现为阳气内郁，阴气冲逆。发时自感有寒气发自心内，上冲鼻尖，鼻中觉冷；或发自背部，沿脊中上冲巅顶，头脑异常清醒，彻夜不能入睡，或发自腰骶，沿脊中经臀部分叉，沿两股后下行，其寒至足。短暂发作，心寒如冰，烦急难忍，经散郁火，"寒证"消失，以后出现郁热。⑤对治疗反应快。郁火治疗得当，数剂可使其症状消失，原有疾病的症状即突出出来。因此，复杂的证情应注意分辨及发散郁火。⑥郁火发作期间，表现为心烦急躁、口苦、便秘、纳呆，夜间肌腠燥热，难以入睡，原有的手足心热加重。

从以上对郁病的讨论，可总结为以下几点：①郁病是情志病，多因精神创伤引起，亦或由于先生他病久治不愈，各种病理因素或情志变化造成精神问题。②临床对郁证有广义、狭义之分。广义的郁证是因病而郁，由于原发病而导致郁证的产生。狭义的郁证多因精神创伤而起，且以肝郁为中心，以情志不畅、情绪抑郁、悲伤善哭为主要临床表现。一般所称的郁证即指此而言，是临床治疗的重点。③同一种精神创伤，其发病或表现为抑郁，或表现为癫狂，与肝之体用盛衰有关。④后天所受教育及自身道德修养，可影响肝之体用及其症状轻重，说明在郁病治疗中心理治疗占有重要位置。

郁病在临床上极为多见，治疗中难点多，又易复发，故疗效多不满意。但在中医领域中，一方面辨证施治，治疗方法因人因证而异；另一方面，症状治疗药物面广、数量多，便于临证选用，这就为郁病的治疗提供了极大的方便。本书从中医肾的角度来探讨郁病及郁病的治疗。

二、现代医学对郁病发病机制的认识

与许多其他精神疾病一样，抑郁症是一种由多个脑区功能同时发生改变所引起的疾病。在抑郁症发生过程中，患者同时出现饮食、睡眠障碍，甚至记忆力和注意力下降，因此，研究者最初将其与广泛而多样的弥散性调制系统联系起来，认为抑郁症的发生与脑内单胺类神经递质的释放水平密切相关，即"单胺类假说"。随着对抑郁症研究的深入，发现其发生与心境障碍的家族性及童年经历和生活应激相关，因此，将抑郁症的发生与应激和素质的相互作用及心理学因素联系起来，认为下丘脑 – 垂体 – 肾上腺轴（HPA）是遗传、环境、心理因素共同作用并导致心境障碍的关键部位，这种假说被称为"素质 – 应激 – 心理学假说"，近年来得到了较多的认同。同时，也有研究者提出其他因素与抑郁症的发生也存在相关性。

"单胺类假说"是 20 世纪抑郁症研究的最大贡献，目前临床上使用的许多对抑郁症治疗的药物都与这些递质有关。最早确切地表明，抑郁症可能与中枢弥散性调制系统异常有关的证据是利血平。利血平是一种控制高血压的药物，20 世纪 60 年代，人们注意到在利血平的临床使用过程中可引起 20% 的服用者产生精神抑郁，其作用为通过干扰儿茶酚胺和 5- 羟色胺（5-HT）摄入突触囊泡，而耗竭中枢神经系统的儿茶酚胺和 5- 羟色胺。随后又发现另一类本来由于治疗肺结核病的药物可以引起情绪高涨，其可抑制单胺氧化酶的作用，单胺氧化酶可以分解儿茶酚胺和 5-HT。后来人们又发现用于治疗抑郁症的药物—丙咪嗪，可以抑制儿茶酚胺和 5-HT 的重摄取而促进其在突触间隙中的作用。多年来，研究者对单胺类递质在抑郁症发病中的作用进行了大量的研究，取得了一些进展，并开发了临床上多数抗抑郁药物。

（一）5- 羟色胺（5-HT）

5-HT 缺乏假说是最先被提出，也是目前较为公认的假说。5-HT 假说认为抑郁症的发生是中枢神经系统中 5-HT 释放减少，突触间含量下降所致。临床试验发现抑郁症患者脑内 5-HT 含量降低，且随着药物的治疗和症状的改善，5-HT 含量逐步提高，进一步支持抑郁症的 5-HT 假说。大量的研究表明抑郁症患者中枢和外周 5-HT 下降，重性抑郁症患者血浆、脑脊液中 5-HT 及其代谢产物 5-HTAA 均降低。部分试验证明，第 3 代抗抑郁药选择性 5-HT 再摄取抑制药如氟西汀等，可提高 5-HT 的功能活动，确实能获得一定疗效。通过微量离子渗透技术测量强迫游泳实验中大鼠纹状体、额叶、海马区、杏仁核和外侧中隔核的细胞外 5-HT 含量发现，纹状体中 5-HT 含量增多，杏仁核和中隔核的 5-HT 含量下降，而额叶和海马区的 5-HT 含量无明显变化，但这 5 个区域核的 5-HTAA 含量均减少，严重抑郁症患者这些核团 5-HT 的功能均有不同程度的紊乱，提示抑郁症的发病可能与这些核区的 5-HT 功能状态有关。

目前认为，脑内 5-HT 的水平与脂质代谢有关。抑郁症患者血浆 5-HT 浓度和血清总胆固醇（CHO）显著低于正常组，并且两者呈显著正相关。大鼠突触膜在 CHO 高的试管中微黏性增加，膜上的 5-HT 结合位点增高 5 倍，表明 5-HT 从血中摄取增多使得进入脑细胞的 5-HT 增加，而血清胆固醇水平降低可使脑细胞膜脂质微黏度下降，从血中摄取的

5-HT 减少，导致脑内 5-HT 水平降低。有报道认为脑内 5- 羟色胺受体的密度与血清胆固醇呈正相关。

抑郁症患者 5-HT 及其受体（5-HTR）均有变化，5-HTR 功能的改变在抑郁症的发病机制与治疗中具有重要作用。动物实验和临床试验发现，与抑郁症密切相关的 5-HTR 有：5-HT1R、5-HT2R、5-HT3R、5-HT6R 和 5-HT7R。

1. 5-HT1R

5-HT1R 分为 5-HT1AR、5-HT1BR、5-HT1CR，均属 G 蛋白耦联受体家族。5-HT1AR 含有 421 个氨基酸，主要位于脑干中缝背核 5- 羟色胺能神经元胞体 – 树突（自身受体）、海马（HC）、杏仁核、额叶皮层等，其激活可使大脑前额叶皮层 5-HT 神经递质释放减少，并可调节海马、杏仁核、额叶皮层 5-HT 的释放。

临床研究显示，5-HT1AR 表达水平与抑郁症关系密切，重型抑郁症患者大脑中 5-HT1AR 表达水平下降，大脑中 5-HT1AR 表达水平下降可能是抑郁症的发病机制之一，下调 5-HT1AR 以及 5-HT1AR 拮抗剂和激动剂均有抗抑郁的作用。原位杂交定量 5-HT1AR mRNA 的研究显示，有抑郁症障碍病史（MDD）者的 5-HT1AR mRNA 在前额叶皮质的背外侧和海马的表达显著下降，提示心境障碍患者大脑不同区域 5-HT1AR mRNA 表达水平发生改变。齿状回颗粒细胞层是 5-HT1AR、糖皮质激素受体（GR）、盐皮质激素受体（MR）mRNA 表达的高密度区，急性和慢性应激可增加血浆糖皮质激素，糖皮质激素可能通过与 MR 相互作用下调 5-HT1AR 结合力和 5-HT1AR mRNA 表达水平，故认为海马中 MR/GR 平衡失调可能是应激致 5-HT1AR mRNA 表达下降的机制之一。目前认为，NF-κB 是促进大鼠 5-HT1AR 基因转录的两个核因子反应元件，而皮质激素可抑制 NF-κB 介导的基因转录，这可能是切除肾上腺的大鼠给予外源性皮质激素后 5-HT1AR 基因表达降低的一种分子机制。研究发现，5-HT1AR 激动剂既能增加抑郁大鼠前额叶多巴胺的释放，又能抑制因紧张和苯丙胺诱导的多巴胺释放，而 5-HT1AR 拮抗剂则可阻断多巴胺释放，提示 5-HT1AR 可能参与皮质多巴胺释放的调节，在抑郁症的发病和药物筛选中起重要作用。

5-HT1BR 主要分布在中枢神经系统黑质、苍白球区，分布在 5-HT 神经元上的 5-HT1B、5-HT1D 受体称为自身受体，原位杂交定量 5-HT1BR mRNA 的研究显示，精神分裂症患者海马中 5-HT1BR mRNA 表达增加，5-HT1BR 控制着 5-HT 的释放而且作用效果与脑区有关，临床上采用锂与其他抗抑郁药物联合使用治疗顽固性抑郁症来抗抑郁可能与其能明显降低 5-HT1BR 激动剂对 AC（腺苷酸环化酶）的抑制、降低 5-HT1-BR 的兴奋性有关。

5-HT1CR 由 465 个氨基酸组成，主要分布于脑室脉络丛、丘脑下部、黑质、中缝核和蓝斑，研究显示 5-HT1CR 结合力上调时出现抑郁、焦虑、食欲下降，被阻断时上述症状好转，故推测 5-HT1CR 结合力上调可能是抑郁症的发病机制之一，动物实验也证实长期使用抗抑郁药丙咪嗪可致 5-HT1CR 密度增加，也有报道 5-HT1CR 与情感性精神障碍有关。

2. 5-HT2R

5-HT2R 分为 5-HT2AR、5-HT2BR 和 5-HT2CR 等，5-HT2R 也属 G 蛋白耦联家族。5-HT2R 活化后，经过信号转导，可引起许多基因表达，包括脑源性神经营养因子（BDNF），BDNF 改变脑内突触联系，对神经元起营养作用。

5-HT2AR 由 471 个氨基酸组成，主要分布在带状核、嗅结节、梨状皮层及嗅前核，对其在抑郁症病因和抗抑郁机制中的研究最多。原位杂交定量 5-HT2AR mRNA 的研究显示，双相性精神障碍（BPD）者的 5-HT2AR mRNA 表达在前额叶皮质的背外侧和海马显著下降，精神分裂症患者海马中 5-HT2AR mRNA 表达显著下降，提示心境障碍和精神分裂症患者大脑不同区域 5-HT2AR mRNA 表达水平发生改变。5-HT2AR 基因的变异可能在重型抑郁症的发病中起着重要的作用，慢性应激大鼠大脑皮层 5-HT2AR 密度病理性增加，抗抑郁药阿米替林治疗后可降低其密度，长期使用 5-HT 再摄取抗抑郁药，可使 5-HT2AR 结合力降低，抑郁症状好转。

5-HT2CR 在中枢分布最多，主要在脉络丛和海马，5-HT2CR 基因具有多样性并参与单项情感障碍发病，对抑郁症患者 5-HT2CR 基因表达的临床研究也证实其表达有异于正常人。

3. 5-HT3R

5-HT3R 含有 487 个氨基酸，属离子通道耦联家族，在整个中枢神经系统中均有分布。5-HT3R 结合力增加抑郁症状好转，但出现焦虑、认知障碍等，当其被阻断或结合力降低时抑郁症状明显改善。据报道，5-HT3R 激动剂可缩短大鼠在强迫游泳实验中的不动时间，而在大鼠杏仁核内注射 5-HT3R 拮抗剂则可引起焦虑，提示 5-HT3R 可能参与抑郁症的发病机制。

5-HT6R 主要分布在纹状体、伏核、皮层等中枢神经系统，5-HT7R 主要分布在丘脑、下丘脑和杏仁核，两者均属 G 蛋白耦联家族。研究发现，长期用氟西汀可使神经元许多位点下调，其中下丘脑 5-HT7R 密度约降低 30%。

近年来，人们通过对 5-HT 受体和 5-HT 转运蛋白及基因表达的研究发现，5-HT1AR 激动药和 5-HT2AR 拮抗药及 5-HT2A/2C/3 受体在抑郁症的发病机制和神经药理上均具有一定的作用。随着对 5-HTR 各亚型结构、分布、基因表达水平、受体相互作用的分子信号转导"网络"机制及对睡眠、血小板活性等影响研究的深入，多数学者认为抑郁症患者中枢 5-HTR 功能失调是多因素、多靶点共同作用的结果，其失调呈状态依赖性，随着抑郁症患者康复，其中枢 5-HTR 功能逐步恢复正常。目前，临床用于治疗抑郁症的 5-HTR 激动剂或拮抗剂较多，但由于 5-HTR 与抑郁症的关系较复杂，且单一制剂的疗效尚不理想，故 5-HTR 在抑郁症发病及治疗中的作用有待进一步探讨。

（二）去甲肾上腺素（NE）

哈佛大学的研究者最早提出抑郁症的发生是由于脑中 NE 不足所致，中枢神经系统中

NE 含量下降发生抑郁症，反之则发生躁狂症。

临床研究显示，抑郁症患者脑内 NE 含量降低，随着药物治疗和症状的改善，患者脑内 5-HT 及 NE 含量逐步升高。但也有人分别对一些情感性障碍患者和内因性抑郁症患者进行测定，发现患者血浆中 NE 水平较高，并有溢流现象，交感神经兴奋性增高，尤以单相抑郁症更为明显，可能是因为抑郁症不是单一疾病或单一类型，而是一组疾病或不同类型。目前抑郁症 NE 的改变大多数是通过其代谢产物 3- 甲氧基 4- 羟基苯乙二醇的变化研究，认为主要是 NE 的减少与抑郁症相关。推测 NE 的缺乏可能是由于内源性的生成释放异常或由于 NE 系统慢性刺激所致的继发性耗竭。

去甲肾上腺素受体包括 α 受体和 β 受体两类，α 受体分为 α1 和 α2 两种，β 受体分为 β1 和 β2 两种。目前，抑郁症发生中 NE 受体的变化是人们关注的重点，对 NE 受体的研究不仅通过对抗抑郁剂的药理作用来研究 β 受体和 α 受体的功能，还测定了受体密度，大量研究表明抑郁症发病时 NE 的缺乏也是通过其受体改变而实现的。

有研究资料提示 NE 生成的减少可能是由于 α2 受体活性增强所致，动物实验也证实突触前膜仅以受体拮抗剂能加强 NE/ 多巴胺（DA）再摄取抑制剂的作用，从而增加大鼠脑内细胞外 NE 的浓度。1978 年，有研究者提出抑郁症患者发病机制之一是由于脑内 NE 功能长期降低而使 β 受体产生代偿性，使敏感性增高即突触后 β 受体超敏，突触后 β 受体的超敏反馈使突触前 α2 受体超敏，导致抑制 NE 的生成和释放、突触间隙 NE 数量下降，出现抑郁症。

（三）多巴胺（DA）

1. 多巴胺

由于不少新型抗抑郁药物对 DA 的更新有明显作用，有学者认为，DA 能系统活动的抑制在抑郁症的病因学中占重要地位。1975 年，DA 可能参与抑郁症发病的观点被提出来。有研究发现，抑郁症存在着 DA 系统的失调，其脑内的 DA 水平异常低下，脑脊液中 DA 代谢产物高香草酸（HAV）含量下降，降低 DA 水平的药物可导致抑郁，而提高 DA 功能的药物可缓解抑郁症状。在健康志愿者的试验中显示，消耗其体内的酪氨酸（DA 合成的前体）后会出现一些抑郁症状。有研究证明，抑郁症患者 DA 能低下导致海马 – 额叶皮质突触的可塑性受损，出现认知功能损害。多种抗抑郁药物可以影响脑内 DA 的神经传递，如地昔帕明能使额皮质内 DA 浓度升高，长期抗抑郁治疗的患者都会增加 DA 诱导的奖赏反应；抗焦虑药坦度螺酮通过作用于大鼠前额叶皮层 5-HT1AR，可加强抗抑郁药氟西汀诱导 DA 释放，提示坦度螺酮可能是治疗抑郁症的候选药物。最近，根据抑郁症时中脑 – 皮质 – 边缘叶多巴胺系统功能下降，给予多巴胺前体 L-dopa 可以改善部分抑郁患者症状，提出抑郁症发病与 DA 关联的学说，即抑郁症患者存在中脑边缘系统 DA 功能失调，得到了较多学者的认可。

在抑郁症的病理生理中，多巴胺转运蛋白的功能可能起到关键的作用。动物实验研究已经证实所有类型的抗抑郁药物都可以引起多巴胺转运蛋白亲和力的变化，通过检测抑郁症患者和健康对照组脑中多巴胺转运蛋白结合位点的利用率发现，抑郁症患者基底神经节多巴胺转运蛋白的亲和力可能比正常对照组更高，提示抑郁症患者的多巴胺功能是可以变化的，也许这正是抗抑郁药物作用的结果。

2. 多巴胺受体

应用分子克隆技术证实 DA 受体有 DA1~5 5 种亚型。长期不可预见性应激产生的大鼠模型被公认为是较好的抑郁症动物模型，长期应激处理后的大鼠，边缘系统的 DA1R 密度显著增加 29%，而长期抗抑郁药物治疗产生相反的作用，进一步证明 DA1R 参与抑郁症的病理机制。

抑郁症发病与 DA 关联的学说，主要有两种观点，一种是抑郁症患者存在中脑边缘系统 DA 功能失调，另一种是抑郁症患者可能存在多巴胺 DA1R 功能低下，目前认为多巴胺在抑郁症时与其他递质起协同作用。

（四）其他递质

1. 胆碱

因抗胆碱药如安坦并不能改善抑郁症状，因此胆碱能递质在抑郁症中的作用并不被人们重视。但实验显示，拟胆碱药毒扁豆碱可致抑郁，从而支持抑郁症的胆碱能亢进假说，即：①拟胆碱能激活 HPA 轴，升高皮质醇水平，其水平升高可引起抑郁。②拟胆碱能抑制 5-HT 水平，5-HT 水平下降可致抑郁。

2. 神经肽

脑区内已发现 50~60 种神经肽，研究发现，神经肽与抑郁症的发病机制有着一定的关联，通过测定患者的脑脊液或死后脑组织的神经肽含量和其受体及受体激动药或拮抗药的作用发现，神经肽 Y（NPY）、P 物质（SP）、内源性阿片肽、促甲状腺激素释放激素、生长抑制激素、生长激素释放激素、催产素、血管升压素、促皮质激素释放激素等可能与抑郁症有关。

临床试验发现，NPY 及其受体与抑郁症有着密切的联系，单相难治性抑郁症患者脑脊液中 NPY 水平较正常人明显降低。最近研究发现，电惊厥刺激的抗抑郁作用可能是通过 NPY 来发挥作用。SP 受体（NKl）拮抗剂有抗抑郁效应，持续阻断 NKl 受体能增加大鼠海马 5-HT 和 NE 的传递，这种作用很可能与其抗抑郁作用有关；抑郁症患者血浆 SP 浓度明显高于正常人，且其对抗抑郁药高反应预示疗效较好。

3. 谷氨酸和 γ- 氨基丁酸（GABA）

研究发现，情感障碍患者谷氨酸系统异常，额叶皮质 N- 甲基 -D- 天门冬氨酸（NMDA）受体下调，局部脑区谷氨酸转化率有所改变。实验证明谷氨酸 NMDA 受体拮抗药氯胺酮确实有抗抑郁作用。

另有研究发现，抑郁症可能与 GABA 系统功能低下有关，此类患者脑脊液中的 GABA

量较低，应用 GABA 激动药可较快改善抑郁症状，这可能与此类患者脑内兴奋性神经递质量较高，从而拮抗 GABA 受体亚型的功能有关。有学者用磁共振质子波谱测定抑郁症患者脑内 GABA 浓度，结果显示，抑郁症患者枕叶皮质 GABA 浓度与正常人相比明显偏低，而谷氨酸浓度均值则明显偏高，发现 GABA 水平与同一脑区内的谷氨酸水平成反比，说明中枢谷氨酸作为主要的兴奋性氨基酸与 GABA 功能具有相互制约作用。

第三节　郁病的临床表现

郁病属于情志病，其发病多与精神因素有关，其主诉症状常变幻多端，但全身系统检查及各项指标往往正常。检查结果与其多变症状之间的差距，则形成患者沉重的精神负担，异常痛苦，到处求医。因各种疾病久治不愈而导致郁病发作的患者，除原疾病的症状外，又增加了许多精神、神经症状，甚至还伴发郁火——自主神经功能紊乱。郁病和郁火的出现，常使患者误以为病情恶化，或已患"不治之症"，出现悲观情绪，对治疗失去信心。

一、症状

根据"有诸内必形诸外"的中医理论，人体疾病的变化，从患者的脉象、舌质、舌苔及症状上有所反映，这就成为辨证施治的依据。郁病患者的神经精神症状，虽不能全部用现代医学的理论予以解释，但从中医角度，这些症状有重要的辨证价值，而且可为治疗用药提供选择。为此，本节对郁病的常见症状进行讨论。

（一）头痛

头痛是郁病患者常见症状之一，多与气、火、痰、湿等因素有关，主要涉及肝、脾、肾，其病机多与情志不舒、焦虑紧张等有关。在情绪焦虑时加重，可表现为前额痛、后枕痛、偏头痛、两太阳穴痛、眉棱骨痛等，甚至表现为全头痛。疼痛的性质可表现为闷痛、跳痛、刺痛、灼痛、胀痛、闪电痛或头痛如裂。其痛为间歇性，亦可为持续性，持续时间自数十分钟至数小时不等，亦可持续三四天。发作时头面聚胀，胸闷心烦，口苦咽干，记忆减退，夜间多梦失眠，思维不易集中；若伴郁火，出现面部烘热，头部多汗，一侧或两侧鼻塞不通畅，其面部常现乍红乍白。

郁病头痛，常因学习、工作紧张等诱发。若情绪稳定，诸症则消失。女性患者，经前症状多加重，伴腋下、乳腺、小腹作胀及痛经等月经来潮，诸症则消失或减轻。郁病头痛常与情绪有关，若情绪稳定，或用疏肝解郁之法，症状则减轻，下次情志受到刺激则头痛又发。若精神因素一日不去，其痛一日不止，且痛苦程度随情绪波动而变化，经久不愈。

（二）心烦

郁病患者，因长期情志不畅或久病不愈，则多有心烦。发作时焦虑不安，心情急躁，喜静恶闻声响，严重者喜与家人争吵，觉事事不顺心意，甚而出现肝郁脏躁，动则恸哭流涕，甚而有轻生之念。部分患者精神崩溃，对生活失去信心，出现"百合病"的症状，《金匮要略》："百合病者，百脉一宗，悉致其病也。意欲食复不能食，常默然，欲卧不能卧，欲行不能行……如有神灵者，身形如和，其脉微数。"虽形如常人，但自感一身是病，有力不从心之感。如饥而不欲食，欲寐而不卧，欲行而不动，欲坐而不支，卧则一身不舒，无所适从。这些症状常见于隐匿性抑郁症及更年期忧郁症的患者。

（三）失眠

失眠为郁病的常见症状，多因焦虑，心中烦躁，不能入睡，或因郁火，身感灼热如焚，辗转反侧，难以入睡，亦或睡后多梦易醒，"睡不解乏"；或白天头脑不清，昏沉欲睡，思维涣散，注意力不集中，入夜则头脑清醒，不能入眠，常伴腰酸腿困、心悸胆怯、口苦咽干、遗精多梦等症状。随着主症的缓解，睡眠可好转；仍有少数患者，常以"彻夜不眠"就诊。此种失眠多与心肾不交有关，除失眠之外，患者常伴心悸胆怯，头痛头晕，身热心烦，咽干口苦；便秘尿黄，五心烦热。

（四）多眠

多眠与脾阳不足，痰湿内生有关。患者体质多肥胖，能食便溏，动则气喘，尤喜肥甘厚味。三餐之后便觉头昏欲睡，虽与人交谈，仍很快入睡。入夜照常睡眠，其睡眠时间较一般人为多，体重日益增加，多可见于高脂血症。

（五）郁热

郁病之郁热与阴虚潮热不同。阴虚潮热，常发于午后，伴低热盗汗，两颧潮红，咳嗽咽干，心烦失眠，手足心热，舌质红，脉细数，多见于肺结核等虚劳证，其发热与情志关系不大。郁热则见于郁证伴发郁火之时，患者亦有面部"升火"，手足心热，肌肤灼热，内热如焚。但其发生与精神因素有关，发作时间短暂，常因自汗缓解，控制情绪可减轻或制止发作。因系热郁肝经，故名郁热。见于更年期忧郁症、焦虑症、神经症等。

（六）自汗

动则汗出即为自汗，见于气虚、阳虚之人。郁病之自汗，乃郁火所伴发，发于郁火症状之高潮期内。汗前患者心急火燎，内热如焚，难以忍耐，此时头面颈项、前胸后背微有汗出，此汗一出，肝经郁热随汗而出，各种症状随之减轻或消失，因焦虑紧张而汗，实际是"激汗"。此外郁火亦可见红汗。如督脉郁火患者，其火热沿督脉上冲巅顶，经眉中下行至鼻尖，达鼻翼，鼻翼作胀，鼻孔或左或右，出血数滴，郁火随即消失。红汗见于外感风热之证，其热常数日不退，一旦鼻衄，热随血出，其热很快消退，风热随之而愈。此种鼻衄常被称为红汗。郁火有随自汗缓解的特点，此例督脉郁火发展到高潮，因鼻衄而郁火症状消失，此种衄血，应属红汗。

（七）筋脉拘挛

筋脉拘挛以下肢多见，此症状与肝肾阴虚、血不荣筋、筋脉挛急有关。患者常伴头晕头痛，耳鸣健忘，筋惕肉瞤，轻者两腿"牙痒"，重者两腿转筋。每遇劳累或阴雨等天气变化，劳累即觉小腿内侧非痛非痒，似酸似困，有困苦不可言状，"牙痒"难忍，心烦易怒，体位无所适从，影响睡眠。此类患者常有全身不定部位之肌肉筋脉拘挛及游走性酸痛。同时伴有头晕头痛，既伴有郁热自汗，又可表现汗后畏寒怕风，因而易误诊为感冒，若按感冒治疗无效，且愈汗愈虚。

（八）郁胀

郁胀甚为多见。患者每遇情志不畅，即觉胸闷如堵，颈部气聚，咽有异物，两胁胀痛，频发嗳气，尿少身肿，全身发紧如束。个别患者可出现气膨，腹部胀大，犹如气鼓，发作迅速，消失亦快。此类症状因气机郁阻而作胀，故名郁胀，多与水气不行、肝郁气滞有关。

（九）感觉异常

感觉异常以麻木与灼热、蚁行感、肢凉为多见，还可见经络现象等。

1. 麻木与蚁行感

麻木与气血有关。"气为血帅"，气行则血行，"血为气母"，血为气之载体，血至则气亦至。气血不足，肌肤失荣，则为麻木。一般麻轻而木重。麻多因于气虚，木因血虚之外还兼血瘀。麻木常见于四肢远端、两股或小腿外侧，以及身体某一局部。此外还可表现为偏身麻木。偏身麻木患者常以"半身不遂"来诊。患者常自述两侧知觉感受不同，常感一侧肢体麻木，感觉不灵，有蚁行感，甚至肛门及口周泾渭分明，截然不同。蚁行感游走属风，系肝阴不足，血虚生风。麻木及蚁行感可出现于气虚、血虚、肝郁及肝肾阴虚之患者。气虚患者除麻木之外常伴纳呆便溏，气短神疲，头昏不爽。血虚者麻木之外兼见虚风，表现为头晕、筋惕肉瞤，皮肤瘙痒及蚁行感。郁病患者因气机阻滞，血行不畅，筋脉失养，故麻木、蚁行感均甚常见。

2. 灼热

灼热为郁火常见症状。郁火冲激部位，肌肤灼热如焚，甚至出现刺痛。夜间侧卧，着床侧躯干肢体灼热，对侧身体阵阵汗出，变换体位，其灼热及自汗依然，因此终夜难以入睡。此症状属肝经郁热，是由于郁火所致。

3. 肢凉

在高寒地区比较常见。患者常表现为畏寒怕冷，四肢及关节发凉酸困，易被误诊寒痹，并且久治无效。患者常自称两踝、足心、两肩外侧、两膝等部位之皮肤，分别有如五分硬币大小"开放"之"风洞"，遇阴雨风冷天气，即觉寒气由此"风洞"内渗，寒气彻骨难忍。重者觉寒气向皮肤毛孔内盲吹，难以忍受。轻者常觉足趾缝隙、足背有凉风飘浮之感。"风洞"常出现在昆仑、涌泉、阳陵泉、大椎、百会等穴。起病原因多与外感风寒或久居阴寒之地有关，外感寒邪直中少阴，阳虚阴盛、肾水过寒所致。寒气凌心者，心中寒极，心阳被遏，可见心悸烦躁。病程久者，还可出现郁热，遇风冷则寒气入骨，全身均冷，继而心烦焦躁，肌肤灼热，此时急温之则寒退而肌肤郁热消失。

4. 经络现象

即为知觉症状，但其知觉伴经络而发，对判定脏腑、辨证和确定治疗方法有一定的参考价值。如崩漏患者，自幼脾胃虚寒，长期泄泻，稍长之后又兼脾不摄血，反复鼻衄，成年之后长期贫血，易发崩漏。每逢经前左胁隐痛，围腰一周带脉之内空虚，则此次一定月经过多，易发血崩，或先崩后漏。肝藏血，脾统血，成年之后经前之左胁隐痛乃肝血不充，肝体已亏，围腰一周内空若无物，乃血虚带脉失于充盈之故。血虚带脉失养，不能统摄冲任，故发崩漏。经用归脾汤得以缓解。此例体现滑伯仁"肝之为脏，其治在左"的论点，故肝气郁滞、肝血不足均表现为左胁隐痛。

郁病患者，除以上感觉症状外，还可见多种知觉症状，在临床仔细询问及分析，决不可以"言之无据"而失于疏忽。如糖尿病患者，虽无口渴、多饮、多尿，一旦出现畏寒身热，全身酸楚，状如外感，并伴心烦，局部皮肤麻木刺痒，此时往往血糖升高，出现尿糖，并成为规律。此种特殊感觉，对病情即有参考价值。

（十）痛觉异常

痛觉异常亦为郁病患者常见症状之一。患者出现疼痛，如干痛、胀痛、困痛、灼痛、木痛、跳痛、刺痛、闪电痛等。这些疼痛与情绪有关，可在焦虑紧张时加重，常突然发作，但消失亦快，而且病程持久，反复发作，但很少出现局部红肿热痛。短暂灼痛、跳痛、刺痛、闪电痛多属郁火疼痛，见于多种神经痛及末梢神经受侵犯等病，如牙髓暴露、三叉神经痛、末梢神经炎、肋间神经痛、带状疱疹损伤神经末梢等。干痛、胀痛、木痛、困痛等则与肝郁气滞有关。

（十一）便秘

郁病患者由于气机不畅，腑气不通，秽浊之物不能及时排出，便秘极为常见。患者常伴头昏脑涨，口苦口臭，心烦急躁，腹胀纳呆。少数人还伴牙龈作胀，口舌生疮。由于便秘的存在，常使其原有症状加重，若大便通畅，诸症便可减弱。因此，通腑以调气机是治疗郁证的一个重要方法，临床应重视应对。

（十二）阳痿

郁病之阳痿与情志不舒有关。发于新婚之夜过于紧张，同房期间突受惊吓；夫妻反目，感情不和，性生活期间心神涣散，分心于不愉快之事等。患者常伴怯症，致阳痿久治不愈。除此之外，长期服用疏肝解郁药也可引起短期之阳痿。此种阳痿，一旦停药，自行消失。但因患者服用上述药物较久，有的需长期服用维持量而不能停药，因此其阳痿恢复慢，有时需配合药物治疗。

很多阳痿患者情绪稳定时，精神愉快，食欲睡眠好转，体力得以恢复后，每晨醒后常有阳动，而且举而坚，持续时间长。此类患者，一般不存在性生活障碍。性生活期间出现阳痿，多与焦虑紧张及胆怯有关，即所谓之"怯症"。怯症之出现，与性知识缺乏、配合不好，长期性生活之不美满有关。一般男性冲动快，女性性高潮发展慢，往往男性早已泄精，女性高潮才至，再遇男性阳痿早泄，易致女性对性生活之反感，甚而夫妻反目。在此种情况下，男性一有欲念，虽能勃起，但因心理上的胆怯紧张，怕遭责备，迅即萎软。因此，郁病患者心理上之怯症，是阳痿不举的重要原因，应予以性心理治疗。

以上从郁病及郁火角度介绍一些常见症状，这些症状不仅为辨证提供依据，也为治疗提供方向，并说明问诊的重要性。从患者来说，应该认识到仔细询问病史及症状的医生中，并不是学无所成的"庸医"，应该予以很好的合作，以利医生全面掌握病情，做出正确的治疗决策。

二、郁病的个体差异性

郁病的发病，除了与刺激强度、持续时间等密切相关外，还与人的个体差异相关。人格是指一个人比较重要的相当稳定的心理特征总和，或者说是人的思维与行为方式的一种动力系统。东西方思维对人格各有研究，各自具有不同的人格体质观。西方对人格体质的研究有多种类型学说，其中比较有影响的有巴甫洛夫的神经类型说、希波克拉底的体液说、荣格的内外倾向说、克瑞奇米尔的体格形态说等。他们从不同的角度、不同的层次对人格进行研究，因此各自具有自己的特点。祖国医学在研究个体与个体之间心身方面的差异时，将先天禀赋、生理特征、体态外形、心理特点及其病理变化等结合起来研究，并运用阴阳五行的哲学思想进行理论的归纳与概括，形成"阴阳人格体质学说"。它与西方的人格体质学说有许多相似之处，但它还具有自己独特的理论观点，体现东方思维的特点与内涵。

阴阳人格体质学说是中医心理学新近学说，此说是在《黄帝内经》基础上的理论升华。它对《灵枢·阴阳二十五人》《灵枢·天年》等篇章中其丰富的内容进行了系统研究，包括人格特点（知、情、意、行为）、体态特征（头、面、肢、肩、背、体、音、色）、医学运用（发病、病机、治则）等三大方面，重新命名而产生"阴阳人格体质学说"，将其分为5种类型：太阳火形人、少阳金形人、少阴木形人和太阴水形人、阴阳和平土形人。

太阳火形人——阳气盛，通常心境开朗明快，怡然自乐，喜悦乐观，见事明，容易从外部获得，感知的速度较快，反应敏捷。但其人认识粗浅，质量较差。由于阳气偏旺，火性炎上，暴躁喜动，心境常波动，易于激动，故对"怒"的敏感性强，对怒的致病具有明显的好发性。其他类型体质者随着阳气的递减，阴气逐渐增长，对七情中"怒"的致病好发性逐步减弱。

少阳金形人——属于阳形人中阴气渐多的类型，但仍然以多阳为主。主要表现为活泼开朗，多言好动，善于社交，亲切洒脱，情绪发生快而多变，思维敏捷但能详审，坚贞不屈，具有较强的独立性，有领导的才能。

少阴木形人——属于阴形人，阴气多于阳气，主要表现为内向行为，但并非深沉内向（太阴——水形人）行为。这类人沉默、多思、劳心、有才、自谦、谨慎、被动，情绪较稳定，具有较强的自我控制力等特点。木曰曲直，性柔和，所以表现出柔软顺从的人格，其本性正与太阳火形人相反。

太阴水形人——属于阴气之极，集中表现出阴形人内向深沉的特征。这类人沉默静笃，孤独寡合，洁身自好，深于内心体验，思维潜藏不露，亦表现为易忧郁悲观、焦虑多疑、自责自负等特点。水性润下，深沉潜藏，这型人的性格内向，很少向外表露，他们内心体验事物非常深刻，有的可具有很大的智慧，故有"水智"之说。较少阴木形人更加阴沉曲折，内向深沉、温和喜静，内心体验迂曲萦绕，不愿外露。由于阴形人的人格体质所决定，他们对于七情中忧、思、悲哀的刺激敏感性较强，具有忧思，悲哀致病的明显好发性质，而其他类型人随着阴气的递减，阳气渐增，对忧、思、悲哀的刺激敏感性和致病好发性减弱。

阴阳和平土形人——机体本身对情志具有一定的自控能力，对外界的刺激变化较平和稳定，感情不易冲动，其变化波动也不大，甚至随着怒、悲等情志的刺激又随时消失，气血调畅，心境较宽舒豁达，理智清朗。因此，对各种情志刺激的敏感性较差，对情志病证的好发性也就低。

在此必须强调的一点是，以上各类型体质的人，虽然在人格气质上各有其天赋性，但生活在复杂的环境中，存在后天的可塑性，阴阳人格体质学说仅仅展示了一种系统研究的思路。因此还必须因时、因地而异，决不可绝对化，值得我们深入探索。

第四节　郁病从肾论治的理论基础

一、肾的生理功能

早在2000多年前，中医就认识到肾有两枚，左右各一，位于腰部，《难经》：左为肾，右为命门。命门者，精神所舍也，男子以藏精，女子以系胞，其气与肾通。《素问·脉要精微论》曰："腰者，肾之府。"《难经·四十二难》更明言："肾有两枚，重一斤一两。"至明代赵献可著《医贯·内经十二官论》中描述更为详尽，他说："肾有二，精所舍也，生于脊膂十四椎下，两旁各一寸五分，形如豇豆相并而曲，附于脊，外有黄脂包裹，里白外黑，各有带二条，上条系于心包，下条过屏翳穴，后趋脊骨。"可见中医所说的"肾"就是西医学解剖学的"肾脏"，只不过古代对肾的观察只是一个大体解剖的认识，虽不够精细，甚至有些误差，但亦可看出肾的概貌。

中医学中的"肾"与西医学的"肾脏"在大体解剖学上是基本相同的，但在生理功能上却有许多不同之处。西医学所说的"肾脏"是以泌尿为其主要功能；而中医学中的"肾"，其含义要广泛得多，除具有泌尿、调节水液代谢等功能外，还包括了其他器官的部分功能。

中医学认为，肾的生理功能包括促进生长发育和生殖，调节水液代谢，摄纳肺气，壮骨、生髓、充脑，藏精、化血及濡养温煦脏腑等方面。这些功能相当于西医学中的泌尿、生殖、内分泌、神经、血液及呼吸系统的部分生理功能。其功能之广泛、作用之特殊，有主宰生命之概念，故历代医学家称"肾为先天之本""生命之根"。中医认为肾为人体重要脏腑，称为先天之本。《六节藏象论》：肾者，主蛰，封藏之本，精之处也，其华在发，其充在骨，为阴中之少阴，通于冬气。

"肾"是中医藏象学说中的一个重要组成部分，它不仅是指肾的实质脏器功能，更重要的是概括人体一个大系统的某些生理现象及其相关的病理变化，所以古人认为肾为五脏之本。肾的生理功能是在肾精、肾气、肾阴、肾阳共同作用下产生和发挥的。虞抟曰：夫两肾固为真元之根本，性命之所关，虽为水藏，而实为相火寓乎其中。肾的精、气、阴、阳来源于先天，禀受于父母，出生之后，又依赖于各脏腑之精气的滋养，以保持肾中精气阴阳的充盛，维持正常的生理功能。肾阴对人体各脏腑组织起着滋养、濡润的作用，是人体阴液的根本，又称之为元阴或真阴；肾阳对人体各脏腑组织起着温煦和推动的作用，是人体阳气之根本，故又称之为元阳或真阳。肾阴和肾阳在人体内相互依存、互相制约，形成一种对立的平衡状态，用以维持人体正常的生命活动。《素问·生气通天论》曰："阴平阳秘，精神乃治。阴阳离决，精气乃绝。"所以当机体的阴阳对立统一关系，由于遭到某种原因破坏时，体内便产生阴阳偏盛、偏衰的病理状态，从而在临床上就会出现肾阴虚、肾阳虚或阴阳两虚等一系列证候。"肾"主要有以下生理功能：

（一）肾藏精，促进人体生长、发育和生殖功能

人的生长、发育、生殖和衰老过程均与肾中精气的盛衰有密切联系。人从幼年开始，肾中精气逐渐充盛，便逐渐开始变换乳齿，至青春期时，由于肾中精气进一步充盛，从而诞生"天癸"，在它的作用下，男子就能产生精子，并能排精而可以育子，女性就能出现月经，并能排卵而可以妊娠。"天癸"的产生，标志着男女性功能发育成熟，并具有生殖能力。青壮年时期，是肾中精气最旺盛的阶段，也是生殖功能最强盛的时期。进入老年，肾中精气逐渐衰减，性功能和生殖能力也随之减弱，并逐渐丧失，形体开始衰老。这种生长、发育和衰老的过程，从年龄上讲，男女是有差异的，一般女子发育成熟比男子较早，衰老也较早。《黄帝内经》对人体的这种生长发育衰老的规律，进行了系统的论述，《素问·上古天真论》曰："女子七岁，肾气盛，齿更发长；二七而天癸至，任脉通，太冲脉盛，月事以时下，故有子；三七肾气平均，故真牙生而长极；四七筋骨坚，发长极，身体盛壮；五七阳明脉衰，面皆焦，发始堕；六七三阳脉衰于上，面皆焦，发始白；七七任脉虚，太冲脉衰少，天癸竭，地道不同，故形坏而无子也。丈夫八岁，肾气实，发长齿更；二八肾气盛，天癸至，精气溢泻，阴阳和，故能有子；三八肾气平均，筋骨劲强，故真牙生而长极；四八筋骨隆盛，肌肉满壮；五八肾气衰，发堕齿槁；六八阳气衰竭于上，面焦，发鬓须白；七八肝气衰，筋不能动，天癸竭，精少，肾脏衰，形体皆极；八八则齿发去。肾者主水，受五脏六腑之精而藏之，故五脏盛，乃能

泻。今五脏皆衰，筋骨解堕，天癸尽矣。故发鬓白，身体重，行步不正而无子耳。”由上得知，性功能的成熟和衰退，人体的生长、发育和衰老，乃是肾气由盛转衰的结果，说明肾气是具有促使人体生长和发育的作用。而“天癸”则是与性功能和生殖功能的成熟有密切关系的一种物质。

（二）肾主水，调节人体水液代谢

肾主水，是指肾脏具有主持和调节人体水液代谢的功能。《素问·逆调论》曰：“肾者水脏，主津液。”肾主水这一生理功能，主要是靠肾中阳气的作用来实现的。人体水液代谢包括两个方面：一是将从摄取的饮食物中所化生的津液（指人体正常水液），输送到全身，以发挥滋养和濡润全身的作用；二是把各脏腑组织利用后多余的水分（包括机体的代谢产物），变为汗液和尿液排出体外。这两个方面的作用，都必须在肾阳的“气化”功能作用下才能完成。

肾阳主持和调节人体水液代谢的主要方式是“升清降浊”。进入人体的水液通过胃的受纳，脾的运化，肺的宣降，三焦的通调，肾的气化，使清者上归于肺，输送于全身，以滋养脏腑、组织和器官，这个过程称为“升清”；机体利用后的废液再经过肺的肃降，下归于肾，再经过肾的气化作用，使浊中之清者，再次升腾回流而发挥其营养作用，而其浊中之浊者则下注膀胱排出体外，这个过程称为“降浊”。如此循环往复，以维持人体水液代谢的动态平衡。《素问·经脉别论》中说：“饮入于胃，游溢精气，上输于脾，脾气散精，上归于肺，通调水道，下输膀胱，水精四布，五经并行。”正是古人对人体水液代谢的独到论述。

人体水液代谢是一个比较复杂的过程，是由多脏腑相互协调配合而进行的，除肺、脾、肾、胃、肠、三焦、膀胱外，与肝的疏泄功能、心气的推动也有一定的关系，但其中与肺、脾、肾三脏联系最为密切。三脏之中又以肾的作用更为重要，因为肾中的阳气具有气化作用，它能升清降浊，来调节体内水液的输布和排泄。同时肾中阳气为一身阳气之根本，肺的宣降、脾的运化、三焦的通调、膀胱的开合，无不依赖肾中阳气的作用，才能正常发挥功能，所以，肾在维持人体水液代谢方面起着重要作用。

（三）肾主骨，生髓通于脑

《素问·宣明五气》言：“肾主骨。”人体骨、血液和脑髓的生成与功能，都与肾有密切的联系。骨的生成有赖于肾中精气的濡养。中医文献称：“脑者髓之海，诸髓皆属于脑，故上至脑，下至尾骶，皆精髓升降之道路。”“肾主骨，骨生髓；髓迩于脑，肾壮则啮健”，这就是说，肾能藏精，精能养骨，骨中有髓，髓聚为脑。当肾壮啮健，则精神充足，发育正常，如肾精不充，则发育缓慢，动作迟钝，骨软无力，甚至不能站立。近年来运用中医补肾的方法，治疗再生障碍性贫血获效，就是根据肾主骨、骨生髓的理论。中医文献中“齿为骨之余”，牙齿的坚实和松落同肾气的盛衰有关，如青壮年肾气盛，牙齿多坚固，老年人肾气衰，牙齿多松落。由此可见，人体的齿、骨、髓、脑，都与肾有关。

《素问·上古天真论》中"女子七岁、二七、三七……丈夫八岁、二八、三八……"的叙述历来被认为是中医学对人体生殖与衰老最为精辟的论述。它不但明确地指出人体生长壮老的自然规律，同时也指出这种生命过程与肾中精气盛衰的直接关系，以及骨骼的生长发育过程随肾气的盛衰消长而出现的周期变化。因此这段叙述是中医"肾主骨"学说中最经典、最基本的内容。《医精经义》中指出："肾藏精，精生髓，髓生骨，故骨者之所合也，髓者精之所生也，精足则髓足，髓在骨内，髓足者则骨强。"其大意为肾藏精，肾所藏之精足则肾气盛，肾所藏之精不足则肾气衰。肾气的盛衰与骨的生长营养有直接关系。目前认为"肾主骨"学说主要内容包括：①肾所藏的精、所主的液可以化生骨髓，骨髓可以滋养骨骼的生理关系。②肾与骨在病机上的相互影响的理论。③"腰为肾之府"的概念。

《素问·阴阳应象大论》认为"北方生寒，寒生水，水生咸，咸生肾，肾生骨髓……其在天为寒，在地为水，在体为骨，在藏为肾。"《素问》还指出"其藏肾……其养骨髓。"《素问·五藏生成论》："肾之合骨也。"将肾、骨髓、骨联系在一起，指出肾能生养骨髓。因此，《素问·痿论》又指出："肾主身之骨髓。"骨、髓受到肾精的滋养，如果肾精不足则出现骨骼病变。《素问·金匮真言论》中说："藏精于肾……是以知痛之在骨也。"《素问·逆调论》说："肾者，水也，而生于骨。肾不生，则髓不能满，故寒甚至骨也。"《灵枢·本神》说："精伤则骨酸痿厥，精时自下。"另一方面，由于骨与骨髓的关系，是相互滋养的关系。骨骼的病变可以伤及骨髓，累及肾。所以《素问·刺要论》说："肾动则冬病胀腰痛。刺骨无伤髓，髓伤则销铄胻酸，体解㑊然不去矣。"《素问·痿论》也认为："肾气热，则腰脊不举，骨枯而髓减，发为骨痿……，肾者，水藏也，今水不胜火，则骨枯而髓虚，故足不任身，发为骨痿。"

《素问·永要精微论》中指出："腰者肾之府，转摇不能，肾将惫矣。"张锡纯说："肾虚者，其督脉必虚，是以腰痛。"肾其充在骨，位置在腰部，所以肾、骨、腰三者的生理病理紧密相连。《灵枢·本神》认为"肾盛怒而不止则伤志，……腰脊不可以俯仰屈伸。"说明肾伤则骨、腰的功能活动必将受限，这与临床上骨质疏松症的疼痛多发于腰背部是一致的。

二、肾与其他脏腑的关系

（一）心与肾

心属阳，五行属火；肾属阴，五行属水。心肾之间具有相互依存、相互制约的关系，称为水火既济，倘若这种关系遭到破坏，则可出现病理状态，水火未济，即心肾不交。心与肾的关系主要为4个方面：

1. 水火既济

心位于上而属阳，肾居于下而属水。心阳下降于肾，与肾阳共煦肾阴，使肾水不寒；

肾阴上济于心，与心阴共滋心阳，使心阳不亢。

2. 精血互生

心主血，肾藏精，精血之间可以相互化生，为心肾相交奠定物质基础。

3. 精神互用

心主藏神，神全可以益精；肾主藏精，精舍志，积精可以全神，使精神内守。简言之，精是神的物质基础，神是精的外在表现，神生于精，志生于心，亦心肾交济之义。

4. 君相安位

心藏君火，肾存相火，君火以明，相火以位，君火在上，如明照当空，为一身之主宰。相火在下，系阳气之根，为神明之基础。命门之火秘藏，则心阳充足，心阳充盛，则相火亦旺。君火相火，各安其位，则心肾上下交济。所以心与肾的关系也表现为心阳与肾阳之间的关系。《蜉溪医论选》曰："心肾不交，毕竟是肾水下涸，心火上炎，由于阴虚者多，但亦偶有阳虚证……不独阴虚之证也。"

（二）肺与肾

肺五行属金，肾五行属水，金生水，所以肺与肾的关系又称为金水相生。肺为水之上源，肾为主水之脏，肺主气司呼吸，肾主纳气，所以肺与肾的关系，主要表现在水液代谢和呼吸运动两个方面。

呼吸方面：肺主气司呼吸，肾主纳气。人体的呼吸运动，乃是肺所主，并需要肾的纳气作用来协助完成。肾气充盛时，吸入自然界的清气才能经过肺之肃降，而下纳于肾。肺肾相互配合，共同完成呼吸的生理活动。所以说："肺为气之主，肾为气之根。"

水液代谢方面：肺为水之上源，肾为主水之脏。对于水液的代谢，肺与肾之间存在着标本关系。肺主水而通调水道，当水液进入人体后，水液只有经过肺的宣发和肃降，才能使精微物质布散到全身，浊液下归于肾而输入膀胱从而排出体外。所以说，小便虽出于膀胱，而实则肺为水之上源。肾为主水之脏，有气化升降水液的功能，又主开合。下归于肾之水液，通过肾的气化，使清者升腾，通过三焦回流体内；浊者变成尿液而输入膀胱，从尿道排出体外。肺肾密切配合，共同参与对水液代谢的调节。但是，两者在调节水液代谢过程中肾主水液的功能居于重要地位。所以说："其本在肾，其标在肺。"

阴液方面：肺与肾之间的阴液可相互资生。肺五行属金，肾属水，金生水，若肺阴充足，则输精于肾，使肾阴充盛，保证肾的功能旺盛。水能润金，肾阴为一身阴液之根本，肾阴充足，循经上润于肺，保证肺气清宁，宣降正常。《医医偶录》曰："肺气之衰旺，全恃肾水充足，不使虚火炼金，则长保清宁之体。"

（三）肝与肾

肝藏血，肾藏精；肝主疏泄，肾主闭藏。肝肾之间的关系称之为肝肾同源，又称乙癸同源。因肝肾之间，阴液互相滋养，精血相生，故称肝肾同源。

肝与肾的关系主要表现在精与血之间相互滋生和相互转化上。

1. 阴液互养

肝属木，肾属水，水能生木。肝主疏泄和藏血，体阴用阳。肾阴能涵养肝阴，使肝阳不亢，肝阴又可资助肾阴再生。在肝阴和肾阴之间，肾阴更为主要，只有肾阴充盛，才能维持肝阴与肝阳相互转化的动态平衡。在五行中，水为母，木为子，这种母子相生关系，称为水能涵木。

2. 精血互生

肝藏血，肾藏精，精血相互滋生相互转化。在正常生理状态下，肝血需要肾精的滋养。肾精也依赖肝血的不断补充，肝血与肾精相互资生相互转化，并源于脾胃消化吸收的水谷精微，故称"精血同源"。

3. 同具相火

相火是与心之君火相对而言。一般认为，相火源于命门，寄于肾、肝、胆和三焦等。《格致余论·相火论》曰："相火寄于肝肾两部，肝属木而肾属水也。但胆为肝之府，膀胱者肾之府。心包者肾之配，三焦以焦言，而下焦司肝肾之分，皆阴而下者也。"

4. 藏泄互用

肝主疏泄，肾主闭藏，二者之间存在相互调节、相互制约的关系。肝的疏泄功能与肾的闭藏功能相辅相成。肝气的疏泄可使肾气的闭藏开合有度，肾气的闭藏功能又可制约肝，防止疏泄太过，也可助其疏泄不及。这种关系主要表现在女子月经和男子排精功能方面。

（四）脾与肾

脾为后天之本，肾为先天之本，两者可相互资生、相互促进。脾与肾在生理方面的关系主要表现在先后天相互资生和水液代谢方面的作用。

先后天相互资生：脾主运化水谷精微，化生气血，为后天之本；肾藏精，主藏命门之火，为先天之本。《医述》提出"先天为后天之根"。脾的运化必须得肾阳的温煦功能，才能健运。肾精又赖脾运化水谷精微的补充，才能充盛。

水液代谢方面：脾主运化水湿，依靠肾阳的温煦蒸化；肾主水，司开合，主管水液的吸收和排泄。但这种开合作用，又赖脾的制约功能，即所谓"土能制水"。脾肾两脏相互协作，共同完成水液的新陈代谢。

脾与肾在病理上相互影响，互为因果。如果肾阳不足，不能温煦脾阳，导致脾阳不振或脾阳久虚，进而可损及肾阳，引起肾阳亦虚，最终二者均可导致脾肾阳虚。临床上主要表现在消化功能减弱和水液代谢紊乱方面。

三、郁病与肾的关系

情志泛指人的情感、情绪，也是人的心理活动，亦属于神的范畴。故曰："分言之，则阳神曰魂，阴神曰魄，以及意志思虑之类皆神也。合言之，则神藏于心，而凡情志之属，惟心所统，是为吾身之全神也。"(《类经·藏象类》)。对于情志的分类，中医学有五志说和七情说之分，五志说认为，人的情志有五，即怒、喜、思、忧、恐。肝"在志为怒"，心"在志为喜"，脾"在志为思"，肺"在志为忧"，肾"在志为恐"(《素问·阴阳应象大论》)，故称五志。七情说认为，人的情志有七，即喜、怒、忧、思、悲、恐、惊，故称之为七情。"七情者，喜、怒、忧、思、悲、恐、惊是也"(《三因极一病证方论》)。七情之中，悲与忧，情感相似，可以相合；惊亦有恐惧之意，故惊可归于恐。如是"七情说"与"五志说"便统一，即怒、喜、思、忧（悲）、恐（惊）。五脏与五志的关系是：心在志为喜，肝在志为怒，脾在志为思，肺在志为忧，肾在志为恐。喜、怒、思、忧、恐是人们对外界信息所引起的情志变化，是整个精神活动的重要组成部分。情志活动要通过五脏的生理功能而表现出来，故也将其分别归属于五脏之中。

（一）郁病与肾气

肾气，肾精所化生之气，实指肾脏精气所产生的生理功能。气在中医学中，指构成人体和维持人体生命活动的最基本物质，是脏腑经络功能活动的物质基础。肾藏精，精舍志，志藏于肾精之中，若肾气不足则志气衰，神志活动无主，情绪不稳定，易出现喜怒无常、悲忧无度、郁郁寡欢等表现。

《丁甘仁医案》中言："神机不灵，作强无权，不能动作，不能思想……健忘胆怯。"肾精亏虚者，经少髓亏，脑海空虚，可见兴趣及意志力减退、行为迟滞、嗜睡、记忆力下降等表现。

（二）郁病与肾阳

肾阳，又称元阳、真阳、真水，为人体阳气的根本，对机体各脏腑组织起着推动、温煦作用。《素问·脉要精微论》指出："头者，精明之府。"《素问·调经论》云："血之与气并走于上。""上"即为脑髓，"气"即为肾中阳气。肾主骨生髓，髓通于脑，肾精充足，阳气主升主动功能才能正常，头得髓充养，是情绪思维意志活动的基础。另一方面，阳气上升不独指肾，五脏中肝脏的疏泄、脾脏的升清、心主血脉、肺主宣发皆是阳气上升的表现，阳气上升功能正常，五脏功能协调，才能维持正常的情绪思维意志力。

肾阳充盛，则各脏腑形体官窍得以温煦濡养，各种功能可正常进行；若肾阳不足，精髓化生不足，阳气不能上升营养元神，脑神失养，就会出现形神委顿的状态，表现出精神萎靡、记忆力减退、疲乏、失眠或嗜睡，严重者还可出现行为举止异常。肾阳不足，脏腑气机运行无力，疏泄失司，则气机更容易郁结，使情志抑郁。

（三）郁病与肾阴

肾阴，又称元阴、真阴、真水，为人体阴液的根本，对机体各脏腑组织起着滋养、濡润作用。肝属木，肾属水，水能涵木，乙癸同源。若肾阴不足，不能濡润肝阴，肝阳则亢制无度，虚火上炎，则可出现虚烦少寐、两胁疼痛、咽干口燥、健忘腰酸、男子遗精、女子月经不调、舌红少苔、脉弦细数等郁证表现。

第五节　郁病从肾论治的治则与治法

一、治疗原则

在祖国医学发展中，经过历代医家的艰苦探索、不断发展和完善，创立的一套行之有效的中医诊疗理论体系，辨证论治是中医理论的精华。辨证论治，着重在对证候的分析，而通过辨证分析，探求病因，揭示病机，达到辨病的目的。而中医在病与证的划分上，并不十分严格，有的病名本身就是一个证名，但这并未使辨证论治的理论和方法逊色。可随着科学技术的高度发展，中西医方法的结合应用，可通过多种先进的诊察手段对"病"有更为详尽的认识。辨病与辨证相结合也成为当前临床普遍采用的一种方式，因此正确处理好辨病与辨证的关系，辨病与辨证的结合，将更加丰富和发展辨证论治这一光辉思想。

（一）辨病与辨证的关系

病，通常是从总的方面反映人体机能或形质异常或病理状态的诊断学概念。不同的病有各自的变化规律和治疗法则，中医所说的病，主要以症命名，也有的以病因、病理或病位等命名，与西医所说的病，绝大多数病名不同。

证，指证候，它是疾病本质的反映，是疾病过程中的不同阶段出现多种症状和体征的概括，它能较全面地反映病变的部位、原因、性质等，为诊断和治疗提供依据。

证和病，两者有密切的关系。有这样的病，便有这样的证。但不同的病，也常常有相同的证。例如：支气管炎、支气管哮喘、肺炎等呼吸系统疾病，都可有咳嗽，而治法就有所不同。因此，既要辨证，还要辨病。辨证，是指辨中医的证，这是明确的。而辨病，一方面是辨中医的病，一方面是要辨西医的病。如果说，"辨证"是既包括四诊检查所得，又包括内外致病因素及病位，全面而又具体地判断疾病在这个阶段的特殊性质和主要矛盾的话，那么，"辨病"不同点在于：按照辨证所得，与多种相类似的疾病进行鉴别分析，把各种相类似的疾病的特征都加以考虑，因而要求对患者的证候逐一查对，查对的过程中，便进一步指导了辨证，看看有没有这种或那种疾病的特征，最后把那些类似的疾病——排除掉，而得出最后的结论。在得出结论之后，对该病今后的病机演变已有一个梗概，在这个基础上进一步辨证，便能预料其顺逆吉凶；而更重要的是经过辨病之后，使辨证与辨病所有的治疗原则与处方、治法（处方、药物）紧密结合，以达到提高治疗效果，减少误诊、错诊、漏诊等弊端，少走弯路之目的。

（二）辨病与辨证的结合

自古以来，中医在辨证的同时，也注重辨病，强调辨病与辨证相结合，在辨证的基础上治病，在治病的前提下更好地把握全局，了解证的发生、发展与演变。《伤寒论》是辨伤寒病的巨著；刘河间补充辨热病的方法；吴又可提出了辨瘟疫病的方法等。随着祖国医学的不断发展，以及中西医结合的不断深入，在临床实践中强调辨病与辨证结合，尤其是辨西医的病与中医的证的结合。中医的辨证是在整体观念指导下的宏观辨证，注重整体；而西医则是以解剖学、生理学、病理学等基础上的微观辨病，注重局部生理、病理及形态改变。二者在整体和局部辨析上各有侧重，可以取长补短，对疾病的认识更为具体，在治疗上针对性将更强。

（三）辨病与辨证结合的重要性

（1）辨病与辨证相结合有利于明确诊断。中医所讲的病，有的毕竟模糊与笼统。例如痹证，大体上包括西医的风湿热、风湿性关节炎、类风湿关节炎、坐骨神经痛、骨质增生等，其他如硬皮病、结节性红斑、多发性肌炎等亦有涉及。如果对上述疾病都用痹证概括之，则显然失之粗疏。

（2）辨病与辨证相结合有利于疾病的早期发现。运用西医知识和各种先进的仪器及检测手段可使许多潜在的疾病早期被发现，这的确弥补中医诊断之不足。例如隐匿性冠心病、隐性糖尿病以及肿瘤等都不是仅靠望闻问切四诊所能确诊。

（3）辨病与辨证相结合有利于观察疗效，总结经验。以痹证为例，我们用某种方法进行疗效观察时，在没有确立观察对象是西医具体的哪种病时，就不可能进行科学的统计和分析，其经验也不能得到推广。再如判断某些疾病是否已经治愈，不能仅靠临床症状消失为依据，还必须进行客观检查。如黄疸消退并不代表病已治愈，还要看肝功能检查的结果。

（4）辨病与辨证相结合可明确疾病的症结所在，弥补辨证的不足。辨证可以宏观地把握正邪斗争的态势，治阴阳消长之机，也能由证求"因"，但有时对疾病的症结所在欠明晰，这影响辨证论治本身的不断提高。例如胆囊炎与胆石症，都可有胁痛、口苦、不思饮食等一系列症状表现，在没有辨病的时候，尽管同样可以处方用药，也可取得一定疗效，但对病的症结都缺少针对性。

辨病与辨证相结合，是对辨证论治提出更高的要求，我们了解病的目的，是要把它纳入辨证论治的轨道之中，而不是让辨证服从辨病。辨证是绝对的，辨病是相对的。辨证要治病，但辨证绝不拘于病，通过正确的辨病与辨证，以提高疗效，促进疾病痊愈。

（四）辨病与辨证相结合的基本方法

（1）在辨病的前提下，分型辨证。在明确西医的"病"的诊断之后，将病划分若干证型，然后论治。这种方式的优点是大体上勾勒疾病演变的主要证候特征，便于人们对某病的证候有大致的了解。其不足之处是证候乃动态演变的过程，它不是若干证型概括得了的，甚至它的特长也不是"病"能约束得了的。分型辨证容易使辨证简单化，束缚医者思维。如果我们既辨明病，也清楚分型，同时又不为其所拘，灵活运用，将发挥中医的长处。

（2）以辨证为主，辨病作参考。这种方式主要着眼于辨证，不太考虑"病"的诊断，临床也能发挥一定的作用。推其原因，可能是因为调整整体，局部病变多亦随之改变的缘故，但这种方式不利于辨证的深化，影响疗效的观察和经验的总结。

（3）宏观整体的辨证与辨病用穴相结合。这种方式即从整体上调整人体阴阳失衡，同时在局部选用针对"病"的有效治法，并把二者结合起来，是中医辨证论治与针灸固定处方和专穴专用相结合的发展。古人积累了不少治病的专方专穴，如至阳治黄疸，至阴正胎位，素髎、水沟治休克，关元、气海治虚脱等，由于针灸临床的迅速发展，专方专用，立法处方问题已引起高度重视，现代在许多疾病治疗中，已趋向规范化。但宏观辨证与微观辨病在针灸临床的结合还有待进一步研究探索，二者结合不应该是机械地相加，应当是有机地结合。同时手法操作、治法选取、治疗时间、治疗次数等，也应既有原则性，又有灵活性，才能取得良好效果。

二、治疗方法

（一）从肾论治

肾为主水之脏，肾藏精，精舍志。肾藏精，主骨生髓充脑，精足则脑髓充而神旺；精为神之宅，志藏于肾精中，且受其涵养，肾的精气充盛则志得涵养，故意志坚定，情绪稳定。肾精不足，脑髓失养，神明不用，神志活动无所主，脑海空虚可见情绪低落、悲观失望、兴趣及意志减退、行为迟滞等神志异常症状。另外，《灵枢·本神》言："恐惧而不解则伤精"，"恐惧者，神荡惮而不收"。恐惧过度，肾精受损，志失所养，神气会动荡不安而散失不收，引发情志疾患产生郁证。

1. 补肾填精

肾精不足证是肾精亏损表现的证候，多由于禀赋不足，先天发育不良，或后天调养失宜，或房事过度，或久病伤肾所致。肾为先天之本，元气之根，藏真阴而寓元阳，为水火之脏，是人体生长、发育、生殖的根源。肾主藏精，而多虚证，只宜固秘，不宜泄露，所以肾多虚证。肾精不足表现为各种肾病过程中出现头晕耳鸣、腰酸腿软、尿蛋白持续不消，或遗精、滑精、夜尿、多尿等，多为肾元不固、气不摄精所致，在补肾同时，需加用收敛固涩之品。代表方有金锁固精丸、水陆二仙丹等。补肾固精常用药物有龟板、阿胶、金樱子、菟丝子、山萸肉、枸杞子、沙苑蒺藜、莲子、莲须、芡实、紫河车等。在治则中以补肾填精、生血益髓为基本，意在补肾中真阴，使真阴得养、滋煦肾精、精血同源、互相滋生，达到肾血充足的目的。

2. 补益肾气

肾气指肾精所化之气，指肾脏的功能活动，如生长发育及性功能的活动。肾气虚包括：阴阳之气俱虚、阳虚。因气为阳，即肾之阳气虚。从生理功能而言，肾精转化为肾气，肾气包括肾阳和肾阴两方面，其中肾阴是肾脏功能活动的物质基础；肾阳是肾功能活动的动力。两者相互依存，相互为用，共同维持肾气的正常。从病理而言，肾气虚应指肾阴肾阳俱虚，不单指肾阳虚。肾气虚是指肾脏虚弱不足产生的症状。从肾的气化功能来讲，肾气虚包括肾气化功能不足的小便不利和肾气虚而不摄的小便频数等。多由于气不摄精、卫表不固、水失气化、肾不纳气所致。临床上表现为肾病过程中症见顽固性尿蛋白、反复外感、腰酸乏力、水肿喘促等。代表方有金匮肾气丸等，反复外感者，可合用玉屏风散。补肾常用药有熟地、山萸肉、枸杞子、菟丝子、首乌、女贞子、肉苁蓉、补骨脂、沙苑蒺藜、杜仲等；补气常用药有黄芪、人参、党参、山药、白术等。

（二）与他脏同治

《侣山堂类辨》云："五脏之气，皆相贯通。"肾中阴阳经气严重亏虚，累及他脏，出现其他脏腑功能异常的表现。在治疗上，治肾的同时应兼治其他脏腑。

1. 心肾同治

心居上焦属阳，肾居下焦属阴，在上者宜降，在下者宜升。肾居下位，肾主志而藏精，心居上位，心主血而藏神，以先天生成之体质论，则精生气，气生神，以后天运用之主宰论，则神役气，气役精，故肾水（阴）必须上济于心，心火方能不亢，心肾二脏"水火既济"。肾病及心主要表现在肾阳不足、肾水凌心，肾阴不足、水亏火旺两方面。肾阳不足，不能温化肾水，水动于下，循冲脉上逆，凌犯心脏；若肾水不足，不能上济心火，则心火偏亢。肾藏精而心藏神，精能化气生神，为气、神之源，故肾精充足才能"神定气清"，即所谓"积精可以全神"，而肾精不足、肾阴亏虚，既不能上济于心，致使心火亢盛、扰乱心神，又不能安神定志，使元神失养。因此，心肾同治可分为温肾助阳、补气利水，代表方有济生肾气丸、真武汤、五苓散等；交通心肾，滋阴降火，代表方有天王补心丹、交泰丸、黄连阿胶汤等。

2. 肺肾同治

肺为气之主，肾为气之根；肺为水之上源，肾为主水之脏。肺属金，肾属水，肺肾阴液互相滋养，肺津敷布以滋肾，肾精上滋以养肺，金水相生，故肺与肾在病理上相互影响。《难经》曰："金生水，水流下行而不能上，故在下部也。"《景岳全书》认为"水病而喘者，以肾邪于肺也"。因此，肺肾同治可分为补肾清肺、益肾纳气、滋肾润肺等。代表方有大补阴丸、七味都气丸、生脉散、参蛤散、养阴清肺汤加减等。

3. 脾肾同治

脾为后天之本，肾为先天之本，在生理上脾肾阳气相互资生、相互促进，脾主运化，布精微，化水湿，有赖命火之温煦；肾主水液，温养脏腑，须靠脾精的供养，脾肾在病理上相互影响。若肾阳不足，不能温养脾阳，则脾阳亦不足或脾阳久虚，日渐损及肾阳，则肾阳亦不足。严用和云："肾气若壮，丹田火盛，上蒸脾土，脾土温和，中焦自治。"因此，脾肾同治包括温补脾肾、健脾益肾、补气行水，代表方有金匮肾气丸、实脾饮、胃苓汤、参苓白术散等；滋养脾肾，代表方有麦门冬汤、玉液汤、益胃汤等。

4.肝肾同治

肾属水，肝属木，肾为木之母，肝为水之子，肾主藏精而肝主藏血，肾主封藏而肝主疏泄。《医碥》说："肾水为命门之火所蒸，化气上升，肝气受益。"《临证指南医案》谓："肝为风脏，因精血衰耗，水不涵木，木少滋荣，故肝阳偏亢，内风时起。"《景岳全书》中云："肾水绝则水气不荣，而四肢干痿，故多怒，鬂发焦，筋骨痿。"肝肾之间的关系又有"肝肾同源""乙癸同源"之称，同居下焦，更易传变，故肾阴充足可滋养肝木，致肝血充盛、气机条畅；反之，肾阴不足，肝阳不制，肝火上炎，则可出现两胁疼痛、口干咽燥、虚烦少寐、健忘腰酸、男子遗精、女子月经不调、舌红少苔、脉弦细数等郁证表现。肝肾同治可分为滋阴潜阳、滋养肝肾等。代表方有天麻钩藤饮、镇肝熄风汤、一贯煎等。

综上所述，郁病的治疗从肾出发，治疗应以药物治疗与精神调摄相辅相成。如情志之郁，当先以调摄情志，继以用药物以调畅脏腑气血；若杂病之郁，当以药物治疗为主，辅以调摄情志的方法。

（荆　秦，任　路）

第三章　与郁病相关的现代医学假说

抑郁症是临床中一种常见的慢性严重性精神疾病，主要特征为持续性的心境低落、睡眠障碍、食欲紊乱、社交恐惧等。据世界卫生组织统计，全世界有超过 3 亿抑郁症患者，且全球每年有近 80 万人因抑郁症自杀身亡。抑郁症占全球非致命性疾病总负担的 10%，并在全球范围内造成的残疾损失年数超过其他疾病。因此，抑郁症给人类的身体健康和财产均造成极大损失。近年来针对抑郁症开展了大量的深入研究，但因其病理机制复杂，涉及多种学说，仍然无法找到其确切的发病机制。抑郁症并非简单的功能性精神障碍，而是一种涉及遗传、心理、生物化学和社会环境等因素的疾病，基于此也形成了从不同角度阐述抑郁症病机的假说，如神经递质假说、下丘脑－垂体－肾上腺（HPA）轴假说、神经炎症假说、神经可塑性假说、神经营养因子假说、线粒体功能紊乱假说、肠道菌群失调假说等。各假说切入点不同，致病机制也不尽相同，但都为阐述抑郁症病机提供了可能性。本章将就现有的主流抑郁症发病机制假说、产生原因及具体机制进行简单阐述，以期为早期识别、预防以及开发新的治疗方法提供参考。

第一节　神经递质假说

一、单胺类神经递质与抑郁症

脑内单胺类神经递质包括儿茶酚胺和吲哚胺两大类。儿茶酚胺包括多巴胺（Dopamine，DA）、去甲肾上腺素（Noradrenaline，NE）和肾上腺素；吲哚胺主要是 5-羟色胺（5-HT），它们在大脑发育、情绪调节、应激反应等方面发挥核心作用。"单胺类神经递质假说"是最早提出的抑郁症在神经生物化学方面的理论，认为突触间单胺神经递质水平下降、功能受损是决定抑郁症发生发展的重要因素，而提高神经递质含量可以产生抗抑郁作用，这已经作为主要抗抑郁药物作用的主要依据，也是目前研究最公认、最广泛的抑郁症发病学说。目前临床上所用的抗抑郁药物大多是通过抑制单胺能神经递质的再摄取，如 5-HT、NE、DA 等，从而达到增加单胺能神经递质，以起到抗抑郁的作用。

（一）多巴胺（DA）及其受体与抑郁症

DA 是儿茶酚胺类神经递质，是酪氨酸在代谢过程中产生的中间产物，存在于外周交感神经、神经节和中枢神经系统。在中枢神经系统，多巴胺能神经元主要分布在黑质纹状体、丘脑下部等处。DA 与情欲感觉相关，主要负责大脑的情欲感觉，传递兴奋及开心的信息传递，因此它也被称为"奖赏中心"，而且它也与上瘾息息相关。DA 在中枢神经系统发挥重要的生物学效应，通过 DA 受体的介导参与机体的情感、神经分泌、认知及摄食等活动。DA 受体在脑内海马、下丘脑、尾状核、壳核、嗅结节、杏仁核、纹状体等部位都有广泛的分布。DA 受体分为 D1 类受体和 D2 类受体两类，都属于 G 蛋白耦联受体家族。D1 类受体包括 D1 和 D5 两种亚型，兴奋时激活腺苷酸环化酶系统，提高机体内环磷腺苷含量；D2 类受体包括 D2、D3 和 D4 3 种亚型，兴奋时抑制腺苷酸环化酶系统，维持或降低机体内环磷腺苷含量。

早在 1975 年，Andersen H 等科学家首先提出 DA 可能参与抑郁症的发病假说。近年来有研究证明抑郁症患者的脑脊液中 DA 代谢物含量降低，提示脑内 DA 的代谢与郁症发病紧密有关。Tang 等在运用音乐电针治疗抑郁症的研究中发现氯西汀组与音乐电针组的 DA 含量增加，能改善抑郁症的状况，其机制是增加脑内 DA 等神经递质的含量。Liu 等研究发现宁心解郁胶囊具有抗抑郁作用，且其作用机制与脑内 DA 等单胺类神经递质及其代谢产物的含量有关。Wang 等通过对中药治疗抑郁的研究中发现抑郁作用机制可能与抑制小鼠部分脑区 DA 的再摄取，增加突触内 DA 的含量有关。目前有研究发现 DA 在抑郁症时不是单独起作用的，而是与其他递质产生协同，共同作用于抑郁症的过程中。研究表明，脑内 DA 的耗竭可导致抑郁症状，DA 拮抗剂可明显加重抑郁症状，而 DA 激动剂可显著改善抑郁症状。以上的研究表明抑郁症与 DA 等神经递质及其代谢产物的含量变化有关。

除了 DA 水平的变化，其 DA 受体在抑郁症方面也有很多的研究，近年来的临床及动物模型的研究也表明 DA 受体缺乏在抑郁症发病中有着重要的作用。Xing 等采用动物实验研究发现，在悬尾实验中，与野生型小鼠相比，D3 受体缺失小鼠的不动时间明显下降，提示 DA 水平的升高具有提高抗压能力的作用。Rodrigo 等制备 D3 受体基因敲除小鼠，通过强迫游泳测试和尾部悬吊测试发现，中 D3 受体缺乏导致类似焦虑和抑郁的症状的产生。慢性长期应激的大鼠大脑中，边缘系统的 D1 受体密度显著增加，而经过抗抑郁药治疗后大鼠 D1 受体密度显著降低，提示 D1 受体是抗抑郁药的作用靶点之一。Chiaroni 等通过比较双相情感障碍患者和健康人的基因发现，D3 受体基因的多样性与情感障碍的发病率及转归有关。以上的研究表明 DA 受体在抑郁症发生发展中的作用。

（二）去甲肾上腺素（NE）及其受体与抑郁症

NE 为肾上腺素的前体物质，在化学结构上，NE 是一种含有儿茶酚的胺类化合物，属儿茶酚胺，是一种激素。NE 除了是一种激素外，更是一种广泛分布于中枢神经系统内的神经递质。在中枢神经系统中，它以神经递质的形式由交感节后神经元以及肾上腺素能神经末梢合成和分泌，具有神经调质作用，例如调节突触功能等。NE 能神经元大多数分布在脑桥和延髓的一些核群中，大多数部位的中枢神经系统可以接受 NE 能输入，从而间接或直接地提高兴奋性输入，其机制包括阻断钾离子通道以延缓神经元放电以及解除局部通路的抑制性神经元的抑制。根据药理学特征，NE 受体最早分为 α 和 β 两类，以后随着选择性配体的出现，α 受体又分为 α1 与 α2，β 受体也分为 β1 与 β2。近年来由于分子生物学技术在受体研究中的应用，迄今为止，已克隆获得 9 个亚型，即 α1A、α1B、α1D、α2A、α2B、α2C、β1、β2、β3 受体，但这些亚型受体至今缺乏高度选择的激动剂或拮抗剂，限制了进一步的研究。NE 主要对机体的睡眠、情感、学习及应激等功能起到调节作用。

大脑中 NE 主要是由蓝斑核的胞体产生，并将其投射到大脑和脊髓的不同区域，除了额叶皮质外，NE 神经元还投射到大脑边缘系统，其中的杏仁核、海马体和下丘脑都与情绪、认知以及在抑郁症患者身上发生的一系列功能如食欲、对疼痛的反应、愉悦程度、性满足和攻击性行为等有关，因此，NE 系统的异常在抑郁症的发病和治疗中起到非常重要的作用。1965 年，Schildkraut 等首先提出 NE 功能降低导致抑郁症的假说，认为 NE 在神经突触间的浓度绝对或相对不足会发生抑郁症，反之则发生躁狂症。此后有大量研究支持此假说，认为人体合成 NE 的酪氨酸不足或其代谢酶活性下降使 NE 合成不足，NE 再摄取减少和降解增多，均可降低 NE 水平，进而导致抑郁症的发生。Lauren 等的研究发现，蓝斑核的 NE 能神经元数量减少多见于抑郁症患者。张加强等使用脑电超慢涨落图分析仪对抑郁症患者脑内 NE 水平进行观察，结果显示抑郁症患者脑内 NE 水平显著降低。也有学者提出抑郁情绪与脑内 NE 的缺乏有关，随着年龄增长，脑内蓝斑核的神经细胞数量减少，NE 含量随之下降，所以老年抑郁的发病率相对增高。去甲肾上腺素转运体（NET）是单胺类神经递质的转运蛋白，位于肾上腺素能神经元突触前膜，其作用是将突触间隙的 NE 重摄取回突触前膜。在大鼠慢性社会挫败应激抑郁症模型中，发现蓝斑核、海马、前额叶皮质和杏仁核的 NET 在 mRNA 和蛋白水平表达明显增加，在尸检中发现，抑郁症患者蓝斑区的 NET 结合位点和 mRNA 的水平均下降。NET 水平改变导致的 NE 失调可能会引发抑郁症。NE 能激励受体，参与神经元膜电位和兴奋性的调节，因而在精神活动、应激的调解中起到主要作用，应激活动又能导致抑郁症，所以间接地说明 NE 与抑郁症的发生有着非常重要的联系。

除此之外，有关中枢去甲肾上腺素受体在抑郁症病理和治疗机制中的作用也备受关注，目前已知与抑郁症关系最密切的 NE 受体有 α1、α2、β1 等亚型。有报道位于突触后膜上的 α1 受体在抑郁症患者表现为低敏，张建斌等的研究也表明抑郁症大鼠海马单个神经元 α1 受体的活性下降，针刺、氟西汀单独或者合用都可以影响海马 α1 受体的 mRNA 表达，但是各自有不同的效应特点，且存在时效差异。Marazziti 等发现抑郁症患者血小板 α2 肾上腺素受体密度与抑郁症状的严重度有关。同时 Invernizzi 等的动物实验也证实突触前膜 α2 受体拮抗剂能加强 NE/DA 再摄取抑制药氨奈普汀的作用增加大鼠脑内细胞外 NE

浓度，因此 α2 受体拮抗剂可能是抑郁症治疗的新策略。

（三）5- 羟色胺（5-HT）及其受体与抑郁症

HT 是一种吲哚衍生物，简称 5-HT，普遍存在于动植物组织中。5-HT 最早从血清中分离得到，又称血清素，约 2% 的 5-HT 分布在中枢神经系统中，血脑屏障阻止了 5-HT 进入脑组织，但其前体物质可以穿越血脑屏障进入，然后在脑组织中合成 5-HT，因此分为中枢和外周两个独立的系统，在中枢和外周组织中均有分布。中枢神经系统存在 5-HT 神经元，它广泛分布于大脑，特别是在大脑的皮层和神经突触内含量很高。目前研究发现 5-HT 是大脑中一个重要的调节精神和情绪的抑制性神经递质，它是能够产生愉悦情绪的一个信使，几乎影响到大脑活动的各个方面。从调节情绪、精力、记忆力甚至到塑造人生观这些都与 5-HT 相关，现在的很多抗抑郁、抗焦虑药也就是基于 5-HT 的功效，起到抗抑郁、抗焦虑的作用。5-HT 通过 5-HT 受体发挥生理作用，5-HT 受体分为 5-HT1、5-HT2、5-HT3、5-HT4、5-HT5、5-HT6 和 5-HT7 共七大类 15 种亚型，各亚型参与不同的机体活动调节。目前认为 5-HT 是与抑郁症发生关系最为密切的一种神经递质，主要包括 5-HT 含量的降低、受体功能的低下以及 5-HT 转运体数量的增加和功能的亢进。

1965 年 Alec Coppe 等首次发现，中枢神经系统中缺乏 5-HT 能引起抑郁，后来不少学者证实了这一结论。临床研究发现，抑郁症患者海马、脑干、额叶、脑脊液中 5-HT 及其受体的含量减少，并且减少程度与其症状严重程度具有相关性，而提高脑内 5-HT 水平可以有效改善抑郁症状。另外动物模型研究也显示抑郁症脑中 5-HT 的水平显著下降。如 Shu 等采用放射自显影方法，观察到在抑郁症遗传大鼠模型中脑部多个区域，包括扣带回、额叶皮层、海马、杏仁核和丘脑等，都存在 5-HT 合成显著减少。唐亚梅等通过对慢性轻度不可预见性应激抑郁症模型大鼠灌胃服用氟西汀药液或给予电针治疗后，海马 5-HT 浓度显著增高，抑郁症状明显改善。同时有大量研究报道，选择性 5-HT 重摄取抑制剂和单胺氧化酶抑制剂（MAOI）等都可通过提高突触间隙 5-HT 含量达到治疗抑郁症的目的。

5-HT 受体亚型种类繁多，且在抑郁症的发病和抗抑郁药作用机制中起重要作用。目前的研究表明，在 5-HT 的这 14 个亚型中，5-HT1A、5-HT2、5-HT3、5-HT6 和 5-HT7 等受体与抑郁症密切相关，其中作用最显著的是在海马高表达 5-HT1A 受体。实验研究显示，5-HT1A 受体基因敲除的小鼠存在抑郁样改变。慢性应激抑郁模型大鼠出现了 5-HT1A 受体 mRNA 的表达变化。利用艾司西酞普兰灌胃的实验发现其可以通过提高 5-HT 及 5-HT1A 受体的表达改善抑郁症状。5-HT 转运体通过将 5-HT 重新吸收回突触前膜使突触间隙的 5-HT 含量降低不能正常发挥作用而引发一系列的生理生化表现。

综上所述，中枢神经系统单胺类神经递质 5-HT、NE、DA 是诱导抑郁症发生发展的重要因素，但其与抑郁症发生的具体机制尚未明确，仍需进一步研究。

二、氨基酸类神经递质与抑郁症

（一）γ－氨基丁酸（Gamma-Aminobutyric Acid，GABA）及其受体与抑郁症

GABA 是中枢神经系统中主要的抑制性神经递质，在人体大脑皮质、海马、丘脑、基底神经节和小脑中起重要作用，并对机体的多种功能具有调节作用。神经元 GABA 是 L-谷氨酸经过谷氨酸脱羧酶（glutacacid decar-boxylase，GAD）的脱羧作用合成的。GABA 在突触前末端合成后，由嵌入在囊泡膜内的囊泡 GABA 转运体（vesicular GABA transporter，VGAT）包裹在囊泡内。突触前动作电位可诱导 Ca^{2+} 介导的囊泡膜与神经元膜的融合，进而引起 GABA 释放到突触间隙。释放的 GABA 通过与突触后膜上的特异性 GABA 受体结合来调节神经功能。突触后 GABA 受体可分为两种亚型，即 $GABA_A$ 受体和 $GABA_B$ 受体。$GABA_A$ 受体是由 5 个亚基组成的五聚体结构，这些亚基来源于不同的基因家族，包括 $\alpha_{1\sim6}$、$\beta_{1\sim3}$、$\gamma_{1\sim3}$、δ、ε、π、θ 和 $\rho_{1\sim3}$ 亚基等。$GABA_B$ 受体是由一个 R1 亚基（R1a 或 R1b 亚型）和 R2 亚基（位于突触前和突触后）组成的二聚体。

无论临床研究还是动物模型研究，越来越多的证据表明，抑郁症存在 GABA 系统功能障碍，且疾病的发生、发展可能与 GABA 系统功能低下有关。在临床试验中，GABA 缺乏可能导致抑郁障碍的最有力证据是抑郁症患者的脑脊液中或者抑郁症患者切除的杏仁核及前扣带回皮质中组织中 GABA 水平的降低。此外，Eyre 等原位杂交技术进行研究，发现抑郁症患者眶额皮质 GABA 合成酶 GAD67 基因表达水平明显降低，导致该区域 GABA 合成功能受损。除了上述临床研究外，在抑郁症动物模型中也发现，慢性应激可以导致大鼠海马 GABA 能系统下调。有研究发现，慢性应激可以改变大鼠的齿状回和 CA1 区海马 GABA 能的神经传递，明显减少海马背侧 GABA 能神经元的数量。此外，发现慢性应激可以导致大鼠 GABA 合成蛋白酶蛋白表达明显下降，而 SD 大鼠海马中的 GABA 合成蛋白酶的表达也明显降低。由以上可知抑郁症中很多脑区的 GABA 水平发生了变化。

另外，有研究也表明 GABA 受体与抑郁症发病有着一定的关系。Ursula 等发现抑郁症患者在海马附近脑区和颞叶会出现 $GABA_A$ 受体的缺失，给予小鼠 $GABA_B$ 受体拮抗剂或者敲除小鼠 $GABA_B$ 受体，小鼠表现出抗抑郁样行为；阻断小鼠的 $GABA_B$ 受体后，小鼠海马神经再生显著增加。李泽林选择性敲低小鼠海马 CA1 区星形胶质细胞上的 $GABA_B$ 受体的表达，结果发现小鼠在强迫游泳实验中表现出抗抑郁样行为。这些结果提示我们小鼠海马 GABA 受体可能参与抑郁样行为的调节。

（二）谷氨酸（Glutamic acid，Glu）及其受体与抑郁症

Glu 是哺乳动物中枢神经系统中最重要的兴奋性神经递质，脑内大约 60% 的神经元利用 Glu 作为主要的神经递质，其在脑组织内的浓度为 $8\sim10\text{mmol}\cdot\text{kg}^{-1}$，显著高于单胺类递质。Glu 是一种兴奋性神经递质，也是抑制性神经递质 GABA 的直接前体，参与调节大脑发育、突触可塑性变化、学习记忆、药物成瘾等。除此之外，Glu 还是大脑中潜在的

神经毒素，当机体接收到慢性刺激时，可以使细胞膜的通透性增高，大量钙离子内流，导致神经元的损伤。Glu 受体分为离子型和代谢型两大类，几乎存在于所有种类的神经元上。离子型受体包括 N- 甲基 -D- 天冬氨酸受体（NMDAR）、海人藻酸受体（KAR）和 α- 氨基 -3 羟基 -5 甲基 -4 异恶唑受体（AMPAR）；代谢型受体包括 G 蛋白耦联的受体家族（mGluR），有不同的 8 个亚型 mGLUR1 ~ 8，根据氨基酸序列的同源性及其药理学特征和信号转导机制的不同，可将其分为 3 组，Ⅰ mGLUR1、mGLUR5；Ⅱ mGLUR2 ~ 3；Ⅲ mGLUR4、mGLUR6 ~ 8。

多层次研究表明，Glu 合成和再摄取障碍可能与抑郁症的发病有关。很多学者早在 20 世纪 90 年代初就证实了抑郁症患者血浆谷氨酸水平较对照组明显升高，且血浆中 Glu 水平与抑郁症严重程度呈正相关性。在一项非侵害性的脑影像学检查——磁共振波谱学研究中发现，抑郁症患者 Glx（Glu- 谷氨酰胺混合物）在脑内很多区域是减少的，包括背外侧核前额皮质，腹正中前额皮质及前色带皮质区，并且还有研究发现这种不平衡的递质传导可以被 ECT（电休克治疗）所逆转。直接干预小鼠脑内 Glu 释放或摄取也会导致小鼠出现抑郁样表现，例如快感缺失、绝望程度增强、体质量下降等，同时脑内神经元凋亡和突触功能障碍。

谷氨酸能神经调节异常是诱发抑郁症状的关键因素之一，这种异常不仅包括谷氨酸水平改变，还包括谷氨酸受体变异。研究发现，离子型受体 N- 甲基 -D- 天冬氨酸受体（NMDAR）可能是抗抑郁作用最后的共同通路，提示直接针对 NMDAR 能够产生一个快速的抗抑郁作用，促使人们对传统抗抑郁药物作用机制开始重新认识。Marsden 等在尸检报告中的研究显示，抑郁症患者的 NMDA 受体表达显著异常。Lou 等通过研究慢性不可预知轻度刺激抑郁症大鼠模型，发现大鼠额叶皮质和海马中 NMDAR 表达减少。

三、肽类神经递质与抑郁症

肽类神经递质又称神经肽，是一类内源性小分子生物活性多肽，主要存在于神经元中，参与神经系统信息传递，是单胺类神经递质的上游调节因子，在体内发挥广泛而又重要的调节作用主要包括学习、记忆、情绪、应激反应、睡眠、摄食、免疫等，与抑郁症的发生发展关系密切。目前研究与抑郁症相关的神经肽主要有：β- 内啡肽（β-EP）、P 物质（SP）、神经肽 Y（NPY）、甘丙肽（GAL）和神经降压素（NT）等。

（一）β-EP 与抑郁症

β-EP 俗称"快感荷尔蒙"，是 1976 年发现最早的内啡肽，为人体主要的内阿片肽之一，是体内自己产生的一类具有类似吗啡作用的内源性阿片肽类物质，具有止痛、抗抑郁、缓解压力的作用。β-EP 由 265 个氨基酸组成，前阿黑皮素原为其前体，主要在延髓孤束核和下丘脑的基底部合成，下丘脑的弓状核及结节区是神经元最高分布最集中的部位，广泛存在于人体内的各部。已经有研究报道证实，β-EP 和抑郁症之间有着密切的关联，β-EP 是一种能产生欣快、愉悦等情绪的内源性阿片样物质，抑郁症患者表现出来的就是情绪低落、兴趣丧失等异常的精神行为表现，因此抑郁症患者血浆中的 β-EP 含量会降低，经过抗抑郁相关药物的治疗后血浆中的 β-EP 含量就增加了，通过实验结果证实，更加确定了 β-EP 和抑郁症的发病机制有着密切的关系，并且有些学者认为血浆 β-EP 可能是诊断抑郁症的一种有价值的实验室指标化。吴敏生等应用放射免疫分析法测定 30 名正常人对照及 50 例情感性精神障碍者治疗前及症状缓解后血浆中 β-EP 含量，结果发现抑郁症患者血浆中 β-EP 浓度显著下降。Kline 等通过实验表明，β-EP 对抑郁症的治疗效果十分显著，实验中他们在抑郁症患者体内注射 β-EP，结果显示抑郁症患者的抑郁样情绪得到了很显著的改善。我们研究团队采用双侧卵巢切除和慢性不可预见刺激结合建立围绝经期抑郁症大鼠模型，电针刺激"百会"、双侧"肾俞"、双侧"三阴交"，观察电针疗法对围绝经期抑郁症模型大鼠的治疗效果及作用机制，结果显示电针疗法可以通过提高酶血清 β-EP 含量从而对缓解围绝经期抑郁症症状起防治作用。

（二）SP 与抑郁症

SP 是第一个被发现的神经肽。1931 年，Von Euler 和 Gaddum 首次从马肠和脑内发现一种提取物，可以引起肠平滑肌的收缩。Gaddum 和 Schild 把这一有活性的化合物命名为"substance P"（P 物质，SP）。SP 通过与其特异性受体神经激肽 1（NK1）受体相结合而发挥作用。SP 广泛分布于杏仁核、灰质、下丘脑等负责情绪调控的区域，NK1 受体的分布总体上与 SP 的分布相对应。近年有报道指出 SP 在抑郁症的发生发展过程中可能起重要作用。王梅等以 3 年来医院收治的 60 例抑郁症患者为研究对象，根据病情严重程度将其分为轻度组、中度组和重度组，与健康对照组相比，抑郁症患者血清 SP 水平增高，并与抑郁症患者病情严重程度以及病程具有相关性。汪莲籽等收集单相抑郁症患者 39 例，双相抑郁症患者 38 例以及健康对照组 40 例，以酶联免疫吸附法测定血清中 SP 水平，并采用汉密尔顿抑郁量表（HAMD）、汉密尔顿焦虑量表（HAMA）评定受试者抑郁和焦虑症状，研究结果显示两组血清 SP 水平均高于对照组，同时发现单、双相抑郁患者之间血清 SP 水平有明显的差异，双相抑郁患者血清 SP 水平更高，提示检测抑郁患者血清 SP 水平可能有助于鉴别两者的诊断，从而给治疗带来一定的针对性。

第二节　下丘脑－垂体－肾上腺轴假说

一、下丘脑－垂体－肾上腺（HPA）轴在生理状态下的调节作用

（一）HPA 轴组成及功能

HPA 轴也称为边缘系统－下丘脑－垂体－肾上腺轴（LHPA 轴），是一个直接作用和反馈互动的复杂集合。HPA 轴以下丘脑室旁核、腺垂体和肾上腺皮质为基本单位组成，

包括：①下丘脑室旁核，室旁核内存在有可以进行神经内分泌的神经元，该神经元可以合成并分泌抗利尿激素和促肾上腺皮质激素释放激素（corticotropin–releasing hormone，CRH）。②腺垂体，具体来说，腺垂体内的嗜碱性细胞分泌促肾上腺皮质激素（adrenocorticotropic hormone，又作 corticotropin，ACTH），该激素主要是促进肾上腺皮质束状带分泌糖皮质激素（glucocorticoid，GC）。③肾上腺皮质，它在 ACTH 的作用下可以合成糖皮质激素（GC），主要是皮质醇。这三者之间的互动构成了 HPA 轴。生理应激时，下丘脑分泌促肾上腺皮质激素释放激素（CRH）进入门静脉血管，与下丘脑释放的精氨酸加压素发挥协同作用，引发腺垂体向血中释放促肾上腺皮质激素（ACTH），作用于肾上腺皮质，使肾上腺分泌糖皮质激素（GC），GC 又负反馈作用于下丘脑和垂体（图 3-1）。

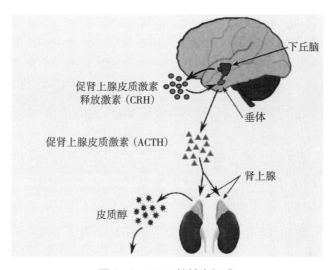

图 3-1 HPA 轴基本组成

（二）激素与 HPA 轴的关系

1. CRH 与 HPA 轴的关系

下丘脑的促肾上腺皮质激素释放激素（CRH）是一种 41 个氨基酸的多肽，由 196 个氨基酸组成的 CRH 前体通过 C- 末端的切割形成。CRH 是哺乳动物应激反应的关键中枢神经系统调节剂，对脑功能至关重要（包括食欲控制，免疫功能，认知和运动行为），具有神经内分泌和神经递质的特性。分泌 CRH 的神经元主要分布在下丘脑室旁核，其轴突多投射到正中隆起。在下丘脑以外部位，如杏仁核、海马、中脑，以及松果体、胃肠、胰腺、肾上腺、胎盘等处组织中，均发现有 CRH 存在。CRH 以高亲活力作用于促肾上腺皮质激素细胞的膜受体，经过细胞 cAMP/PKB 和 DG/PKC 途径调节 ACTH 的释放与生物合成。正常人静脉注射 CRH 20min 后，血中 ACTH 浓度增加 5~20 倍。下丘脑 CRH 的释放呈现脉冲式的释放过程，并呈现昼夜周期节律，其释放量在 6~8 点钟达高峰，在 0 点最低，这与 ACTH 和皮质醇的分泌节律同步。当机体遇到的应激刺激，如低血糖、失血、剧痛以及精神紧张等，刺激作用于神经系统的各个部位，最后将信息汇聚于下丘脑 CRH

神经元，引起 HPA 轴兴奋性提高，然后通过 CRH 引起垂体 – 肾上腺皮质系统反应。CRH 不仅能作用于内分泌系统，而且参与应激反应。

2. ACTH 与 HPA 轴的关系

促肾上腺皮质激素（ACTH）主要为腺垂体分泌的微量多肽激素，从鲨、蛙、鸵鸟、哺乳动物垂体中制取的 ACTH 均为三十九肽，是肾上腺皮质活性的主要调节者。明显的结构差异反映在分子的羧端区（25～33 位）。其氨端部分（1～24 位）的氨基酸排列顺序较为一致，且为生物活性的中心区域。已能人工合成 ACTH 与其氨端区的二十四肽，后者已呈现充分的 ACTH 活性。ACTH 除分布于垂体外，尚发现于下丘脑、肾上腺髓质、肠道与胎盘等组织。在其生物合成过程中，是从鸦片样肽 – 促黑激素 – 促皮质激素原（简称 POMC）转变而来，ACTH 本身又可作为 α– 促黑激素（α-MSH）的前体。甚至在低等无脊椎动物中亦有 ACTH 的类似肽。ACTH 的分泌过程是脉冲式的和应变的，释放的频率和幅度与昼夜交替节律性相关，早晨高，下午和晚上低。总的趋势是清晨觉醒之前血液中 ACTH 水平出现高峰，半夜熟睡时则为低潮。应激情况下，如烧伤、损伤、中毒，以及遇到攻击使全身做出警戒性反应时，ACTH 的分泌量增加，随即激发肾上腺皮质激素的释放，增进抵抗力。

3. 糖皮质激素（GC）与 HPA 轴的关系

糖皮质激素（GC）是由肾上腺皮质中束状带分泌的类固醇激素，主要为皮质醇（cortisol），受 CRH 和 ACTH 的影响，是机体内极为重要的一类调节分子。糖皮质激素（GC）调节许多生理功能，具有调节糖、脂肪和蛋白质的生物合成和代谢的作用，还具有抑制免疫应答、抗炎、抗毒、抗休克、抗过敏的作用。从 1970 年人们就知道肾上腺糖皮质激素（GC）的分泌节律并不是一条精密光滑的正弦曲线，其分泌在 HPA 轴的活动中是脉冲式的，呈现多次少量爆发、低水平持续渐进增长和静止的交叉过程。HPA 轴系统是应激反应调节里的最后通路。在应激原刺激下，下丘脑释放促肾上腺皮质激素释放激（CRH），产生肾上腺皮质激素（GC）（在人类主要是皮质醇，而在啮齿动物是皮质酮），此时皮质醇会产生一个负反馈来停止此应激反应，最后 GC 信号促进有机体根据应激反应来适应环境。皮质醇是一种重要的激素，通过两个受体即盐皮质激素受体（mineralocorticoid receptor，GR）和糖皮质激素受体（glucocorticoid receptor，GR）来发挥作用，前者对皮质醇的亲和力较高，主要在海马体和 GR 表达。静息条件下，GC 水平低，MR 占主导，参与到基础水平 HPA 轴的负反馈调节，使 HPA 轴维持其基础活性。当 GC 水平升高时，在慢性应激的情况下，GR 被激活，参与到 HPA 轴的负反馈调节中，抑制 HPA 轴过度的应激反应，使应激状态下的 HPA 轴恢复到基础水平，表明 GC 的不良影响主要通过 GR 介导的。以上我们可看出，HPA 轴的稳定是由 MR 和 GR 的平衡来进行调节，这种平衡一旦出现障碍则会下调应激系统，使应激相关疾病的易感性增加。

二、下丘脑－垂体－肾上腺（HPA）轴在抑郁症发病机制中的研究

研究表明，抑郁症患者的 HPA 轴系统过度激活，且 HPA 轴的活跃程度与抑郁症患者的临床症状有着密切的联系，HPA 轴调节失常是参与抑郁症发展的最突出的生物学机制之一，其在抑郁发展中起着核心作用。当人体受到外界压力（如工作竞争、升学压力、亲人离世）时，作为应激反应主要调控系统的 HPA 轴就会被激活，其中促肾上腺皮质激素释放激素（CRH）分泌过多，生成大量促肾上腺皮质激素（ACTH），从而刺激肾上腺皮质过来分泌糖皮质激素（GC），过量的 GC 受到刺激后会发出负反馈指令，抑制 HPA 轴的活性，从而维持机体激素水平稳态。若机体长期受到持续性应激，GC 会始终处于较高水平，导致 GC 受体脱敏，HPA 轴功能持续亢进，形成恶性循环，最终导致 GC 与其受体间的负反馈调节出现障碍，从而出现一系列的抑郁症状。再者，GC 的升高会导致海马神经元出现损伤，最终引发抑郁症。另外，若人体内 5-HT、乙酰胆碱等神经递质分泌减少，HPA 轴功能也将下降，导致抑郁、暴力冲动等症状出现。因此，HPA 轴功能亢进不仅是抑郁症患者的突出特征，也是抑郁症发病进展的关键因素之一。

（一）促肾上腺皮质激素释放激素（CRH）与抑郁症

CRH 由下丘脑室旁核释放，经门脉系统到达垂体前叶，激活垂体前叶促皮质素细胞上的 CRH1 受体，诱导 ACTH 的分泌，促使肾上腺皮质分泌糖皮质激素。为了探讨 CRH 与抑郁症之间的关系，人们对此做了大量的研究。许多研究表明抑郁患者的血液、脑脊液以及代谢产物中的 CRH 水平都是增高的。从解剖方面证实 CRH 分泌最有力的证据是 Raadsher 等对抑郁患者进行尸体解剖发现，抑郁患者下丘脑室旁核、脑干及前额皮质 CRH 神经元数量、CRH 和（或）CRH mRNA 表达上升。唐晓伟等采用免疫组织化学方法，对其在正常大鼠与抑郁模型大鼠大脑皮层运动皮质（M）、感觉皮质（S）、听皮质（Au）、嗅皮质（Ol）和梨形皮质（Pir）的分布进行比较，结果显示，CRH 在抑郁症组大鼠大脑皮质上述区域总表达量显著增加，其中在 M 区、S 区、Au 区和 Pir 区的表达量均显著高于正常对照组，而在 Ol 区没有显著差异，提示大脑皮质 CRH 的表达与应激刺激及抑郁症发病有关。小鼠糖皮质激素受体和 CRH1 基因变异可以导致焦虑、攻击性和认知能力的改变。王敏丹等研究发现抑郁模型大鼠血清 CRH 含量明显增高，电针能够使慢性应激抑郁大鼠的 CRH 水平明显下降，起到抑制或治疗抑郁症的效果。以上研究结果均表明 CRH 与抑郁症发病关系密切，提示其可能参与应激反应。近年来，CRH 受体以及受体拮抗剂的进一步发现为 CRH 的研究开辟了一个新时代。在哺乳动物体内，CRH 受体分为两型，促肾上腺皮质激素释放激素Ⅰ型受体（Corticotropin-Releasing Hormone Receptor Type Ⅰ，CRHR1）和促肾上腺皮质激素释放激素Ⅱ型受体（Corticotropin-Releasing Hormone Receptor Type Ⅱ，CRHR2），这两种受体之间存在 70% 的序列同源性。CRH 受体属于 G 蛋白耦联受体家族，可与 G 蛋白家族中多种亚基结合激活下游不同的信号通路和激酶介导不同的作用。研究证

实在应激反应过程中，CRHR1 和 CRHR2 两型受体介导的作用并不相同。如在 CRHR1 基因敲除的小鼠中，CRHR1 的缺失可以逆转慢性应激对海马 CA3 区树突分支以及海马依赖性空间学习记忆能力的损伤；而 CRHR2 敲除小鼠则表现出焦虑样行为的增加。提示 CRH 两型受体在应激反应以及一些其他的生理功能上可能都发挥着不同的作用。有研究表明，在 Wistar-kyoto（WKY）小鼠中，垂体前叶的 CRH 结合蛋白以及 CRH 受体的 mRNA 表达明显下降，ACTH 对 CRH 的反应明显削弱，这是因为 CRH 受体表达出现下调现象。CRH 受体下调可能使抑郁患者本来就分泌过多的 CRH 失去作用位点，导致 CRH 持续不断增高。由于受体的利用率相对较高，其基因和 mRNA 转录增加，同时由于皮质类醇的负反馈调控作用减弱，由此将有可能形成恶性循环，增加 CSF 中的 CRH 浓度，从而加重抑郁。

（二）促肾上腺皮质激素（ACTH）与抑郁症

在 HPA 轴中，ACTH 的测量被证明在判定情感障碍性疾病中十分有用。因为 HPA 的功能阻断包括了脑垂体和中枢神经系统，ACTH 活性的测定至少给评定 HPA 轴提供了另外一个方法。有证据可以证明 ACTH 是可以影响动物甚至人的行为的，脑垂体 ACTH 的释放和肾上腺皮质醇（CORT）并不只是单独存在释放与反馈的作用机制。研究表明，在生理紊乱情况下，其他对肾上腺皮质醇的刺激会同 ACTH 共同发挥作用。同 CRH 一样，ACTH 也存在昼夜节律的变化。由于已经证实血浆皮质醇浓度的变化并不总是与血浆 ACTH 浓度直接相关，便不能确定抑郁患者频繁出现的皮质醇异常仅反映下丘脑和脑垂体的异常。菊轩等通过轻度不可预见性应激、行强迫游泳实验和蔗糖水消耗实验制备大鼠抑郁症模型，并采用 ELISA 法检测测定大鼠血清 ACTH 浓度，结果表明抑郁模型大鼠血清 ACTH 浓度明显增高，给予睡眠剥夺联合氟西汀能够改善抑郁模型大鼠抑郁样行为，其机制可能与通过降低 ACTH 水平、降低 HPA 轴活性有关。田海华等选取首次确诊为抑郁症的 60 例患者作为抑郁组，另选取同期来医院进行常规体检的健康人群 60 名作为对照组，分别检测两组血清 ACTH 和皮质醇（CORT）水平，分析其与抑郁症的相关性，研究结果表明抑郁症患者血清 ACTH 和 CORT 水平较高，直接检测以上指标水平对预测抑郁症的发生具有一定临床应用价值。阳琼等的研究显示，难治性抑郁症患者血清 ACTH、CORT 高于正常对照组，这说明难治性抑郁症患者的 HPA 轴存在明显的功能亢进，而且还发现无论是治疗前还是治疗后难治性抑郁症患者的 HAMD 评分与血清 CORT 及血浆 ACTH 浓度均呈高度正相关。说明难治性抑郁症患者的 HPA 轴功能损害程度可作为疾病严重程度的生物学指标，这与多项研究一致。有的实验还发现抑郁患者对血浆皮质醇 - 地塞米松抑制性的抵抗力与 ACTH 脑垂体分泌增加和血浆皮质醇升高的水平相关。但关于 ACTH 的研究存在较大的分歧，因此需要更多及更进一步的研究。

（三）糖皮质激素（GC）与抑郁症

当人体长期受到负性生活事件的刺激（如工作竞争、升学压力、亲人离世），会产生高水平的糖皮质激素（GC）。一方面，始终处于较高水平 GC 会导致 GC 受体脱敏，进一步刺激 HPA 轴，最终导致 GC 与其受体间的负反馈调节出现障碍，HPA 轴功能持续亢进，形成恶性循环，最终引发抑郁症；另一方面，较高水平的 GC 可严重影响海马神经元的发生，进而导致认知功能障碍和情感障碍，因此 GC 异常升高与抑郁症发生密切相关。钟古华等选择了 107 例抑郁症患者，根据莫兹利分级法（Mozley classification method, MSM）将抑郁症患者分为轻度、中度、重度，分析 GC 水平与患者年龄、性别、病程的关系，研究结果表明，抑郁症程度越严重 GC 水平越低，并且随着年龄和病程延长同样降低。Radley 等通过检测老年抑郁患者唾液、尿和血清中 GC 水平发现抑郁症与 GC 浓度呈正相关。Sotiropoulos 等的研究表明，抑郁症患者促肾上腺皮质激素（ACTH）的分泌会增加，而 ACTH 可促进肾上腺分泌 GC，间接证实在抑郁中有 HPA 轴的过度激活，最终导致 GC 的水平增加，从而引发抑郁症。陈巨星等在慢性不可预见性温和刺激诱导的抑郁症大鼠模型，给予 GC 拮抗剂米非司酮（mifepristone）后可以修复由慢性不可预见性温和刺激诱导的行为和突出可塑性的变化，结果提示 GC 可能通过调控海马内突触素的表达参与海马的可塑性。目前也有文献表明通过长期服用 GC 可以制备抑郁症大鼠模型，研究发现，使用 GC 对大鼠进行长期干预，与对照组相比，实验组大鼠 CRH 阳性神经元和阳性神经纤维显著减少、ACTH 阳性神经元显著减少，伴随有显著的抑郁样行为。近几年来，有研究表明糖皮质激素受体（glucocorticoid receptor, GR）在抑郁过程中也发挥重要作用。抑郁症或慢性应激可导致血及脑中 GC 水平持续升高，海马等脑区的 GR 表达和（或）功能下调，导致内源性 GC 无法完成由其受体 GR 介导的负反馈调节，这一过程被认为是应激所致抑郁症最直接的生理生化基础。Pérez-Ortiz 等观察自杀抑郁症患者脑部发现，抑郁症患者杏仁核中 GR 基因表达降低 48%，GR 蛋白表达降低 42%。以上研究结果提示，GC 与 GR 在抑郁症的发病机制和治疗中起到关键作用，具体机制尚未阐明，仍需深入研究。

综上所述，HPA 轴失调是抑郁症非常重要的病理生理机制之一，CRH、ACTH、GC 参与调控抑郁症的发病进程，将其作为有效靶点应用于临床治疗也需要进一步的努力。

第三节　神经炎症假说

神经炎症反应是指中枢神经系统的广泛免疫反应，可在外周或大脑内启动。正常情况下，由于血脑屏障的存在，外周的免疫细胞及促炎介质无法进入中枢神经系统，当脑内出现病理改变后血脑屏障被破坏，导致的外周白细胞进入中枢神经系统，进而产生神经炎症反应。神经炎症假说认为，当中枢神经系统处于炎症状态时，促炎性细胞因子（如肿瘤坏死因子 –α、白细胞介素 –1β）分泌增加，而抗炎性细胞因子水平降低，导致免疫系统被过度激活，进而引起神经内分泌以及免疫系统功能紊乱，炎症出现，最终引发抑郁症。具体机制我们将做以下概述。

一、神经炎症概述

神经系统炎症反应是神经系统对外界刺激的一种防御性反应，也是中枢神经系统疾病损伤最常见的病理机制。神经系统炎症反应涉及神经胶质细胞（主要是小胶质细胞和星形胶质细胞）的激活、炎症因子、趋化因子的释放等，与神经系统疾病的发生发展密切相关。

（一）神经胶质细胞与神经炎症反应

1. 小胶质细胞

小胶质细胞（microglia）是源于卵黄囊衍生的胚胎巨噬细胞，是存在于中枢神经系统的一类固有免疫细胞。小胶质细胞在正常生理情况下处于静息状态，呈短棒状，伸出数支突起，并且这些突起不断伸缩监测周围环境变化，吞噬脑内凋亡的神经元发挥免疫监视作用，以维持中枢神经系统内环境的稳定，因此说静息状态的小胶质细胞在神经系统中能够保护神经元。当脑内受到炎症、缺血、缺氧等刺激时，小胶质细胞可迅速被激活，并增殖、迁移至病变区域，其胞体变大、突起缩短变粗或消失，从分支状转变成圆形或"阿米巴样"。不同环境下小胶质细胞可以激活并活化为不同的形式，中枢神经系统内小胶质细胞的活化按其表型和功能主要可分为两种表型，M1 型（促炎型）和 M2 型（抗炎型）。M1 型小胶质细胞可由干扰素（IFN-γ）和脂多糖等物质诱导产生，释放多种促炎性细胞因子，如白细胞介素（interleukin，IL）-6、IL-1β、肿瘤坏死因子 -α (tumor necrosis factor-α，TNF-α)、一氧化氮、活性氧等，因此 M1 型小胶质细胞具有神经毒性，促进炎症反应加重损伤；M2 型小胶质细胞则由抗炎因子 IL- 4 和 IL-13 等诱导产生，可释放抗炎性细胞因子，包括 IL-4、IL-3、IL-10 和转化生长因子 -β (transforming growth factor-β，TGF-β) 等，研究已证实 M2 型小胶质细胞可通过抑制炎症反应对脑组织发挥保护作用。上述两种表型小胶质细胞在一定条件下可相互转化，小胶质细胞的不同表型可决定神经炎症的转归，影响预后。因此，干预小胶质细胞极化表型有助于抑制炎症反应，保护神经系统功能。小胶质细胞作为中枢神经系统重要的免疫细胞，是介导神经系统炎症反应的关键，可参与许多神经系统疾病的发生发展，如阿尔茨海默病、帕金森病、多发性硬化、癫痫等神经炎性疾病的发生和发展。小胶质细胞的激活由多种通路介导，如 NF-κB、Toll 样受体（Toll-like receptor，TLR）、Janus 激酶（Janus kinase，JAK）/ 信号转导及转录活化因子（signal transducer and activator of transcription，STAT）、促分裂原活化的蛋白激酶（mitogen-activated protein kinase，MAPK）等，因此，针对不同靶点进行干预，诱导 M2 型小胶质细胞活化，可抑制神经系统炎症反应，保护受损组织。

2. 星形胶质细胞

星形胶质细胞起源于胚胎神经管和前脑中的神经上皮祖细胞。星形胶质细胞是中枢神经系统数量最多的胶质细胞，可以分泌数种神经营养因子如 BDNF、神经生长因子、胶细胞源性神经营养因子等，还能分泌多种因子如神经营养因子膜结合分子、细胞黏附分子、层粘连蛋白等。星形胶质细胞的功能包括：维持中枢神经系统细胞外液、离子和神经递质的稳态，参与形成血脑屏障，调节中枢神经系统局部血流及免疫信号传导，为神经元提供营养和代谢支持，并在突触发育、传递及可塑性中发挥重要作用。此外，星形胶质细胞参与许多神经退行性疾病，如阿尔茨海默病、帕金森病、亨廷顿舞蹈症、肌萎缩侧索硬化症等的继发性炎症损伤病理过程。正常生理条件下，中枢神经系统的星形胶质细胞处于静止状态，细胞呈星形，核圆形或卵圆形，较大，染色较浅。当脑内受到不良刺激时，星形胶质细胞被计划，反应性星形胶质细胞胞体和突起肥大，突起数量增多、变长，中间丝蛋白胶质纤维酸性蛋白（GFAP）、波形蛋白和巢蛋白表达增高，被激活的星形胶质细胞在疾病不同阶段发挥促炎或抗炎作用，调节血脑屏障通透性和小胶质细胞状态。目前研究已确定，星形胶质细胞至少活化为两种不同的反应性星形胶质细胞，即 A1 型（神经毒性）和 A2 型（神经保护性）。A1 反应性星形胶质细胞可以被激活的小胶质细胞所活化，活化后快速诱导神经元和少突胶质细胞死亡，其存在于许多神经退行性疾病中，包括阿尔茨海默病、帕金森病、亨廷顿舞蹈症等，因此被认为有损伤作用。与 A1 型相反，A2 反应性星形胶质细胞能够促进神经元的存活和生长，并促进神经突触形成和修复，在大脑中发挥保护作用。虽然星形胶质细胞在炎症反应中不占主导地位，但在血脑屏障和小胶质细胞调控炎症反应过程中发挥了协同作用。因此，合理利用星形胶质细胞的抗炎及协同作用，可作为未来治疗神经系统炎症性疾病的新思路。

（二）神经炎症反应中的促炎细胞因子

1. IL-6 与神经炎症

IL-6 是一种促炎症反应的活性介质，可调节多种细胞的生长与分化，具有调节免疫应答、急性期反应及造血功能，并在机体的抗感染免疫反应中起重要作用。中枢神经系统的 IL-6 表达细胞为星形胶质细胞、小胶质细胞和神经元。IL-6 通过促进炎症反应而在多种中枢神经系统疾病的脑组织损伤中起重要作用。同时 IL-6 又是一种神经营养性因子，发挥抗凋亡和促进神经元修复的脑保护作用。IL-6 的生物学活性是通过其受体（IL-6R）介导的。

2. IL-1β 与神经炎症

IL-1β 属于 IL-1 家族的成员，是最早发现的白细胞介素，通过 IL-1R1 信号传导发挥促炎反应。在中枢神经系统慢性炎症中，IL-1β 主要来源于胶质细胞，包括小胶质细胞和星形胶质细胞。IL-1β 与体内急性神经炎症形成的过程密切相关。啮齿动物的大脑中的 IL-1β，会引起星形胶质细胞和小胶质细胞的快速激活。通过在人体中给药 IL-1β 或在脑中表达 IL-1β 的小鼠中，证明了 IL-1β 能够引发自身表达的增强。

3. IFN-γ 与神经炎症

γ 干扰素（IFN-γ）是一种促炎细胞因子，是Ⅱ型干扰素的唯一成员。它主要由自然杀伤细胞（NK）和自然杀伤 T 细胞（NKT）细胞分泌，在固有免疫中发挥作用。此外，中枢神经系统（CNS）细胞在特定的刺激下也能产生。在健康脑实质中 T 淋巴细胞、NK

和 NKT 细胞中 IFN-γ 稀少。IFN-γ 被认为仅在中枢神经系统感染、炎症性疾病、外伤和脑卒中等病理条件下对脑功能起作用。SunL 等报道抗 IFN-γ 抗体可加重神经炎症的急性病程，导致体内神经细胞凋亡。

4. TNF-α 与神经炎症

TNF-α（Tumor necrosis factor-α）为编码单核细胞和巨噬细胞所产生的肿瘤坏死因子的基因，由该基因编码的蛋白是一种多功能的细胞因子，它能显著诱导巨噬细胞以抑制细菌生长，还能诱导多种细胞因子产生间接调节免疫细胞的活性，增强特异性免疫保护功能。神经炎症通常是与大脑相关的炎症，它能激活小胶质细胞和炎症介质的表达，但没有水肿和中性粒细胞浸润等外周炎症的典型特征。NF-κB 是激活许多促炎症基因转录的最重要转录因子之一，TNF-α 诱导 NF-κB 激活，这使 TNF-α 成为神经炎症关键细胞因子。有研究表明，TNF-α 至少诱导 5 种不同类型的信号，包括 NF-κB 的激活、细胞凋亡途径、细胞外信号调节激酶（ERK）、p38 丝裂原激活蛋白激酶（p38MAPK）和 c-JunN 端激酶（JNK）。

（三）神经炎症反应中的趋化因子

趋化因子是一类由细胞分泌的小细胞因子或信号蛋白，分子量为 8 ~ 12kDa，在直接趋化诱导白细胞、巨噬细胞迁移和炎症反应传播中具有重要作用。由于它们具有诱导附近反应细胞定向趋化的能力，因而命名为趋化细胞因子。通常根据其氨基酸的半胱氨酸残基的排列方式把趋化因子分为 CXC（α）、CC（β）、CX3C（δ）、C（γ）亚家族，其中 CXC 及 CC 族研究较多。典型的趋化因子受体是具有 7 个跨膜结构域的蛋白，包括 CXC 亚家族受体（CXCR）、CC 亚家族受体（CCR）、CX3C 亚家族受体（CX3CR）、C 亚家族受体（XCR），可以通过与 G 蛋白耦联从而调节免疫细胞迁移。而不典型的趋化因子受体（ACKRs）虽然也具有 7 个跨膜结构域，但不能与 G 蛋白耦联，也不能诱导细胞迁移。趋化因子最突出的作用是趋化，通过招募和聚集细胞到达损伤或炎症部位起作用，在免疫和炎症调节中起作用。目前研究表明，趋化因子及其受体在中枢神经系统以生理和病理生理状态广泛表达。胶质细胞（星形胶质细胞、少突胶质细胞、小胶质细胞）和神经元细胞组成多种趋化因子，包括 CCL2、CCL3、CCL19、CCL21、CXCL10 和 CX3CL1，以及其他在病理条件下可被上调的趋化因子。在严重炎症条件下，血脑屏障内皮细胞也可能产生多种趋化因子，如 CCL2、CCL4 和 CCL5，它们与循环单核细胞表达的 CCR1、CCR2 和 CCR5 趋化因子受体结合。而趋化因子系统在神经发生、神经元通信、突触传递、可塑性等方面发挥着重要作用，因此可能参与了抑郁症的发病机制。

二、神经炎症假说与抑郁症的发病机制

（一）炎性细胞与抑郁症

1. 小胶质细胞介导的炎症反应与抑郁症

小胶质细胞是中枢神经系统固有免疫细胞，被激活后可从静息的分支状变成激活的杆

状，分泌炎症介质，诱导神经炎症发生。有文献报道，小胶质细胞的激活主要受炎症介质的调控，抑郁症患者的炎症因子表达水平升高，促使小胶质细胞激活向具有促炎作用的M1表型转化，导致过度的炎症反应，加重抑郁症。Yirmiya R等于2015年提出抑郁症可被视为一种小胶质细胞病变的观点。Pittenger等在慢性轻度应激抑郁症模型大鼠前额皮质中发现了小胶质细胞的激活，从而促进抑郁症的发生。Wang等采用慢性不可预知温和刺激制备抑郁症模型小鼠，通过多种方法检测到小胶质细胞显著活化，同时抑郁症模型小鼠的海马区NLRP3炎症小体激活，促炎细胞因子（IL-1β、IL-6和IL-18）表达水平明显增加。肖凯等运用现代体视学结合免疫组织化学的方法对慢性不可预知性应激大鼠模型海马内小胶质细胞进行三维定量精确研究，发现大鼠海马区小胶质细胞的数量和密度增加，同时海马中的炎症因子IL-1β和一氧化氮合酶（iNOS）的基因表达水平显著升高，提示海马中活化的小胶质细胞与增加的炎症因子可能是促进抑郁症发生发展的重要因素。同时有研究表明抗炎药物也能对抑郁症产生疗效，抗生素二甲胺四环素就是一种抗炎药物，可以阻止小胶质细胞的激活，能够逆转应激动物中的小胶质细胞异常和随之而来的认知功能障碍。因此除了传统的治疗方案，可以通过探究小胶质细胞在抑郁症中相关的炎症机制，为治疗抑郁症提供新的方法。

2. 星形胶质细胞介导的炎症反应与抑郁症

与小胶质细胞激活相比，星形胶质细胞激活在神经炎症中的作用研究甚少。目前关于星形胶质细胞在抑郁症神经炎症中的病理改变尚不明确。多数尸检研究发现抑郁症患者前扣带回、额叶和杏仁核等脑区中的星形胶质细胞的数量减少，密度降低。Rajkowska等在患有重度抑郁症的大脑皮层中也观察到了神经胶质细胞是减少的，提示星形胶质细胞功能障碍可能与重度抑郁症的病理生理有关。同时有研究表明，在啮齿动物中，前额叶皮层的神经胶质的丢失足以引起抑郁样行为，而抗抑郁药治疗可以防止其数量减少，因此，星形胶质细胞可能成为新的和更有效的抗抑郁治疗的靶点。然而，Platas等对10名抑郁症自杀患者的研究结果显示，在其扣带回中存在肥大的星形胶质细胞，表明抑郁症患者脑区中可能存在激活的星形胶质细胞。Hoyo-Becerra等向小鼠腹腔内注射LPS后，发现小鼠脑内的A1星形胶质细胞增多，导致了严重的抑郁样行为以及学习和记忆缺陷，IL-10处理可部分降低A1星形胶质细胞的活化，然后改善其行为功能障碍。

（二）炎性因子与抑郁症

1. IL-6与抑郁症

在中枢神经系统中，IL-6主要由活化的神经胶质细胞分泌产生，细菌代谢物、病毒感染和其他的细胞因子如IL-1等都能刺激IL-6的产生，而IL-6主要产生于组织损伤和感染。大量研究证实重度抑郁症患者细胞因子水平异常，特别是周围神经系统促炎细胞因子如TNF-α、IL-1、IL-6等的浓度增加。Maes M等的文献报道，抑郁症患者血清中IL-6和可溶性IL-6受体水平高于正常受试者。此外，Bobp的临床研究表明，在人体循环系统中 IL-6 细胞因子的浓度与抑郁症的严重程度存在显著相关性。Gananca L 等研究表明，有着强烈自杀倾向的抑郁症患者体内的炎症因子水平较高，尤其是 IL-6 和 C- 反应蛋白的浓度升高最为明显，其他研究也证实了类似的发现。与此同时 Chourbaji S 等采用强迫游泳等抑郁症行为学方法来对 IL-6 基因敲除的小鼠进行检测，发现这些小鼠面对应激反应时产生抗抑郁样行为，表明了 IL-6 是一种重要的引发抑郁症的细胞因子。林柏全等通过比较抑郁症患者与健康体检者血清中 IL-6 水平及其基因多态性发现，血清 IL-6 水平及 IL-6 基因 rs1800796 位点多态性与抑郁症发病有相关性。

2. IL-1β 与抑郁症

在中枢神经系统中，IL-1 主要在下丘脑中表达，但也在海马、大脑皮层和丘脑中表达，由神经胶质细胞和神经元分泌。IL-1β 是一种重要的促炎性细胞因子，在应激诱导的神经性炎症反应中起重要作用，从而导致了与压力相关的情感障碍性疾病，如抑郁症。此外，抗抑郁药物治疗可以使抑郁症患者体内 IL-1β 水平的正常化。在动物实验中，LPS 是炎症反应的有效激活剂，可以增加小鼠海马中的 IL-1β 水平，服用某些抗抑郁药，例如氟西汀、丙咪嗪等，可以逆转 LPS 对啮齿动物模型产生的抑郁样症状，表明抗抑郁药可能对 IL-1β 产生影响。越来越多的证据也表明，在接受细胞因子如 IL-1β 或干扰素治疗的癌症和病毒感染的患者中，抑郁症的风险增加。因此 IL-1β 可作为抑郁症革新治疗的一个生物靶点，并有助于新型抗抑郁药的开发。

3. IL-10 与抑郁症

IL-10 也称为细胞因子合成抑制因子，其受体存在于各种类型的胶质细胞中，包括星形胶质细胞、少突胶质细胞和小胶质细胞，这些中枢内源性 IL-10 具有抗炎作用。已有文献报道，抑郁症患者血清 IL-10 水平明显低于健康对照组。赵敏等的研究表明，重度抑郁症患者外周静脉血中 IL-10 水平与发病年龄、病程及疾病严重程度之间的关系，IL-10 的水平随着疾病进展而降低，表明易感个体抑郁症状发作和疾病进展可能涉及抗炎机制。Firus 等发现 IL-10 通常会抑制促炎性细胞因子的作用和炎症反应的发生，IL-10 的降低会推动抑郁炎症性疾病慢性发展，促进促炎性细胞因子水平升高，导致严重抑郁症的发生。土海兰等采用慢性应激刺激和独立隔离喂养相结合的方法建立抑郁大鼠模型，与空白组相比，抑郁模型组大鼠行为学活动次数明显减少，血清抗炎细胞因子 IL-10 和神经递质 DA 水平明显降低，提示抑郁症发病与抗炎细胞因子 IL-10 和神经递质 DA 之间关系密切，同时给予氟西汀治疗后血清中 IL-10 水平增高。大量的文献已经报道丙咪嗪、文拉法辛、氟西汀等抗抑郁药可显著提高 IL-10 的生成并抑制 IFN-γ/IL-10 的比例，具有免疫调节作用。这些与 IL-10 在抑郁症中相关的研究，为研制新型抗抑郁药提供了新的方案。

4. IL-4 与抑郁症

IL-4 主要由活化 T 细胞产生，可抑制 IL-1β、TNF-α、IL-6、IL-8 等的分泌，对 B 细胞、T 细胞、肥大细胞、巨噬细胞和造细胞都有免疫调节作用。Sutcigil 等的研究表明，与健康对照组相比，抑郁症患者的血清中 IL-4 的水平显著降低，给予舍曲林治疗 8 周后血清中 IL-4 水平明显升高。同样，Chen 等的研究也表明，抑郁症患者在服用抗抑郁药文拉法辛后血清 IL-4 水平也明显升高。并且 Fenn 等的文献也报道了，将 LPS 注入小鼠体内，会出现了一些类似抑郁的行为，但在中枢注射 IL-4，可以减轻或逆转 LPS 诱导的抑郁样行为。而且 IL-4 还可以逆转了 IL-1β 诱导的神经递质水平的改变，具有治疗 IL-1β 诱导的抑郁行为和神经炎症的作用。Wachholz 等的研究发现 IL-4 敲除的小鼠，通过强迫游泳和尾部悬吊测试，发现该小鼠会表现出抑郁样行为。以上的研究均表明 IL-4 具有抵抗炎症反应，对抑郁症具有保护作用，值得我们深入探究。

5. TNF-α 与抑郁症

TNF-α 是一组可以引起细胞死亡（凋亡）的细胞因子。这个家族最先确定的两个成员分别是 TNF-α 和 TNF-β。TNF-α 是一种多向性的促炎性细胞因子，由多种细胞分泌，包括脂肪细胞、活化的单核细胞、巨噬细胞、B 细胞、T 细胞和成纤维细胞。近年来大量的临床和动物实验均表明抑郁症的血浆中 TNF-α 水平显著上升。Kaster 等的研究发现，注射 TNF-α 后的小鼠在强迫游泳实验和悬尾实验中可出现抑郁样的行为，使用抗 TNF-α 抗体可以逆转这一行为，而 TNF-α 敲除小鼠与野生型小鼠相比无明显的抑郁样行为。此外，抗 TNF-α 也可以减少伴有高炎性水平的难治性抑郁症患者的抑郁症状。Ramirez 等的研究还发现，给予小鼠低剂量的脂多糖和 CUMS 后可制备抑郁症小鼠模型，产生抑郁样症状，此时检测小鼠血清中的皮质酮和 TNF-α 水平明显升高，且海马中 TNF-α 表达显著升高，而给予丙咪嗪治疗后可减少行为学和神经生化改变，降低 TNF-α 基因的表达。根据以上研究可以得出，TNF-α 在抑郁症的病理生理学和抗抑郁药治疗机制中起着不可或缺的作用，为抑郁症疾病的治疗提供了重要的靶点。

6. IFN-γ 与抑郁症

干扰素 γ（interferon-γ，IFN-γ）是一种参与神经炎症的促炎因子，经 T 细胞分泌后可透过血脑屏障，并通过干扰素 γ 受体（interferon-γreceptor 1，IFNGR1）发挥对中枢神经系统的调控作用。do Espirito Santo 等的文献报道，与健康人相比，抑郁症患者血清中 INF-γ 水平显著升高，差异有显著性，而给予抗抑郁药治疗可下调 INF-γ 水平。Jacobsen M 等的研究表明，IFN-γ 等炎性因子可通过结合 5-HT 的前体即色氨酸的代谢，进而降低 5-HT 水平，而低水平的 5-HT 正是目前公认的抑郁症的发病假说之一。另外，Zhang 等采取立体定位将 INF-γ 注射到小鼠脑室内，研究结果发现小鼠海马中小胶质细胞会被激活，小胶质细胞中 TNF-α 的 mRNA 水平均显著升高，小鼠表现出抑郁样行为和认知缺陷。从以上研究中我们可以得出，调节脑内 IFN-γ 的水平在治疗抑郁症中发挥重要的作用，为治疗抑郁症提供新的方向。

7. TGF-β1 与抑郁症

TGF-β1 在外周可抑制前炎性细胞因子的合成、减弱自然杀伤细胞活性抑制 T 细胞和

B 细胞的生长，在中枢则能抑制淋巴细胞通过血脑屏障，具有抗炎作用。多项研究表明，血清中 TGF-β1 可能成为抑郁症炎性反应的参考指标，并为其早期诊断提供参考依据。临床研究发现，抑郁症患者的血清中抗炎性细胞因子 TGF-β1 水平显著低于健康对照者，且与汉密尔顿抑郁量表得分呈负相关关系，经抗抑郁药治疗 8 周后，患者血清 TGF-β1 水平明显升高。也有研究发现抑郁患者的血清 TGF-β1 水平显著低于健康对照者，经瑞波西汀和塞来昔布联合治疗后，TGF-β1 水平也有上升趋势。另外，在抑郁症动物实验中发现，正常大鼠经过 21d 的慢性不可预见性应激（CUMS）法刺激后，其海马内的 TGF-β1 含量由较少变为明显增高，将 TGF-β1 注射到正常大鼠的海马中并不能引起抑郁，把 TGF-β1 注射到抑郁模型大鼠的脑内却可以起到抗抑郁作用。以上的研究结果均表明 TGF-β1 与抑郁症之间的关系密切。

（三）趋化因子与抑郁症

1. CXCL8 与抑郁症

CXC 趋化因子配体 8 ［chemokine（C-X-C motif）ligand 8，CXCL8］，又称白细胞介素 8（interleukin-8，IL-8），具有吸引和激活中性粒细胞的活性，从而引起机体局部产生炎症反应。最初发现 CXCL8 mRNA 在大鼠室旁核 PVN 中表达，并伴有 CRH 的产生。此外，在海马体中也发现 CXCL8 的表达，对 HPA 轴产生负反馈调节。Baune 等基于观察 70 ~ 90 岁老年人血清 CXCL8 与抑郁症状关系做了一项为期 2 年的随访队列研究发现，抑郁症患者血清 CXCL8 水平与基线水平抑郁症状及随访 2 年后的症状呈正相关，而且抑郁症状在这 2 年逐渐加重。除此之外一项随访 2 年老年人的前瞻性研究发现 CXCL8（rs4073）基因的单核苷酸多态性与患有严重躯体疾病的老年人抑郁症发作显著相关，躯体疾病除外共病。Stuart 等通过检测抑郁症患者血液和脑脊液中的循环炎症趋化因子 CXCL8 水平，表明 CXCL8 水平升高与抑郁行为症状有关。以上的研究表明 CXCL8 与老年人抑郁症之间可能存在相关性。

2. CCL2 与抑郁症

CC 趋化因子配体 2 ［chemokine（C-C motif）ligand 2，CCL2］是一种促炎趋化因子，又称单核细胞趋化蛋白 -1（monocyte chemoattractant protein-1，MCP-1），在中枢系统中的神经元、星形胶质细胞及小胶质细胞表达，能够将单核细胞、记忆 T 细胞或树突细胞募集到损伤或炎症部位而发挥作用。一项在军人中的前瞻性研究发现 CCL2 与抑郁症相关，体外有丝分裂原或 LPS 刺激外周血单核细胞产生的 CCL2，与抑郁症状呈正相关。在产前应激大鼠中，作为抑郁行为的进一步动物模型，海马和前额叶皮质中 CCL2 趋化因子水平升高，提示小胶质细胞过度激活。此外，抗抑郁治疗已被证明可以逆转这些变化。CCL2 作用的潜在机制可能是基于通过抑制 GABA 对这些细胞的作用，而调高脊髓神经兴奋性。另一方面，膜片钳记录结果表明，CCL2 增加 α- 氨基 -3- 羟基 -5- 甲基 -4- 异唑丙酸受体和 N- 甲基 -D- 天冬氨酸受体在脊髓神经元的表达，以及神经元突触前膜的谷氨酸分泌效应。以上研究显示，CCL2 等趋化因子与单胺类神经递质及谷氨酸有着密切的关系，通过引起脑内谷氨酸分泌过多及单胺类递质的缺失，可能是导致抑郁症加重或产生的原因之一。

3. CCL3 与抑郁症

CCL3 也称巨噬细胞炎性蛋白 –1α（macrophage inflammatory protein–1α，MIP–1α），是一种经典神经趋化及活化的因子，通过与受体 CCR1、CCR4 及 CCR15 结合，参与炎症中粒细胞的募集和活化，然而趋化因子 CCL3 的中枢神经系统机制仍不明确。目前很少有研究评估 CCL3 与抑郁之间的关系，几项依据抑郁症标准 DSM–Ⅳ小型横断面研究发现，与对照组相比，抑郁症患者血清中 CCL3 水平显著增加。然而，使用 BDI 量表对健康女性进行同样规模的研究发现，BDI 评分与体外 LPS 刺激全血 CCL3 的生成有关。这些研究提供了 CCL3 与抑郁症关系的早期证据，但这两者的关系仍需进一步研究。

综上所述，越来越多的研究表明神经炎症与抑郁症的病理机制密切相关。抗抑郁治疗可通过抑制神经炎症的产生来达到抗抑郁治疗作用，但其具体机制需进一步探索。

第四节　神经可塑性假说

神经可塑性（neuronal plasticity）是指大脑对各种内外刺激产生的与功能相关的适应性改变，涉及神经元结构和功能的多种变化，成年中枢神经系统神经可塑性涉及长时程增强效应、树突收缩与功能改变、轴突发芽和神经再生等改变。在抑郁症研究中，人们也很早就认识到神经可塑性的破坏和抑郁症发生存在相关性，神经可塑性假说的提出是抑郁症病因学研究中最具突破性的进展之一。近年来，越来越多的研究关注抑郁症的神经可塑性假说，抑郁症患者的前额叶和海马部分脑区发生结构改变、功能受损，在抑郁症应激动物模型上的研究结果也与之相吻合。新型快速起效抗抑郁药氯胺酮可以激活促进神经可塑性的胞内信号转导途径，从而快速逆转抑郁症状如焦虑、快感缺失等，这一系列研究结果都提示神经可塑性机制在抑郁症发病及治疗中的作用。

一、神经可塑性概述

可塑性就是可变性或可修饰性，这是神经系统的重要特性。神经可塑性是神经系统为适应内外环境的变化，在功能与结构上进行调整和改变的一种潜在的适应能力，是终生具备的特性，是神经系统损伤修复的重要基础，是推动脑科学研究发展的关键学说。神经可塑性的内涵很广泛，既有宏观的行为表现，又有微观分子水平与细胞水平的变化，前者如学习记忆等脑功能的变化及精神活动状态的改变，后者有神经电活动如电位大小、神经化学物质如神经递质、神经调质、受体、离子流等以及神经细胞微细结构如树突分支形式、树突棘密度、突触数量及突触结构参数等的变化。神经可塑性包括结构性神经可塑性和功能性神经可塑性。结构性神经可塑性通常被理解为大脑改变其神经元连接的能力，主要体现在大脑神经突长度、分支、树突棘密度和突触数量等变化。功能性神经可塑性是指大脑改变和适应神经元功能特性的能力，可以响应于先前的活动（依赖于活动的可塑性）以获取记忆，或者响应于神经元的故障或损伤（反应性可塑性）以补偿病理事件而发生变化。在后者的情况下，根据需要恢复行为或生理过程，从大脑的一部分功能转移到大脑的另一部分，主要表现为突触传递功能改变，如突触效能长时程增强（long-term potentiation，LTP）及长时程抑制（long-term depression，LTD）。其中，突触后膜受体和信号蛋白活性改变是功能可塑性变化的重要分子生物学机制。N-甲基-D-天冬氨酸受体（NMDAR）和α-氨基-3-羟基-5-甲基-4-异噁唑丙酸受体（AMPAR）是重要的突触强度长时程修饰作用元件，其活性改变可双向调节神经功能。另外，突触前膜囊泡释放效率的改变亦与功能可塑性密切相关。位于囊泡膜上的突触囊泡蛋白（synapto-brevin）与位于突触前膜上的突触蛋白（synaptophiysin）、突触融合蛋白（syntaxin）和突触小体相关蛋白（SNAP-25）聚合形成的可溶性N-甲基马来酰胺敏感因子（NSF）附着蛋白受体复合物是突触囊泡胞吐过程中的核心成分，这些蛋白表达水平的改变也是可塑性改变的重要标志。

二、神经可塑性假说与抑郁症的发病机制关系研究

在抑郁症的研究中，抑郁药对神经可塑性的调节作用与抑郁相关症状的改善有关。尤其是随着神经影像学技术的发展，在先进的成像技术支持下，能够从整个大脑中提取功能、结构和生化信息，为抑郁症神经可塑性研究提供了强大的技术支撑。

（一）海马突触可塑性与抑郁症

突触是一种特化的结构，是实现神经元之间或者神经元与非神经元之间信息传递的基本结构，能在功能相关的神经元之间或者神经元与非神经元之间构成复杂的神经网络。突触可塑性是指突触的结构、功能、强度根据神经活动发生改变的能力。突触可塑性具体是指已经存在的突触在神经活动中会对突触传递的效率或强度进行修正的一种动态变化，主要包括长时程增强（Long-term potentiation，LTP）和长时程抑制（Long-term depression，LTD）两种表现形式。在抑郁症神经可塑性研究中，突触可塑性变化是研究较多的内容之一。突触是神经元末端信息传递的主要结构，突触的形态结构、功能变化对神经元之间信息沟通网络的建立至关重要。因此，突触可塑性变化也是抑郁症神经可塑性损伤的重要方面。近年来，越来越多的证据表明，海马突触可塑性在抑郁症的发病机制中起着至关重要的作用。刘聪等通过分析近年来国内外有关抑郁与海马神经元突触可塑性研究的文献报道，发现海马神经元突触可塑性降低或损伤与抑郁症的病理生理机制密切相关，靶向突触重塑可能是抑郁症治疗重要的策略之一。韩远山采用慢性温和不可预知性应激结合孤养建立抑郁大鼠模型，与空白组比较，模型组大鼠糖水偏好度降低，总活动次数显著减少，游泳不动时间显著增加，同时海马神经元突触损伤，排列紊乱，树突棘数量减少或缺失，海马组织

GDNF、Spinophilin 蛋白表达显著降低，表明抑郁症状与海马神经元突触可塑性有关。同时，Zhang 等利用 iTRAQ 等压标记法和生物信息学分析，检测抑郁大鼠脑内海马相关蛋白表达，结果显示抑郁大鼠海马核糖体蛋白水平显著下调，Ras 蛋白呈现混合变化，为抑郁症的突触重塑提供新的见解。张倩如等采用连续重复的母婴分离制备抑郁症模型，观察到海马齿状回树突总长度和分支数明显增加，但并不影响其复杂程度（树突和同心圆之间交叉点的数量），Western Blot 检测母婴分离仔鼠海马中突触素（synaptophysin）水平略有升高，棘磷蛋白（spinophilin）和 PSD95 水平明显下降，随后通过活体电穿孔技术和 Imaris 三维重构研究突触可塑性发现，母婴分离会增加海马齿状回树突小棘的密度，特别是细棘，以上的研究结果表明母婴分离制备的抑郁症模型改变仔鼠海马齿状回的突触可塑性。目前，很多的研究聚焦于通过抗抑郁药物及外部等干预措施改善海马突触可塑性发挥抗抑郁的作用。如 Belujon 等研究显示氯胺酮可逆转多巴胺依赖性突触可塑性降低，减轻抑郁症的情绪障碍。Gómez-Galán 等的研究表明体育锻炼可以防止应激引起的海马 CA1 锥体神经元突触可塑性改变和突触传递增加，但不能逆转抑郁引起的现有谷氨酸能突触改变。综上所述，在抑郁症中，脑内海马神经元突触可塑性出现紊乱，给予抗抑郁治疗后可明显改善突触可塑性障碍。因此，探讨海马突触可塑性在抑郁症中的作用，可进一步明确抑郁症发病机制，并为其防治提供新靶点。

（二）海马结构与抑郁症

海马位于大脑左右半球的颞叶内，形似海马，在学习与记忆等功能中起到重要作用，属于大脑边缘系统。海马不仅是管理学习记忆以及调控人类相关情绪的重要脑部结构，也是应激反应的高级调节中枢，正是海马体形成记忆的可塑性使它特别容易受到损伤和体积缩小的影响。Boldrini 等的神经病理学研究显示，抑郁症患者海马区域神经细胞萎缩、海马神经发生降低，从而证实抑郁的发病与海马结构关系密切。同时大量研究证实，抑郁症患者大脑海马体积较正常人明显缩小，且萎缩程度与抑郁症持续时间及严重程度成正比，而接受抗抑郁治疗患者的海马萎缩程度明显改善。田云霞等采用磁共振成像（MRI）技术对抑郁症患者海马各部体积进行测量，结果显示抑郁症患者的双侧海马及汉密尔顿抑郁量表评分明显小于正常组，说明抑郁症患者存在这样海马体积缩小的现象。另外，当 HPA 轴处于亢进状态时，高水平的 GCs 也会对海马组织造成损伤，引发海马神经元锥体细胞发生退行性改变，导致海马体积缩小，突触可塑性降低。综上所述，抑郁症患者肯定伴随着海马体积的降低及萎缩，但究竟是抑郁症引起海马体积降低还是海马体积降低导致了抑郁症，这个问题有待更深一步研究和讨论。

（三）海马神经元再生与抑郁症

传统观念认为机体成年后其中枢神经将不会再生，随着科技的进步，很多研究学者通过神经元特异性标志物进行标记成年大脑海马神经元，证实成年海马神经元可再生，其过程包括细胞增殖、迁移、分化、成熟、存活和突触环路的形成。短期刺激后海马神经再生有可能恢复到正常水平，但长期的慢性不可预见性刺激可以减少大鼠海马的神经再生，并产生不可逆效应，导致抑郁症。同时各方研究学者分别通过重复束缚应激、慢性不可预知性温和应激及皮质酮注射等慢性应激建立大鼠抑郁模型，发现模型动物均有海马神经元受损现象。Nathan 等通过观测抑郁动物模型的临床前后期症状，推测海马齿状回神经再生可能是最有效的治疗抑郁症的方式。Wamer 等给予大鼠一次或 10 次电抽搐治疗后发现：单次电抽搐治疗可以增加齿状回新生细胞的数目，连续电击治疗能显著增加神经再生，改善抑郁症状。Hodes 等对雌性 MRL 和 MpJ 小鼠给予急性（5，10mg·kg^{-1}）和慢性（25.5，10mg·kg^{-1}）氟西汀，发现慢性氟西汀治疗能明显提高小鼠海马齿状回神经细胞的再生。虽然人们通过多种动物的研究已经证实抑郁症与海马神经元再生受损相关，但是在人类，由于目前的尸检结果不一致，因此海马神经元再生与人类抑郁症的关系还不能下定论。

（四）海马凋亡与抑郁症

细胞凋亡（Apopotiss）又称为程序性细胞死亡，是细胞受内外微环境和细胞内基因调控的一种细胞主动自杀性死亡方式。自 Kerr 等在 1972 年首次提出"凋亡"概念以来，细胞凋亡研究受到了广泛的重视，成为细胞生物学、免疫学、肿瘤学等学科的研究热点。目前有关抑郁症患者大脑海马神经元细胞凋亡的研究较少，如 Lucassen 等报道过慢性心理社会应激可使海马神经元 CA3 区细胞凋亡增加，同年 Lucassen 等对抑郁症患者死后尸检的研究显示患者海马内细胞凋亡数量增加，但国内尚无这方面的研究报道，目前关于此方面的研究还多集中在动物模型的研究中。刘瑞莲等采用慢性不可预知性应激（chronic unpredictable mild stress，CUMS）构建抑郁症小鼠模型，研究结果发现，与对照组相比，抑郁症小鼠海马神经元细胞凋亡明显，小鼠海马组织 5-HT、Bcl-2 mRNA 表达下调，Caspase-3、PARP mRNA 表达上调，表明抑郁症模型小鼠海马组织存在细胞凋亡。TUNEL 法检测海马神经凋亡，免疫荧光观察 5-HT、PARP 的蛋白表达，Western blot 检测海马组织 Bcl-2、PARP 和 Caspase-3 的蛋白表达，TUNEL 检测到抑郁小鼠。丁昊等给予慢性不可预见性应激压力刺激建立大鼠抑郁症模型，观察到与对照组相比，抑郁症大鼠海马神经元损伤、凋亡及自噬等病理现象加重，当给予二甲双胍后，可减轻抑郁症大鼠的抑郁样行为，其机制可能与促进 PI3K/Akt/mTOR 通路磷酸化激活、抑制海马神经元自噬及凋亡有关。钟德泰等采用慢性不可预见性的温和刺激结合孤养建立抑郁症大鼠模型，观察造模刺激对大鼠海马组织 Bcl-2 和 Bax mRNA 表达的影响及氟西汀对其的干预作用，研究发现慢性不可预见性温和刺激结合孤养可诱导大鼠脑组织 Bcl-2 表达下调，而氟西汀通过抑制海马组织 Bax mRNA 的表达和促进 Bcl-2 mRNA 表达，进而减少神经细胞凋亡的作用，达到治疗抑郁症的作用。

综上所述，神经可塑性假说的提出是抑郁症病因学研究中最具突破性的进展之一，神经可塑性机制参与抑郁症的进展将有助于认识抑郁症的病理机制开发更为有效的治疗措施。

第五节　神经营养因子假说

神经营养因子是一类由神经元或神经元所支配的组织分泌的具有神经营养作用的功能性小分子蛋白质。这些因子不仅由大脑和脊髓的神经元细胞合成与分泌，而且由依赖于外周感觉、运动和交感神经元的细胞或组织合成与分泌。神经营养因子的主要作用是促进神经元存活，参与调解神经元发育和功能形成，还可以影响突触可塑性等。神经营养因子将有关神经细胞信号传递到细胞内部，从而调控神经细胞的发育、存活和凋亡。根据 Duman 在 2006 年提出的"抑郁障碍的神经营养假说"，认为某些神经营养因子能够为神经元细胞突触结构的生长、生存提供稳定的外环境，当它在脑内的含量不足时，大脑的某些功能发生紊乱，进而导致抑郁症发生，自此抑郁症的神经营养因子假说得到了广泛的关注。根据这一假设，神经营养因子成为研究抑郁症发病机制的重要研究对象之一。目前研究比较深入的与抑郁症相关的神经营养因子除了经典的神经生长因子（nerve growth factor，NGF）、神经营养素（Neurotrophin-3，NT-3）、脑源性神经营养因子（brain-derived neurotrophic factor，BDNF）外，血管内皮生长因子（vascular endothelial growth factor，VEGF）和胰岛素样生长因子 -1（insulin-like growth factor 1，IGF-1）等神经营养因子与抑郁症关系的研究表明神经营养因子有望成为抗抑郁治疗的有效靶点。

一、神经生长因子（NGF）与抑郁症的相关研究

（一）NGF 生物学特性

NGF 是第一个被发现、也是生物学功能了解得最清楚的一个神经营养因子。NGF 广泛分布于身体的各种组织和器官（包括大脑），其在靶组织中的浓度与靶分支中交感神经和感觉神经的密度与基因含量有关。NGF 对皮质、海马、基底前脑的胆碱能神经元有神经营养作用，科学家发现在灵长类动物大脑和成年鼠脑中具有 NGF 受体的胆碱能神经元阳性细胞中占全部胆碱能神经细胞的 90% 以上。NGF 在神经系统的发育过程中起着举足轻重的作用，在神经系统发育的过程中，它能够起到促进神经元分化、促进神经细胞发育、控制神经元存活数量、诱导神经纤维定向生长以及影响神经纤维支配区的密度等；而在成年之后 NGF 自身水平与它相对应的受体及前体 RNA 都明显减少，神经元对它的依赖性也明显降低。随着 NGF 脑内功能研究的不断深入，人们已经发现在某些脑疾病中 NGF 含量发生变化。譬如，老年性痴呆症患者海马等脑区胆碱能神经元大量丧失可能与患者局部脑区内 NGF 的含量降低、mRNA 表达减少有关。同样，帕金森病患者脑内 NGF 含量也减少。越来越多的研究也表明，NGF 参与了抑郁症的病理生理过程。

（二）NGF 与抑郁症

临床实验研究中，Erbay 等通过研究 61 名因抑郁症自杀的受害者（平均年龄 30 岁）

和 25 名因交通事故死亡的受害者（平均年龄 24.5 岁）的脑组织发现，与对照组相比，抑郁症自杀受害者死后大脑组织中 NGF 蛋白和 mRNA 水平明显降低。同样，Carolina 等将 141 名受试者分为 3 组，分别为 47 名健康对照组、47 名重度抑郁症患者但无自杀倾向、47 名重度抑郁受试者有自杀倾向，与对照组相比，重度抑郁症组和重度抑郁症有自杀倾向组的 NGF 血清水平显著降低，然而，这两组之间的 NGF 水平没有差异，这些结果表明，血清 NGF 水平的降低可能是重度抑郁症的一个可能的生物标志物。Diniz 等招募了 77 名年龄和性别相匹配的老年受试者（38 名晚期抑郁症患者、17 名既往有重度抑郁发作的患者，以及 22 名健康受试者作为对照组），采用酶联免疫吸附试验测定血清中 NGF 的浓度，结果显示，与健康老年对照组相比，抑郁症患者的 NGF 水平显著降低，表明血清 NGF 水平降低可能是老年人抑郁症的一个状态标志。在动物实验研究中，王雪琦等采用长期不可预见性中等强度应激造成大鼠抑郁症模型，运用免疫组化和原位杂交法观察神经元 NGF 含量及其 mRNA 表达的变化，研究发现与对照组相比，抑郁组大鼠海马和顶叶皮质神经元 NGF 免疫反应阳性颗粒数目减少、NGF mRNA 表达水平下降，提示实验性抑郁症大鼠海马和顶叶皮质 NGF 蛋白含量的下降可能是由于 NGF 基因转录减少所致。在另外一项研究中，侧脑室给予 NGF，可改善因慢性应激所引起的海马神经元组织学变化以及抑郁样行为。张轶等采用孤养及长期不可预见性刺激法建立抑郁症大鼠模型，给予不同剂量 NGF 干预，NGF 干预组 T 迷宫实验错误次数减少，海马神经元数目较模型组增多，并呈现剂量相关性，从而得出相应结论，即 NGF 可能通过保护海马区神经元改善抑郁症大鼠模型认知行为障碍。另外一项研究发现，抗抑郁药物可以升高抑郁大鼠脑内的 NGF 水平，通过突触素 1 使中缝核中的 5-HT 的浓度升高，提升海马神经元的存活率，进而达到对抑郁症治疗的目的。

二、神经营养素（NT-3）与抑郁症的相关研究

（一）NT-3 生物学特性

NT-3 是神经营养因子家族的一员，由星形胶质细胞分泌的一种功能性小分子蛋白质，通过与其相应受体结合而启动效应神经元存活、生长、分化，在神经系统的发育和生理功能维持中起着重要作用。

（二）NT-3 与抑郁症

研究表明 NT-3 的抗抑郁机制可能是通过调节包括 5—HT、DA、NE 等在内的主要单胺类神经递质的水平，来达到治疗抑郁症的作用。Hock C 等认为，抑郁症患者血清中 NT-3 水平显著升高的原因可能是它参与修复因抑郁症损伤的脑神经的过程。与此不同的是，Ness JK 等检测发现抑郁大鼠体内 NT-3 蛋白表达情况较正常组明显降低，推测其原因，可能是 NT-3 通过参与调控神经元细胞的凋亡过程，参与了抑郁症的发病。关于临床常用抗抑郁药品帕罗西汀的动物实验数据表明，帕罗西汀能够显著升高抑郁大鼠大脑中

BDNF 的表达水平，从而起到治疗抑郁症的作用。而另一项研究结果显示，帕罗西汀在治疗抑郁症状的同时，血清中的 NT-3 水平降低，Coppel AL 等认为，可能是帕罗西汀升高的 BDNF 会抑制 NT-3 的表达。虽然上述实验结果未能达成共识，但足够体现，在抑郁症的发病及治疗过程中，NT-3 扮演了一个不可或缺的角色。

三、脑源性神经营养因子（BDNF）与抑郁症的相关研究

（一）BDNF 生物学特性

BDNF 是 1982 年 Barde 等首先在猪脑中发现的一种具有神经营养作用的蛋白质，主要由 β 折叠和无规则卷曲二级结构组成，含有 3 个二硫键，为一种碱性蛋白质。BDNF 由 247 个氨基酸组成，与其他神经营养因子有 50% 的同源性。BDNF 分布在中枢神经系统、周围神经系统、内分泌系统、骨和软骨组织等广泛区域内。BDNF 在大脑中主要表达在下丘脑、边缘系统及海马和皮层中，主要由谷氨酸能神经元及神经胶质细胞产生。大脑中的 BDNF 可通过血脑屏障进入外周血，并与血清 BDNF 变化呈正相关，因此外周 BDNF 水平可反映脑内 BDNF 水平变化。BDNF 有两种形式，分别是脑源性神经营养因子前体（pro-brain-derived neurotrophic factor，proBDNF）和成熟脑源性神经营养因子（mature brain-derived neurotrophic factor，mBDNF）。大脑中的 BDNF 主要在神经元和神经胶质细胞中合成，其过程是首先在内质网中以 pre-proBDNF 的形式存在，接着转移到高尔基体后，pre 区的信号序列被剪切，从而形成了 BDNF 的前体蛋白 proBDNF，是由 BDNF 在人类的第 11 号染色体上编码合成。胞内的 proBDNF 可经 Furin 蛋白酶、前体转换酶剪切，在高尔基体中生成 mBDNF，然后分泌到细胞外；胞内的 proBDNF 也可直接分泌到胞外，经金属蛋白酶和纤维蛋白溶解酶剪切，生成 mBDNF。BDNF 受体是原肌球蛋白相关激酶 B（tropomyosin-related kinase B，TrkB）和 p75 神经营养因子受体（p75 neurotrophin receptor，p75NTR），两者均为膜受体。BDNF 与 TrkB 或 p75 结合后，可激活 BDNF 的胞内下游信号。在生理条件下，BDNF 与 TrkB 的亲和力更高，而 BDNF 前体与 p75 亲和力更强。BDNF 对胚胎神经元的生长、发育、诱导分化及突触连接具有调节功能，在神经网络的形成中发挥着重要作用。同时，它也参与了活性依赖的神经元可塑性，包括损伤后再生修复及保护，尤其是对认知功能相关的前额叶、海马等部位的保护，但两种不同形式的 BDNF 发挥不同的生物学作用。mBDNF 与 TrkB 具有高亲和力，激活 Ras/ 有丝分裂原活化蛋白激酶、磷脂酰肌醇 -3 激酶及磷脂酶 Cγ 通路，促进神经可塑性及参与记忆过程。而 proBDNF 与 p75NTR 具有亲和性，可诱导细胞凋亡和促进长时程抑制。病理状态下 mBDNF/proBDNF 失平衡可损害神经元可塑性、导致神经元死亡，参与神经精神疾病的发生，包括焦虑症、抑郁症、精神分裂症及阿尔茨海默病、帕金森病等神经退行性疾病的病理生理机制。

(二) BDNF 与抑郁症

　　BDNF 在神经营养因子家族中含量最为丰富，分布也最为广泛。近年来，越来越多的研究已证实 BDNF 在抑郁症的病理生理学中发挥着重要作用。BDNF 水平的异常导致产生抑郁症发展或进展的各种损伤，因此研究和探索与抑郁症、神经可塑性和神经发生相关的 BDNF 损伤以及通过抗抑郁治疗增加 BDNF 水平，在抑郁症的治疗中有着积极的作用。在临床试验中，Lee 等的研究表明，未经治疗的重症抑郁症患者血清或血浆中 BDNF 水平降低，抗抑郁治疗至少 4 周可使 BDNF 功能恢复到正常水平，其机制与促进 BDNF 活性的增加以及多种突触可塑性的形成相关，包括神经发生、突触发生和神经元成熟。Yoshida 的研究检测到重症抑郁症患者血清中成熟 BDNF 水平明显低于正常对照组，同时发现具有将 proBDNF 转化为成熟 BDNF 的基质金属蛋白酶 MMP-9 血清水平与患者的抑郁严重程度、生活质量评分和社会功能评分之间存在显著相关性，提示成熟的 BDNF 可能作为重症抑郁症患者的生物标志物，MMP-9 可能在 MDD 的病理生理学中起作用。Hayley 等的研究显示，有自杀倾向抑郁症患者的脑内 BDNF 水平较无自杀倾向患者低，提示 BDNF 水平可能与抑郁症的严重程度有关，抑郁症状越严重，脑内 BDNF 水平越低。同时，大量的临床研究也表明抑郁症患者在经过一些抗抑郁的治疗，例如抗抑郁药、电休克法作用后，血清中 BDNF 水平恢复到正常范围。除了上述的临床证据，相关动物实验研究结果也表明了 BDNF 在抑郁症的发病过程中起着重要作用。Serra 等的研究发现，在不可预测应激、束缚应激、社会孤立、社交失败和游泳压力等抑郁症动物模型实验中，与对照组相比，应激动物模型小鼠脑内的 BDNF 表达水平显著降低，其中以海马齿状回最为明显。在 Sahin 等通过对快感缺乏和不可预测慢性温和应激抑郁 (UCMS) 模型小鼠的研究表明，UCMS 导致了小鼠空间记忆和情感记忆获取以及记忆的损伤，同时 UCMS 的这些行为效应伴随着海马 CA1 和 CA3 区域 BDNF 水平的降低；通过治疗可以防止 UCMS 诱导的认知障碍以及海马 BDNF 水平的降低。由此可见海马区 BDNF 水平与抑郁障碍的认知功能存在正性关联。然而，将外源性 BDNF 注射于侧脑室或海马体中，可促进海马区的神经发生，改善抑郁症动物的相应抑郁症状，说明了 BDNF 在脑内可发挥一定的抗抑郁效应。王戈等研究显示，接受过抗抑郁药物治疗患者的海马 BDNF 水平较未接受过抗抑郁药物治疗的患者高，提示脑内 BDNF 水平可能是反映抗抑郁治疗效果的指标。另外，有研究表明慢性抗抑郁药、氯胺酮和电休克抗抑郁治疗等干预方法均可上调抑郁症小鼠脑内 BDNF 的表达水平，这种上调可对神经元起一定的保护作用，一定程度上促进海马区的神经干细胞发生，增强突触可塑性，从而改善小鼠的抑郁症状。因此，BDNF 与抑郁障碍的发生发展及严重程度关系密切，其可能是诊断抑郁障碍和评价抗抑郁药物疗效的重要生物学指标之一。

四、血管内皮生长因子（VEGF）与抑郁症的相关研究

(一) VEGF 生物学特征

1989 年 Ferrara 等从正常垂体滤泡星状细胞中分离出一种能选择性促进血管内皮细胞分裂的蛋白质，因其在体内外都特异性地促进内皮细胞生长并诱导血管生成，故命名为血管内皮生长因子（vascular endothelial growth factor，VEGF）。最初的研究认为 VEGF 仅出现于血管内皮细胞，近来研究发现 VEGF 是一种重要的神经营养因子，相对分子量 34 ~ 45kDa，主要由神经细胞、神经胶质细胞及炎性细胞等产生，具有促进神经细胞生长、保护神经细胞、增强突触可塑性等作用，并有望成为治疗抑郁症的新的分子靶点。现代研究发现，成年脑血管新生与神经元再生之间存在密切关系，VEGF 除了具有促新生血管形成、增强脑组织血供的作用外，还有营养神经和保护神经的作用。在生理功能正常的情况下，神经胶质细胞四处发出突起，部分可连接毛细血管基底膜，部分可连接神经元，而 VEGF 又分布在神经胶质细胞突起的终足上，因此基于此，VEGF 既能作用于神经系统，又可作用于血管系统。VEGF 蛋白家族包括了 A-VEGF、B-VEGF、C-VEGF、D-VEGF 以及胎盘生长因子（PIGF）等 5 个成员。VEGF 受体属于酪氨酸蛋白激酶受体，包括 VEGFR-1（Flt-1）、VEGFR-2（KDR/Flk-1）和 NRP-1（neuropilin-1）3 种受体。VEGF 的生物学活性主要通过与其高亲和力受体 Flt-1 与 KDR/Flk-1 结合实现的。

(二) VEGF 与抑郁症

最近的证据表明，VEGF 参与包括重性抑郁障碍在内的许多疾病的病理生理学，并且受到包括抗抑郁药物在内的一些治疗的影响。Isung 等通过观察 58 例有自杀企图的重度抑郁症患者发现，在患者外周血中的 VEGF 水平明显降低，且降低的程度与患者自杀意念的强度呈明显正相关。Kotan 等发现患者的抑郁程度越重，外周血中的 VEGF 的水平越低。然而也有报道相反的结论，如 Lee B 等的研究也表明双相情感障碍躁狂发作期患者及重度抑郁症患者外周血的 VEGF 水平较正常人升高，其原因可能与 VEGF 在情感障碍中起到保护神经的作用有关。Kolshus 等的相关文献报道了抑郁症患者 miR-106a-5p、miR-126-3p 与 VEGF 水平升高，电休克治疗后恢复正常，其共同靶点 VEGF 明显降低。另外，有学者报告，通过给予 30 例重度抑郁症患者度洛西汀进行为期 12 周的治疗发现，在治疗中期，部分患者的抑郁情况明显好转，且外周血 VEGF 浓度明显升高，但另外一部分患者因对度洛西汀产生耐药性，疗效欠佳，且外周血中的 VEGF 浓度低于治疗之初。目前相关的动物实验也证实 VEGF 在抑郁症发病中的相关机制。Lee 等发现海马及齿状回神经元的神经性 VEGF 转录经由 cAMP 级联反应，激活产生抗抑郁样作用。Schimidt 等通过动物实验发现，抑郁大鼠的海马中的 VEGF 的表达受到选择性 5-HT 再摄取抑制剂（SSRI）或选择性 5-HT/ 去甲肾上腺素再摄取抑制剂（SNRI）类抗抑郁药物治疗的调节升高。综上所述，在对 VEGF 的研究中有多项研究结果报道 VEGF 与成年血管新生、神经元再生等密切相

关，目前为止，还无法阐明 VEGF 对抑郁症的发病和治疗之间的直接关联。

五、胰岛素样生长因子 -1（IGF-1）与抑郁症的相关研究

（一）IGF-1 生物学特征

胰岛素样生长因子（IGF）于 1957 年由 Salmon 和 Daughaday 发现，起初命名为"生长介素"，后经研究确认其结构与胰岛素相似且具有生长调节作用，于 1978 年定名为 IGF。IGF-1 是 IGF 家族的成员之一，是一种内源性多肽，含有 70 多个氨基酸，相对分子质量在 7500。血液中的 IGF-1 大部分于外周组织肝脏中合成，其活性的表达受生长激素（GH）的调节，GH 通过肝脏 GH 受体促进肝脏 IGF-1 的合成释放，而 IGF-1 反馈抑制垂体释放 GH。GH 调节着 IGF-1 的水平，而 IGF-1 直接作用于靶细胞，介导 GH 的生物学活性。IGF-1 发挥作用主要是通过与其受体 IGF-1R 特异性的结合而实现的，对细胞的增殖和凋亡具有双重反馈作用。IGF-1 具有丰富的营养功能，被认为是一种神经营养因子，可由神经元与星形胶质细胞局部合成和释放。IGF-1 主要分布在大脑皮质的表层和深层，但在其他各部如海马区内、嗅球、丘脑核等处也可见其表达。同样，IGF-1R 在所有脑细胞类型中广泛表达，在神经元的突触结构上存在 IGF-1R，提示 IGF-1 可能参与了神经信号转导。IGF-1 在中枢神经系统具有促生长的作用，参与大脑生长、发育和髓鞘的形成，促进海马齿状回神经祖细胞、神经元、少突胶质细胞以及血管的增殖。同时还能增加神经元放电，并调节中枢神经系统中的兴奋性和抑制性突触传递。此外，IGF-1 调节不同的离子通道，如 A 型 K^+ 通道和 P/Q 型，L 型和 N 型电压门控 Ca^{2+} 通道以及神经递质受体活性。脑组织内自身也可以分泌少量的 IGF-1，它们都是在所在的局部发挥作用，存在内分泌、自分泌和旁分泌的特质。生理状态下，IGF-1 在体内维持相对浓度。而当 IGF-1 浓度过度异常，则会引起病理性的出现，如肿瘤倾向及与情感类相关疾病。

（二）IGF-1 与抑郁症

IGF-1 作为一种神经营养因子，能调节神经元、神经胶质细胞，具有神经保护作用，并与神经再生具有关联性，参与抑郁症疾病发病机制。早在 20 世纪 90 年代，Deuschle M 等学者就发现 IGF-1 在抑郁症患者中表达显著增加，当下研究也证实了该因子在原发性抑郁症患者中的异常水平。权京菊将 30 例首发抑郁症患者作为患者组与 30 例健康人作为对照组，用放射免疫法检测血清 IGF-1 浓度，以汉密尔顿抑郁量表（HAMD）评定患者的抑郁程度，结果显示，患者组治疗前血清 IGF-1 浓度显著高于对照组，血清 IGF-1 浓度与抑郁症密切相关，且抑郁程度越重，血清 IGF-1 浓度越高。赵红丹等的研究结果显示，抑郁症组血清 IGF-1 水平较健康对照组高，血清 AVP、BDNF 水平较健康对照组低，同时进一步观察了不同抑郁程度抑郁症患者血清因子水平变化，结果显示抑郁症组重度患者血清 IGF-1 水平较轻度、中度患者高，血清 AVP、BDNF 水平较轻度、中度患者低，可见病情越严重，IGF-1 水平越低，AVP、BDNF 水平越高。同时临床采用一些针对 IGF-1

水平的治疗也取得了一定的疗效。例如在西药草酸艾司西酞普兰基础上给予培元解郁针法治疗卒中后抑郁，较单纯口服草酸艾司西酞普兰相比，能明显改善患者的抑郁症状，提高患者日常生活活动能力，其机制可能通过下调 IGF-1 水平以达到治疗卒中后抑郁的目的。然而关于 IGF-1 在抑郁症动物模型中作用的数据并不明确，这可能归因于所使用模型的特异性或动物年龄和性别可能影响 IGF-1 水平。例如，Mitschelen 等使用病毒介导的 Cre-loxP 系统来敲除小鼠海马 CA1 区神经元中的 IGF-1 基因，结果 IGF-1 缺乏诱导小鼠出现的抑郁表现。Szczêsny 等使用抑郁症产前应激模型进行的研究表明，在对照组和应激组大鼠之间，外周 IGF-1 水平没有变化，然而在海马和额叶皮层观察到了 IGF-1 水平显著减少，这一发现表明，尽管 IGF-1 穿过血脑屏障，但血液中 IGF-1 水平的波动并不如其在大脑中变化程度。此外，在实验模型中观察到的 IGF-1 水平的变化可能受到其他因素的影响，例如，受试动物的免疫系统的状况，这在炎症诱导的急性应激小鼠模型的研究中得到了证实，其中 IGF-1 mRNA 在大脑的某些区域降低。Erabi 等研究人员发现，母体分离（单独或与单一束缚应激相结合）降低了成年动物中 IGF-1R 和 IGFBP-2 mRNA 的表达，研究表明 IGF-1 信号的激活在中枢神经系统的发育和神经保护中发挥作用，所以由信号转导感染诱导的 IGF-1 的下调可能至少部分参与了成年期压力易感性的发展，从而加速了抑郁症的发作。同时，张细六等采用慢性不可预测轻度应激（CUMS）诱导产生抑郁症大鼠模型，IGF-1 腹腔注射 CUMS 大鼠，发现 IGF-1 注射后抑郁症大鼠体重、水平交叉数、垂直时间和蔗糖消耗量显著升高，说明 IGF-1 能改善抑郁症大鼠症状，其作用机制可能与介导 TDAG51 对 CUMS 大鼠海马 PI3K/Akt/FoxO3a 信号通路的活化有关。上述研究提供的证据表明，IGF-1 作为一种神经营养因子，在调节中枢神经系统功能中发挥重要作用。

第六节　线粒体功能紊乱假说

线粒体广泛存在于人体组织细胞中，是细胞内有氧呼吸的主要场所，是机体能量转换和物质代谢的枢纽，被称为真核细胞生命活动的"动力工厂"和"三磷酸核苷（actual time of penetration，ATP）的生产基地"。由于线粒体的主要功能是产生 ATP 为细胞提供能量，所以线粒体能量代谢障碍主要影响的是一些能量需求比较大的器官（如脑和肌肉系统）。线粒体功能障碍主要指线粒体膜被破坏、活性氧（reactive oxygen species，ROS）水平增高、线粒体 ATP 合酶活性降低以及线粒体 DNA（mitochondrial DNA，mtDNA）缺失或突变所引起的能量代谢障碍，进而导致一系列的级联反应。现代研究认为线粒体氧化应激、能量障碍、线粒体 DNA 异常和线粒体缺陷介导的线粒体功能紊乱可能在抑郁症的病理生理中发挥关键作用。本章将对线粒体功能紊乱引起抑郁症的可能发病机制做一综述，以期为今后深入研究通过中医药靶向调控线粒体，防治抑郁症提供科学理论基础。

一、线粒体氧化应激与抑郁症

氧化应激是由于活性氧（ROS）和活性氮（reactive nitrogen species，RNS）的产生与抗氧化防御系统、酶促和非酶促之间的严重失衡所导致。线粒体是 ROS 产生的主要场所，也是 ROS 攻击的主要目标。在电子转移过程中，呼吸链中的呼吸复合物 I（泛素酮氧化还原酶）、II（琥珀酸脱氢酶）和 III（细胞色素 C 还原酶）发生不可避免的电子泄漏，泄漏的电子与氧气相互作用形成超氧阴离子（superoxide anion radical，$\cdot O_2^-$）或过氧化氢（hydrogen peroxide，H_2O_2）。随后，H_2O_2 和 $\cdot O_2^-$ 通过 Haber-Weiss 反应或芬顿反应与一氧化氮形成羟基自由基和过氧亚硝酸盐。产生大量 $\cdot O_2^-$ 的另一途径是线粒体反向电子传递，此时质子动力升高，驱动电子通过辅酶 Q 从复合物 II 转移至复合物 I，将辅酶 I（nicotinamide-adenine dinucleotide，oxidized form，NAD^+）还原为还原型辅酶 I（nicotinamide adenine dinucleotide，NADH），NADH/NAD^+ 比值增大使线粒体处于过氧化状态，进而显著提高 $\cdot O_2^-$ 含量，升高线粒体中 ROS 水平。正常情况下，大部分 ROS 最终经线粒体内外的抗氧化酶如超氧化物歧化酶、谷胱甘肽过氧化物酶、谷胱甘肽还原酶及还原型谷胱甘肽等作用转化为水，以降低机体氧化水平。但在某些病理条件下，风险因素可加重线粒体电子传递链相关蛋白的损伤，致使 ATP 的合成效率降低，电子泄漏增加，导致 ROS 的产生远超抗氧化系统的清除能力，导致组成细胞和亚细胞结构的生物大分子氧化损伤和细胞死亡。抑郁症的发生与压力应激事件相关，压力事件使机体长期处于慢性应激状态，应激导致机体（脑组织是主要靶点）氧化还原平衡状态紊乱，产生氧化应激状态，表现为体内 ROS 水平升高。氧化应激已被证实广泛参与精神疾病的发生，高水平 RNS 或 ROS 通过强烈的氧化活性损害酪氨酸残基酶功能，导致单胺类神经递质和其他胺类化合物生成减少，同时能通过炎症和凋亡等生理途径参与抑郁症的发生发展。Almeida 等通过观察在嗅球摘除抑郁模型小鼠海马部位存在短期线粒体膜电位损伤，随后持续长达 8 周的 ROS 水平升高、谷胱甘肽 GSH 水平降低以及海马中 IL-1、IL-6 和 TNF-α 表达升高，提示该抑郁模型中存在长期的氧化应激损伤和炎症反应。Anderson 等的研究揭示了抑郁症中线粒体内抗氧化剂和抗氧化酶如 Mn-SOD、辅酶 Q10、Sirts 的水平下降；Mattson 等的研究也观察到位于线粒体外膜上的单胺氧化酶（MAO）在参与单胺类神经递质代谢时会产生 ROS，而 MAO 抑制剂则可作为抗抑郁药物。蔡阳通过构建雌性去卵巢小鼠模型和离体培养海马小胶质细胞，运用免疫印迹、氧化应激检测、Elisa 等方法系统研究线粒体氧化应激在雌激素缺乏所致的抑郁样行为中的作用及机制，研究结果表明线粒体靶向抗氧化剂可以抑制小胶质细胞炎症反应，其机制与其改善线粒体氧化应激，进而抑制 NLRP3 炎性小体的激活有关。Du 等的研究也发现线粒体解耦联蛋白 2（mitochondrial uncoupling protein 2，UCP2）通过增加星形胶质细胞 ROS 的水平激活 NLRP3 炎症小体，使 IL-1β 释放增加而加重慢性温和刺激诱导的小鼠抑郁样行为，使用 ROS 的清除剂能逆转 UCP2 敲除带来的负面效应。临床研究显示，重度抑郁症患者的血浆丙二醛（malondialdehyde，MDA）和 8- 羟基脱氧鸟苷水平及血红细胞对氧化的敏感性显著高于健康人群，SOD 活性与抑郁程度呈正相关，即抑郁症患者表现出明显的氧化损伤。以上研究均提示抑郁症的发生机制与线粒体氧化应激可能存在着密切联系。

二、线粒体能量代谢障碍与抑郁症

　　线粒体是能量代谢的主要场所，也是易受外来化合物累及的位点。线粒体基质的三羧酸循环酶系通过底物脱氢生成 NADH，NADH 通过呼吸链氧化导致跨膜质子移位形成跨膜电位，ATP 合成酶利用跨膜质子能量梯度合成 ATP。中枢神经系统中几乎无能量储备，且脑中 95% 以上的能量由葡萄糖代谢提供，因此中枢神经系统功能与线粒体能量代谢的状态密切相关。线粒体能量代谢主要涉及了三羧酸循环、脂肪酸脱羧、丙酮酸脱羧及支链氨基酸的 β- 氧化等。线粒体通过氧化磷酸化合成 ATP，为细胞提供能量，因此 ATP 是衡量线粒体功能和能量代谢水平的直观指标。应激与压力介导了大脑神经元的可塑性和超微结构发生改变，为适应环境避免上述改变，则需要更多的能量代谢支撑，线粒体则是重要的能量提供单位。大脑仅存储少量糖原，神经元细胞中的能量来源几乎完全依赖于线粒体的氧化磷酸化，因此神经元细胞的生长、生存极易受到线粒体能量发生水平的影响。研究显示，抑郁症患者的情绪低落、学习生活能力下降和容易疲劳等主要临床症状表现，均可能与线粒体 ATP 产生减少、细胞 ATP 利用度降低有关。影像学研究发现，抑郁症患者脑部能量代谢水平较低。Jou 等也提出了类似观点，他们的研究发现抑郁症患者大脑中普遍存在能量代谢障碍，并认为线粒体能量代谢障碍与抑郁症精神症状加重直接相关。Koene 等通过观察 35 例诊断为线粒体肌病的儿童发现，有 5 例在诊断前出现重度抑郁症，并且其中 3 例确认有重大的生活压力事件，他们认为中枢神经系统的能量代谢障碍是这些儿童患者情绪障碍的根本原因。Morava 等观察了 18 例诊断为氧化磷酸化疾病儿童的心理特征，提出情绪障碍可能与异常的脑能量代谢有关。Sabunciyan S 等同样通过基因芯片研究证实抑郁症患者线粒体数目明显减少，并且大量患者出现氧化磷酸化功能异常，ATP 合成明显减少，影响神经元的正常功能。同时动物模型实验研究也证实，抑郁症或抑郁模型中同样出现了线粒体能量发生障碍。Gong 等通过慢性温和法建立应激模型，观察到小鼠海马、皮质和下丘脑部位的线粒体膜电位消失，线粒体的呼吸链电子传递与氧化磷酸化的耦合紧密度降低，ATP 合成能力受损，线粒体形态出现肿胀、空泡或凝结等超微结构损伤。Yang 等以腹腔注射皮质酮诱发的抑郁样小鼠为研究对象，采用同位素标记法测定小鼠脑部能量代谢，研究结果发现抑郁样小鼠的大脑额叶皮质、颞叶和海马脑区的葡萄糖代谢能力显著低于正常小鼠，上述区域内的线粒体活性低于正常水平，给予抗抑郁药物治疗后能逆转以上情况。Rezin 等的研究也发现，慢性不可预测轻度应激抑郁症模型动物皮质、小脑部位线粒体呼吸链复合物I、Ⅲ和Ⅳ处于抑制状态，海马部位出现线粒体肿胀、SOD 活性降低、线粒体融合蛋白表达水平降低，线粒体能量发生出现障碍。Xie 等通过动物实验研究了慢性皮质酮（CORT）引起的抑郁样行为和线粒体能量代谢的变化，其结果表明，CORT 治疗 6 周后，小鼠表现出抑郁样行为，然后分离肝脏进行 RNA 测序和代谢组学检测，结果发现 CORT 条件抑制糖酵解和脂肪酸降解途径，并激活酰甘油三酯的合成，导致乙酰辅酶 A 水平降低，从而破坏了线粒体的功能，并导致 ATP 产量的下降，从动物水平揭示了抑郁样行为和线粒体能量代谢密切相关。此外，抑郁症伴随的炎症反应亦能影响线粒体的能量发生障碍。有研究表明促炎细胞因子 TNF-α 可通过激活线粒体酪氨酸激酶调控细胞色素 C 氧化酶亚基I上的酪氨酸磷酸化，抑制线粒体的氧化磷酸化功能。暴露于急性氯胺酮的小鼠出现 IL-6 表达升高，IL-6 介导 NADPH 氧化酶的增加。低浓度一氧化氮自由基可特异性地、可逆地抑制细胞色素 C 氧化酶，较高浓度一氧化氮自由基及其衍生物（过氧亚硝酸盐、二氧化氮或亚硝基硫醇）会导致不可逆的呼吸链电子传递抑制而影响线粒体的能量发生。以上的研究表明，线粒体能量代谢障碍是抑郁症发生发展的重要病理机制，改善线粒体能量代谢障碍可有效缓解抑郁症的精神与躯体症状。

三、线粒体 DNA 异常与抑郁症

线粒体 DNA（mitochondrial DNA，mtDNA）是线粒体中的遗传物质，是在细胞线粒体内发现的核糖核酸特殊形态。mtDNA 全长 16569bp，为环状双链分子，占人体细胞内 DNA 总量的 1%～2%。mtDNA 虽能合成蛋白质，但其种类十分有限。迄今已知，mtDNA 编码的 RNA 和多肽有：线粒体核糖体中 2 种核糖体 RNA（ribosomal RNA，rRNA）、22 种转运 RNA（transfer RNA，tRNA）、13 种多肽（每种约含 50 个氨基酸残基）。组成线粒体各部分的蛋白质，绝大多数都是由核 DNA 编码并在细胞质核糖体上合成后再运送到线粒体各自的功能位点上。正因如此，线粒体的遗传系统仍然要依赖于细胞核的遗传系统，由此，线粒体是半自主性细胞器。mtDNA 复制具有随机选择和独立于细胞周期的特点，因此细胞中 mtDNA 分子的异质性水平具有动态性。当突变型 mtDNA 分子的占比高于一定水平（又称为阈值）时，线粒体功能出现异常，导致出现线粒体疾病的临床表型。迄今为止，已经有 500 多种 mtDNA 突变被发现，所导致的病变涉及几乎所有人体组织和器官，越来越多的病因未明的临床疾病和综合征被证明与 mtDNA 突变有关，如神经系统、肌肉、心脏等，临床表现多样，分子机制复杂。近年来的研究表明，mtDNA 数量变化及 mtDNA 的遗传控制异常与抑郁症的发病及发展关系密切。Rollins 等的 Meta 分析显示，重度抑郁症患者前额叶皮质部位的 mtDNA 序列变异性高于健康观察者，且患者的 mtDNA 等位基因表现出明显的异质性，部分等位基因的异质性参与了典型与非典型抑郁症的症状划分。Sabunciyan 等的研究也发现抑郁症患者前额叶皮质中 mtDNA 水平和线粒体缺失表现亦显著不同于正常对照者。Vanessa 等评估了 32 名抑郁症患者和 21 名从未抑郁症患者的血浆 mtDNA 水平，研究发现抑郁症患者 mtDNA 水平明显增高，其增高程度与抑郁症的严重程度呈正相关。Moo-Young 等选取了 142 名年龄在 60 岁以上的社区女性，用实时荧光定量 PCR 方法测定外周血白细胞线粒体 DNA 拷贝数，以代表线粒体 DNA 含量，研究发现抑郁组的 mtDNA 拷贝数明显低于对照组，简易精神状态检查评分和身体表现评分在抑郁症组明显低于对照组，表明我们证实社区老年妇女白细胞线粒体 DNA 含量低与抑郁症有关，提示线粒体功能障碍可能是老年抑郁症的一种机制。此外，抑郁患者出现线粒体能量代谢障碍从遗传控制学得到了证实，Tsuji Noa 等检测了 44 例重度抑郁患者外周血样本中线粒体 DNA 拷贝数（mtDNAcn）重度抑郁患者的 mtDNA 明显高于健康对照组。Torrell 等在研究伴有线粒体功能障碍的抑郁症患者线粒体表达是否出现异常时，分别采用 RT-qPCR 和 qPCR 对 15 名抑郁症患者死后大脑 mtDNA 进行检测。他们发现，与正常死者大脑相比，抑郁症患者死后大脑 mtDNA 表现出高度异质性，表明特定的异质性变异可能与抑郁症之间存在联系。动物实验亦显示出类似结果，慢性应激可显著增加小鼠 mtDNA 的数量，数量增多则导致氧化磷酸化的效率下降，使 ATP 产生减少，有学者提出 mtDNA 的数量增加可作为抑郁症的分子标志。Cai 等以抑郁症患者和皮质酮引发的抑郁样模型小鼠为分析对象发现，抑郁症患者和小鼠海马中 mtDNA 的数量呈增加表现，且端粒 DNA 在抑郁症中表现出缩短状态。笔者认为端粒 DNA 平均长度和 mtDNA 水平的变化一定程度上反映了在感知或预期压力时机体改变的代谢策略。

四、线粒体缺陷与抑郁症

越来越多的研究表明，线粒体缺陷与抑郁症发病发展密切相关，线粒体缺陷导致线粒体应激反应，包括线粒体未折叠蛋白反应（mitochondrial unfolded protein response，UPRmt），这与某些脑功能紊乱有着某种联系。UPRmt 是一种激活核编码线粒体伴侣蛋白热休克蛋白 60（heat shock protein 60，Hsp60）和 Hsp70 稳态响应模式，以促进线粒体基质积聚的未折叠和错误折叠蛋白构象正常化，是线粒体缺陷导致的线粒体应激反应。Kambe 等利用尾部悬吊和强迫游泳制备抑郁样慢性束缚应激小鼠模型，发现与对照组相比，抑郁症小鼠表现出显著的抑郁样行为，耗氧率显著下降，与 UPRmt 相关的分子如 Hspa9、Hspd1、Ubl5、Abcb10 和 ClpP 的水平显著升高，表明 UPRmt 与抑郁症之间的关系密切，提示 UPRmt 是抑郁症的潜在药物靶点。Kasahara 等通过敲除小鼠 3′-5′ 端核酸外切酶活性引起线粒体 DNA 缺失但不影响其聚合酶活性，小鼠表现出双相情感障碍症状。有研究表明，线粒体缺失可能是通过干扰谷氨酸能而导致抑郁症。干扰谷氨酸可能导致情绪障碍的病理过程，磁共振光谱研究显示，抑郁症患者谷氨酸能神经元线粒体产生的能量较正常人低 26%。Agudelo 等证实抑郁行为伴随着谷氨酸传输失衡，这种不平衡伴随着活性氧的产生影响了神经炎症信号途径。而且抑郁症患者的谷氨酸能神经元线粒体氧化产能能力减弱，因此线粒体缺陷使谷氨酸系统受干扰，可能导致抑郁症。Inczedy-Farkas 等研究发现在小鼠慢性不可预知轻度应激（chronic unpredictable mild stress，CUMS）模型中，小鼠皮质、海马和下丘脑的线粒体耗氧量均减少，受损线粒体（如肿胀、破裂、膜不完整）数量明显增多。在许多啮齿类动物抑郁模型中均能观察到线粒体缺陷可导致耗氧量下降。此外，伴有线粒体能量生成功能缺陷的线粒体障碍可使患抑郁症风险大大增加。Gong 等通过慢性轻度应激诱发了小鼠的抑郁样症状，发现抑郁症小鼠模型的海马，皮层和下丘脑出现线粒体呼吸速率下降和线粒体膜电位抑制，同时小鼠大脑线粒体超微结构受损，表明线粒体功能障碍诱导的氧化损伤可能在应激相关疾病如抑郁症中发挥重要作用。这些发现都有力证实了线粒体缺陷可导致抑郁症。

综上所述，线粒体功能紊乱直接或间接地影响抑郁症的发生（图 3-2）。其中，线粒体损伤介导的 ROS 水平升高引起的机体氧化应激 – 炎症反应，线粒体三羧酸循环、呼吸链电子传递的抑制、mtDNA 紊乱诱导的能量发生障碍及线粒体自身缺陷等被认为是线粒体功能紊乱诱导或加重抑郁症发生的主要作用机制。

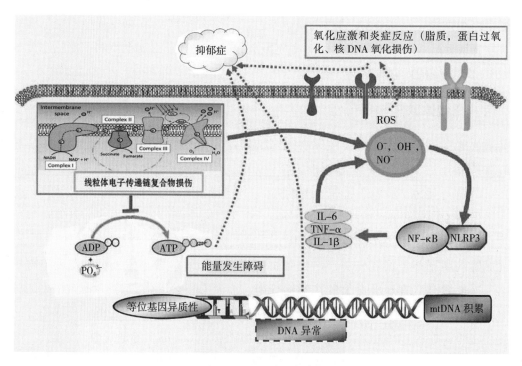

图 3-2　线粒体功能紊乱与抑郁症的关系

第七节 肠道菌群失调假说

肠道内存在着数以万计的微生物，肠道微生物在最近的报道中特别受到关注，认为它是影响机体代谢和免疫稳态的重要环境因素，能随着饮食和环境等因素而变化，同时受到宿主基因的调节和影响。越来越多的证据表明，肠道菌群与肠道之间的相互作用，参与了神经系统功能的调节。近几年来，肠道菌群在抑郁症中所扮演的角色逐渐被认识并成为研究热点。本章将对肠道菌群紊乱引起抑郁症的可能发病机制及治疗做一综述。

一、肠道菌群概述

健康成年人的肠道中栖息着大量肠道微生物群，有细菌、病毒和真菌等，其中98%为细菌，重量为 0.2 ~ 2.0kg，种类有 500 多种，有 1014 个集落形成单位，约为人体细胞数量的 10 倍，基因数目是人类基因的 150 倍，有 5 个主要细菌门，分别有拟杆菌门、厚壁菌门、放线杆菌门、变形杆菌门和疣状杆菌门，前两个门最常见。厚壁菌门 / 拟杆菌门比例失调或倒置提示肠道微生物菌群失衡。随着年龄的增长，肠道菌群不断变化并维持着与内外界环境的动态平衡，每天更替的总数量和总质量分别约 10 ~ 400 万亿个和60 ~ 2000g，比每天更替的人体细胞数量大。随着微生物组学的迅猛发展，不依赖培养的高通量测序技术的出现，人们对肠道菌群的高度多样性程度有了更深的认识，尤其是宏基因组学的提出，切实有效地解决了大多数微生物不能或者难以被纯培养的难题。越来越多的证据表明，肠道微生物与中枢神经系统存在双向沟通，经"脑 – 肠 – 微生物轴"的作用调节，与神经 – 内分泌 – 免疫系统密切交织在一起，影响正常的机体平衡，同时肠道微生物对于人类大脑发育、行为和情感形成具有非常重要的作用，一旦体内微生物的生态平衡被打破，造成肠道菌群失调，各种疾病尤其是精神类疾病可能由此而生。

二、肠道微生物参与抑郁症发病机制研究进展

肠道微生物与抑郁症发病的机制研究

1.肠道微生物群影响抑郁症的机制

肠道菌群介导大脑和肠道之间的双向交流，被称为"菌群 – 肠 – 脑轴"。肠道菌群不仅会影响胃肠道生理功能，还会通过"菌群 – 肠 – 脑轴"影响大脑的功能和行为。越来越多的证据强调了"菌群 – 肠 – 脑轴"在维持大脑内稳态以及在主要神经和精神疾病的病理生理学中的相关性，包括帕金森病、阿尔茨海默病、多发性硬化、孤独症谱系障碍和抑郁症。肠道菌群在抑郁症发生发展中的作用机制主要涉及炎症反应、单胺类神经递质、脑源性神经营养因子（BDNF）、下丘脑 – 垂体 – 肾上腺（HPA）轴等方面（图 3-3）。

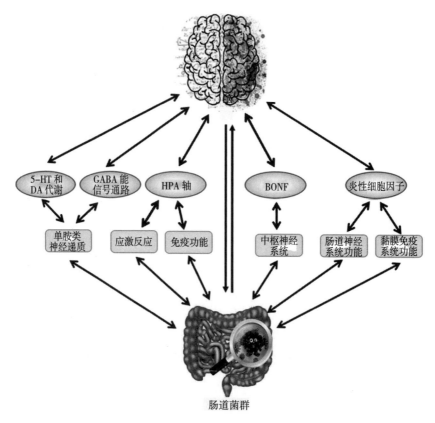

图 3-3 "菌群 – 肠 – 脑轴"参与抑郁症的潜在机制

（1）炎症反应机制。免疫系统功能的障碍是肠道微生物群紊乱所引起的，免疫系统功能失调可以导致炎症反应的发生。炎症及其伴随的免疫功能改变一直被认为是抑郁症的重要致病因素。肠道菌群在免疫系统中的作用及其与中枢神经系统的双向交流的发现，引起了人们对炎症、菌群和抑郁之间相互作用的日益关注。有研究指出肠道菌群的紊乱会引起机体发生炎症反应，这些炎症因子可通过不同的途径将炎症信号从外周传递至中枢系统，促使神经元、小胶质细胞活化，分泌促炎性细胞因子，以及损害血脑屏障，最终导致抑郁的发生。Li 等通过移植慢性不可预知应激模型（CUMS）小鼠的微生物群至无菌小鼠中，发现小鼠海马中干扰素 $-\gamma$（IFN$-\gamma$）和肿瘤坏死因子 $-\alpha$（TNF$-\alpha$）显著升高，并伴有吲哚胺 2，3- 双加氧酶 1（IDO1）的上调，研究表明肠道菌群通过功能失调的菌群 – 肠 – 脑轴调节海马中的促炎细胞因子水平，加剧抑郁样行为。程梦静通过糖水偏好实验、强迫游泳实验、悬尾实验及旷场实验发现，炎症小体 NLRP3 基因敲除小鼠肠道菌群移植可以改善慢性不可预知应激模型（CUMS）诱导的抑郁样行为，其机制与 NLRP3 基因敲除小鼠肠道菌群移植抑制 CUMS 诱导的星形胶质细胞缺失相似。Dantzer 等观察到盲肠微生物群组成与血清 IL-1α 和 IFN$-\gamma$ 水平呈正相关，而 IL-1α 和 IFN$-\gamma$ 与抑郁样行为呈正相关，并触发"疾病行为"。母婴分离诱导抑郁的大鼠不仅表现出抑郁样行为，而且前炎性细胞因子水平也增加。然而，这些改变在使用婴儿双歧杆菌治疗后恢复到正常水平。实验也证明，给予小鼠高果糖饮食 8 周后，可以观察到小鼠肠道菌群发生了不同程度的紊乱、肠屏障完整性被破坏，IL-1β、TNF-α 和 IL-6 mRNA 水平的显著升高及小胶质细胞数增加。而在治疗方面，通过调节饮食的摄入来改善肠道菌群的平衡，不但可以维持肠道的完整性以此减少炎症因子的刺激还可以促进 C- 反应蛋白的激活来降低炎症因子水平，从而减少抑郁行为。这些研究结果证实了抑郁症与肠道菌群之间通过炎症反应密切关联。

（2）神经递质失衡机制。神经递质失衡被认为是抑郁症的最大风险因素，其中与抑郁症相关的主要神经递质有 5- 羟色胺（5-HT）、多巴胺（DA）、去甲肾上腺素（NE）、谷氨酸（Glu）、γ- 氨基丁酸（GABA）等。目前多项研究表明，肠道菌群对抑郁症患者的 5-HT、GABA、DA 等神经递质有着明显调节作用，肠道菌群通过调节单胺类神经递质水平影响抑郁症。5-HT 是重要的中枢神经递质，与人类情绪和行为反应的调节及认知功能有关，同时也是中枢神经系统和胃肠道功能的关键调控因子。人体中 90% 以上的 5-HT 位于胃肠道中，主要由肠嗜铬细胞产生，肠道内色氨酸（5-HT 合成前体）主要通过 5-HT 合成途径和犬尿酸（Kyn）途径代谢消耗。研究发现，肠道微生物失调会显著影响宿主色氨酸代谢，从而促进脑组织中 Kyn 代替 5-HT 合成，导致 5-HT 严重消耗，而 Kyn 还导致喹啉酸和 3- 羟基犬尿氨酸等代谢物产生，进一步损伤神经元，从而证实肠道微生物可以通过影响 5-HT 代谢进而参与抑郁症等精神疾病的发生。同时有研究表明肠道微生物的改变对大脑 5-HT 能系统具有显著影响，将无菌动物置换到正常小鼠生活环境中后，无菌小鼠血浆中 5-HT 前体色氨酸水平和海马中 5-HT 受体表达均显著增加。同时也有研究表明 DA 和多巴胺能系统在调节快感缺乏中起着非常重要的作用，而快感缺乏症也正是抑郁症的核心特征。与健康个体相比，抑郁症患者的 DA 转运体结合率下降，同时纹状体多巴胺能活性降低，这些变化与快乐缺乏相关。有趣的是，DA 还影响肠道运动和肠道分泌，据报道 DA 系统参与了微生物 - 肠道 - 脑轴的功能。E.faecium 是公认的 GI 菌群的天然成员，被证明可以通过多巴胺通路调节免疫系统并影响宿主，长期使用双歧杆菌治疗的小鼠显示 DA 和 5-HT 水平增加，并改善抑郁样行为。此外，Glu 和 GABA 是中枢神经系统中主要的兴奋性和抑制性神经递质，抑郁症的发病机制可能与大脑中 Glu 和 GABA 之间的失衡密切相关。Liang 等研究发现，幼年大鼠肠道菌群紊乱会导致抑郁和记忆丧失，并降低成年大鼠海马中 GABA-A 受体 α5 和 δ 亚基的表达。由此可见，肠道菌群对抑郁症的影响与单胺类神经递质水平高低有关。

（3）脑源性神经营养因子（BDNF）失衡机制。BDNF 是一个神经营养因子家族成员，在神经元的生长发育、突触形成和神经可塑性等方面具有重要作用，其水平下降与突触可塑性降低和神经元萎缩有关。许多研究报告了抑郁症患者血清中 BDNF 水平相对低于健康对照组的。抗抑郁疗法如氯胺酮可以通过 mTOR 信号增加 BDNF 活性，并改善与抑郁相关的情绪和认知行为。有研究表明肠道菌群变化对海马 BDNF 有一定的影响。陈凤等在雄性 SD 大鼠的饮用水中添加肠道不吸收的抗生素（新霉素、杆菌肽和游霉素），饮用 3 周之后采用变性梯度凝胶电泳的方法检测大鼠粪便中菌群的组成，并采用实时定量 PCR 检测大鼠大脑海马内 BDNF 的表达水平，结果与对照组相比，饮用抗生素的大鼠肠道菌群有显著变化，海马 BDNF 的表达水平升高，表明肠道菌群变化可以影响大脑海马 BDNF 的表达。由于迷走神经是肠道和大脑之间主要的双向通讯途径之一，因此 Olivia 等将小鼠膈下迷走神经切断后发现，海马的神经发生和 BDNF mRNA 的表达下降，表明肠道菌群的改变通过迷走神经传至大脑，影响海马中 BDNF mRNA 的表达。Bercik 等研究发现，用口服抗菌素治疗的无特定病原体小鼠表现出短暂的肠道微生物群紊乱，导致海马中 BDNF 浓度增加，进而预防抑郁症。Liang 等的研究发现，服用益生菌可以改善慢性应激诱发的抑郁症，通过补充瑞士乳杆菌 NS8 可改善慢性应激大鼠抑郁模型的行为学表现和海马 BDNF mRNA 表达。Gu 等采用慢性不可预知轻度应激（CUMS）诱导的大鼠抑郁样行为模型，评价干酪乳杆菌对改善精神障碍的效果及其可能的机制，研究结果表明干酪乳杆菌通过介导 BDNF–TrkB 信号通路，改善 CUMS 诱导的大鼠肠道菌群结构以及抑郁样行为。综上所述，肠道菌群失调可能通过影响大脑内 BDNF 的表达，进而导致抑郁发生。

（4）下丘脑 – 垂体 – 肾上腺（HPA）轴功能失调机制。HPA 轴是神经内分泌系统的重要组成部分，在生理或心理应激反应中被激活。HPA 轴是指当机体受到外界刺激，下丘脑合成并释放促肾上腺素激素释放因子（CRH），促进促肾上腺素皮质激素（ACTH）从垂体分泌，继而刺激肾上腺皮质分泌糖皮质激素（GC），GC 同时又能进行负反馈调节，调控 CRH 和 ACTH 合成与释放。HPA 轴的过度激活参与抑郁症的发病已被许多研究证实。海马体作为 HPA 轴的调控中心，在 HPA 轴功能亢进时 GC 水平过高会引起海马体神经元损伤，而损伤的海马体又会反向扩大 HPA 轴功能的异常活跃，引发情绪低落、兴趣丧失和睡眠障碍等抑郁症状。临床研究中发现，在抑郁患者体内 HPA 轴异常广泛存在，而恢复健康后能观察到 HPA 轴功能明显改善。越来越多的证据表明，肠道微生物与 HPA 轴之间的关系紧密，肠道菌群可以通过微生物抗原、细胞因子和前列腺素等多种介质激活 HPA 轴，而 HPA 轴的激活可影响肠道菌群的组成并增加胃肠道通透性。Takajo 等对比无菌（GF）和无特定病原体（SPF）小鼠遭受刺激时 HPA 轴的不同反应，GF 小鼠会表现出更严重的焦虑行为，并且 ACTH 及皮质酮（CORT）分泌量比 SPF 小鼠显著增加，然而，过度的 HPA 应激反应可以通过给予婴儿双歧杆菌在 GF 小鼠中以时间依赖的方式抵消和恢复正常水平，很好地证明了 HPA 轴机制与肠道菌群的联系。也有研究报道益生菌可通过改变 HPA 轴的活性对抑郁样行为产生积极影响。2007 年，Gareau 及其同事发现暴露于母婴分离压力的小鼠的 CORT 水平升高，但在早期应激阶段使用益生菌治疗后 CORT 水平降低。一致的是，Belgnaoui 等用瑞士乳杆菌 R0052 和长双歧杆菌 R0175 联合治疗的小鼠不仅改善了抑郁样行为，而且显著降低了血浆中 CORT。Moya-Pérez 等采用母婴分离引起的慢性应激小鼠，给予双歧杆菌 CECT 7765 治疗后，显示部分改善了幼年小鼠由母体分离引起的过度 HPA 轴反应。由此可见，肠道菌群的改变导致 HPA 轴异常，从而诱发抑郁症，益生菌可使 HPA 轴功能恢复正常，缓解抑郁症状。

2. 通过调节肠道微生物对抑郁症进行干预及治疗

肠道微生物促进宿主营养和能量平衡，调节免疫动态平衡。然而，某些情况如饮食变化改变、长期服用抗生素和其他药物等会打破这种互惠互利的平衡。通过粪便微生物移植（faecal microbiota transplant，FMT）、益生菌、饮食干预等方式可以调节肠道微生物群的失调。

（1）粪便微生物移植（FMT）。FMT 是一种将肠道菌群从健康供体转移到患者体内的技术，其目的是引入或恢复肠道内稳定的微生物群落，重塑患者的肠道微生物平衡，是一种修复紊乱的微生物生态系统和微生物功能网络的方式。同时粪便中还含有其他物质如蛋白质、胆汁酸和维生素，可能有助于肠道功能的恢复。临床研究中，Kurokawa 等随访了 17 名患有大肠激躁症、功能性腹泻或功能性便秘的患者，在接受了 FMT 治疗 4 周后，采用汉密尔顿抑郁量表（HAMD）和睡眠相关项目分量表、汉密尔顿焦虑量表（HAMA）和抑郁症状快速量表（QIDS），测定 FMT 后基线和 4 周的变化及其与肠道微生物群的关系，结果显示 FMT 治疗可以改善大肠激躁症、功能性腹泻和功能性便秘患者的抑郁与焦虑症状，提高微生物多样性有助于改善患者的情绪。Huang 等对 30 例难治性肠易激综合征（IBS）患者肠内注射供体粪便微生物悬液，对这些患者在 FMT 治疗后 1 个月的粪便样品进行微生物组成分析和基因组 DNA 提取，采用问卷调查的方式对 FMT 的临床疗效和安全性进行评估，研究结果表明 FMT 治疗后 1 个月和 3 个月 HAMA 与 HAMD 评分改善，IBS 胃肠道症状改善，抑郁和焦虑减轻；此外，通过分析应答者在实施细菌生长测试前后的细菌组成差异，可以发现在实施细菌生长测试后 1 个月，Verrucomincrobia 菌门和广古菌门增加，而在属的水平上，甲烷短杆菌属和艾克曼菌属增加。目前关于重度抑郁症患者的 FMT 治疗较少，有 2 例个案报道了老年重度抑郁患者接受健康人 FMT 后抑郁症状改善，其中 1 例监测到了菌群的变化，厚壁菌门显著增加，拟杆菌门显著减少。动物研究中，Li 等将慢性不可预知性轻微应激小鼠（CUMS 供体组）粪便移植到对照小鼠体内，结果表明与对照组相比，CUMS 供体组小鼠和被其微生物群定居的小鼠（CUMS 受体组）都表现出更高水平的焦虑和抑郁样行为，同时伴有神经炎症活动上调，如小鼠在海马中具有显著升高的 IFN-γ 和 TNF-α，其伴随着海马中上调的吲哚胺 IDO1。Emma 等建立一个大鼠子宫颈挫伤后焦虑的脊髓损伤模型，发现脊髓损伤引起生态失调和类似焦虑行为的症状增加，粪便移植治疗既可以防止脊髓损伤引起的生态失调，也可以防止类似焦虑行为的发展，这些结果表明，不完全的单侧宫颈脊髓损伤可能导致情感障碍和肠道生态失调，这两者都可以通过粪便移植治疗来预防。另外一项研究表明，将重度抑郁症患者的肠道菌群移植到动物体内会产生类似抑郁的行为。Zheng 等将重度抑郁症患者和健康供体的粪便菌群移植到无菌小鼠体内后，发现来自重度抑郁症患者的"抑郁微生物群"的无菌小鼠表现出更多的抑郁症状，其菌群与健康受体小鼠不同，碳水化合物和氨基酸代谢的微生物基因与宿主代谢物的紊乱。Liu 等采用粪便微生物移植技术，将抑郁症患者和健康人的粪便微生物移植到无菌大鼠体内，使用强迫游泳试验和蔗糖偏好试验来评估大鼠的情感行为，同时使用酶联免疫吸附试验（ELISA）测定海马中 5-HT、多巴胺（DA）和去甲肾上腺素（NE）的水平，以及血清中 CORT、ACTH、CRH、TNF-α、IFN-γ 和白细胞介素 -6（IL-6）、IL-1、IL-4、IL-10 的水平，研究结果表明接受抑郁症患者粪便微生物群（抑郁微生物群）的大鼠表现出抑郁样行为，并伴有海马神经递质水平降低以及血清多种促炎细胞因子水平升高，推测抑郁症微生物群通过神经内分泌 - 免疫 - 线粒体途径诱导抑郁样行为，抑郁症微生物群通过神经内分泌 - 免疫 - 线粒体途径诱导抑郁样行为。以上研究均表明抑郁症状可以通过菌群移植在不同的被试之间转移，进一步说明精神状态可能受肠道菌群的调节。

（2）益生菌。益生菌为活性微生物，足量的益生菌能够调节肠道菌群平衡并促进营养吸收。益生菌对炎症性肠病患者具有明显的抗炎作用。同时在动物和人类身上进行的临床研究表明，益生菌治疗可以改善行为和情绪。随着研究深入，人们发现益生菌能有效作用于抑郁发生发展过程，调节肠道微生态平衡，是一种有潜力、有效果、安全可靠的预防和改善抑郁症的措施。随着人们对肠道微生物群的兴趣日益浓厚，益生菌作为抑郁症和焦虑症的潜在治疗方法受到了相当大的关注。临床研究发现补充益生菌可以改善焦虑抑郁情绪。Akkasheh 等选取 20～55 岁之间的重度抑郁症患者，随机服用由 3 株活菌经冻干后制备的益生菌胶囊（嗜酸乳杆菌、干酪乳杆菌和两歧双歧杆菌）或安慰剂，8 周后发现益生菌组的 Beck 抑郁量表总分要显著低于安慰剂组。Majeed 等给 40 例难治性肠易激综合征（IBS）合并重度抑郁症患者服用益生菌 B.coagulans，发现与安慰剂组相比，益生菌组不仅减轻胃肠道症状，而且汉密尔顿抑郁量表（HAMD）评分也显著降低，表明补充益生菌改变人体肠道微生物生态可能是改善或预防抑郁症的一种替代策略。Ng 等回顾了 10 项临床试验共 1349 例患者，发现益生菌干预的轻到中度抑郁症状的患者情绪明显改善，而对健康个体没有影响。Liu 等对服用益生菌抑郁和焦虑患者进行 Meta 分析发现，益生菌对抑郁和焦虑的治疗效果虽然微弱但与对照组比较有显著性差异。另外动物实验研究也显示，补充益生菌可以减轻抑郁症状。Desbonnet 等发现母鼠分离抑郁大鼠模型，在强迫游泳实验中的游泳行为减少，静置性增加，脑组织去甲肾上腺素含量降低，外周白细胞介素（IL-6）的释放和杏仁核促肾上腺皮质激素释放因子 mRNA 水平升高，给予幼鼠双歧杆菌后发生上述指标逆转，这些发现指出了双歧杆菌在神经功能方面的积极影响，并表明益生菌可能比以前认为的有更广泛的治疗应用。Desbonnet 等采用 Sprague-Dawley 大鼠用婴儿双歧杆菌治疗 14d，在治疗开始后的第 3 天或第 14 天，虽然强迫游泳实验中大鼠的游泳行为无改变，但是与对照组相比，双歧杆菌处理组大鼠血浆 γ- 干扰素、α- 肿瘤坏死因子和 IL-6 浓度减低，而色氨酸和犬尿酸浓度明显升高，提示益生菌可能具有抗抑郁作用。Guida 等在小鼠中使用广谱抗生素会导致微生物失调、类似抑郁的行为，并改变神经元的海马放电，他们通过口服灌胃接受干酪乳杆菌进行益生菌干预后，与对照组相比，益生菌可抵消大部分肠道炎症、行为、生化和功能改变；此外，还检测到控制情绪行为的脑区非神经元细胞的形态重排这种表型发生逆转。Sun 等采用雄性 C57BL/6 小鼠遭受慢性不可预测的轻度应激（CUMS）制备抑郁症模型，并给予丁酸梭菌治疗，与对照组相比，小鼠抑郁样行为改善，大鼠脑内 5–HT 分泌升高，脑源性神经营养因子 BDNF 表达上调，胰高血糖素样肽 –1（GLP–1）及其受体（GLP–1R）表达上调，研究表明丁酸梭菌在 CUMS 小鼠中的抗抑郁作用部分归因于刺激肠道 GLP–1 分泌和激活大脑 GLP–1R。

（3）饮食。饮食对肠道微生物群的影响早在婴儿期就很明显，母乳喂养的婴儿和配方奶喂养的婴儿之间肠道微生物群存在明显差异。在成年期，肠道微生物群组成与自我报告的长期饮食模式有关，其中碳水化合物和单糖摄入量较高的人普氏杆菌增多，动物蛋白和饱和脂肪摄入量较高的人类杆菌增多。多不饱和脂肪酸的摄入量影响微生物—炎症抑制关系，低 omega–3 与 omega–6 比例均与抑郁症的发生相关，omega–3 具有抗炎作用，而 omega–6 具有促炎作用。通过膳食纤维干预来预防和治疗抑郁症是一种新兴的方法。膳食纤维是一种人体不能消化和吸收的物质。膳食纤维广泛存在于蔬菜、水果、谷物、坚果和其他食物中。膳食纤维是碳水化合物及其类似物质的总和，包括多糖、低聚糖、纤维素、半纤维素、果胶、树胶和蜡质、木质素。Chiara 等用菊粉对成年雄性大鼠进行饮食干预试验，结果显示，与对照组相比，膳食纤维干预组大鼠类杆菌和变形杆菌数量增加，而菌落总数减少。膳食纤维的微生物代谢产物可以诱导含有阿魏酸酯酶基因的细菌（如发酵乳杆菌）释放阿魏酸。有研究表明，阿魏酸通过调节 5–HT 系统发挥抗抑郁作用。但是到目前为止，关于膳食纤维缓解抑郁机制的研究较少，有待进一步深入研究。

目前，随着抑郁症患者的人数越来越多，对抑郁症发病机制的研究也在逐渐增加。大量的研究证实了肠道微生物与抑郁症有着十分密切的关系，但是抑郁症与肠道微生物群的因果关系和肠道微生物参与抑郁症的发病机制还尚不清楚，所以，还需要进行深入的探究。现今，可通过补充益生菌、移植粪便菌群、调节饮食等途径，对微生物群进行适当的调节，进而恢复肠道菌群的稳态来改善抑郁症症状，同时为今后抑郁症的治疗开辟新路径。

（王　旭，任　路）

第四章　郁病相关疾病的动物模型

第一节　抑郁症

抑郁症（Depression）是一种常见的精神障碍疾病。其发病机制复杂，包括遗传、生物化学、神经解剖学及心理社会环境等多种因素。但是截至目前抑郁症病因仍未明确且临床抗抑郁药物效能低，起效慢，副作用大，停药复发率高，这使得阐明抑郁症的发病机制，寻找有效靶标和研究快速高效低副作用的抗抑郁药成为急需解决的科学问题。为了更深入地理解抑郁症的发病机制、病理特点和药物治疗方式，建立合适的动物模型是解锁疾病病理机制和制订优良治疗方案的重要工具与手段，并且有助于减少临床试验的风险。

一、应激模型

应激事件常常被看作是产生抑郁的重要原因，或者是在遗传基础上的诱因，能够导致情绪障碍的产生。故其不仅是基于病因学而诱导动物产生抑郁样行为的常用方法，也是目前被广泛应用于抑郁症研究的动物模型方法。实验动物通常选用啮齿类，部分选用灵长类。它是将动物置于一系列应激性情境中（潜在的或实际的威胁，急性的或慢性的），使其产生情绪障碍，然后应用特定的手段来对行为和生理指标进行检测，从而探讨此情绪障碍的深入机制，以及鉴定和筛选抗抑郁药。

（一）慢性不可预见性应激（chronic unpredictable mild stress，CUMS）模型

CUMS 抑郁模型与人类发生抑郁症的情况较相似，与急性应激动物模型相比，其更具有表面效度和生态效度，故这类造模方法在国内外文献中广泛使用。

1. 实验准备

（1）实验动物。SPF 级 C57BL/6J 小鼠，雄性，4～6 周龄，体重 10～15g。

（2）实验试剂及配制。蔗糖溶液：30g 定容至 3000mL 配制成 1% 蔗糖溶液，现用现配。

（3）实验仪器。摇床、旷场（1m×1m×40cm）、强迫游泳实验仪、行为学视频分析系统、足底测痛仪、量筒等。

2. 造模方法

C57BL/6J 小鼠适应性喂养 1 周，按以下几种不同方式给予刺激，具体干预措施包括剥夺食物（12h）、禁饮（12h）、潮湿垫料（24h）、饲养笼倾斜 45°、空笼盒刺激（24h）、昼夜交替（3h）、摇床、夜间频闪（12h）、束缚（3h）、冷环境（4℃，20min）、电击足底（1.0 ~ 3.0mA；2 ~ 20s）、游泳（20min）等。每天随机应用 2 ~ 4 种干预方式，使动物不能预料刺激的发生，详见表 4-1。对照组小鼠在正常条件下饲养。每周评估一次体重和蔗糖偏好。CUS 应激 5 周后，小鼠进行行为学测试，包括悬尾试验（TST）、糖水测试（SPT）。

表 4-1 CUS 干预日程表

	周一	周二	周三	周四	周五	周六	周日
第一周	禁食	摇床	空笼盒	夜间频闪	冷环境	糖水测试	空笼盒
	束缚	禁饮	昼夜颠倒	电击	束缚		潮湿垫料
	变速摇床	空瓶	冷环境	昼夜颠倒	频闪		冷环境
第二周	禁食	电击	禁饮		禁食禁饮	糖水测试	空垫料
	倾斜/空垫料	束缚	冷环境	摇床	电击		噪音
	束缚	变速摇床	电击	冷环境	电击		束缚
第三周	禁饮	空瓶刺激	禁食	频闪	禁食禁饮	糖水测试	摇床
	交换垫料	倾斜/空垫料	束缚	空瓶	束缚		束缚
	电击	空瓶刺激	变速摇床	电击	束缚+摇床		频闪
第四周	昼夜颠倒	湿垫料	频闪	昼夜颠倒	禁食禁饮	糖水测试	
	禁食	束缚	交换垫料	束缚	冷环境		束缚
	电击	冷环境	电击	摇床	禁食禁饮		频闪
第五周	变速摇床	禁饮	空瓶刺激	禁食	摇床	糖水测试	空垫料
	交换位置	倾斜/空垫料	昼夜颠倒				
	电击	冷环境+摇床	空瓶刺激	束缚	摇床		束缚+摇床

3. 模型评价方法

（1）糖水偏好实验（sucrose preference test，SPT）。糖水偏好实验（SPT）实施方法参考既往报道。SPT 于每周末上午 9 点进行。在这个测试中，这些老鼠被放进了单独的笼子里。每笼小鼠给予提前称好重的一瓶无菌纯水和一瓶 1% 蔗糖水，两个瓶子外观、形状、大小一致。测试过程中保持环境安静，提供充足的食物，保证小鼠不受干扰。24h 后下糖水，称量、记录剩余蔗糖水及纯水的重量。根据下面公式统计 24h 内糖水偏好百分比：

糖水偏好百分比 = 糖水消耗量 /（糖水消耗量 + 纯水消耗量）× 100%。

（2）悬尾实验（tail suspension test，TST）。用胶带固定小鼠的尾部后 1/3 处，悬挂于支架上，小鼠头部距离台面 15cm，摄像机记录小鼠悬挂后 6min 的视频。任何爬上它尾巴的老鼠都被排除在实验分析之外测试时，SMART 3.0 小鼠行为学分析系统分析记录小鼠在悬尾实验的后 4min 内的不动时间。

（3）强迫游泳实验（forced swimming test，FST）。将小鼠轻轻快速地放置于注水的透明圆柱形筒（直径 10cm，高 18cm）中，水温（24±1）℃，水高 15cm，以保证小鼠的爪子不能触碰到圆筒顶部。摄像头放置于圆柱形筒的侧面，录像 6min，随后用软件对离线视频进行分析。实验结束后取出小鼠，并用干毛巾擦干，放回饲养笼中。每只小鼠单独进行测试，在测试完成之后更换圆柱形筒中的水。小鼠的不动行为指身体部位无任何移动，除了将头部保持水面和为了维持身体平衡所必需的运动。

（4）旷场实验（open field test，OFT）。实验工具为 50cm（长）×50cm（宽）×40cm（高）敞口的方形旷场测试箱，箱底及四周背景设置为白色，底部平均分为 10cm×10cm 小格子（共 25 个）。在安静无干扰、黑暗的环境下，分别将测试小鼠放置于测试箱中央，由红外摄像系统记录小鼠在测试箱内的活动情况，时长 5min。测试结束后，75% 酒精对测试箱进行彻底清洁，避免小鼠气味对实验结果的影响。SMART 3.0 小鼠行为学分析系统计算小鼠的总活动距离、中心区域活动距离以及停留时间、外周区域活动距离及停留时间。

4. 模型特点

优点：CMS 模型具有很好的表面效度、结构效度和预测效度。缺点：实验周期长。

（二）习得性无助（Learned Helplessness，LH）模型

LH 模型一般作为一种急性应激模型，主要模拟人类对于无法控制的不愉快的刺激表现出失去主动逃避的意愿和能力的精神状态，其刺激主要以躯体应激为主。在该模型中，动物被施以无法躲避、无法预测的足底电刺激，诱导其产生习得性无助行为。在动物被诱导产生 LH 后，其许多行为改变与人类抑郁症状相似，例如意志行为减退、快感缺失、睡眠障碍、认知缺陷等，因此该模型表面效度良好。此外，已有大量研究报道氟西汀、去甲替林、安非他酮等抗抑郁药能显著改善 LH 模型诱导的抑郁样行为，证明该模型预测效度良好。

1. 实验准备

（1）实验动物。SPF 级 Wistar 大鼠，雌雄不限，8~12 周龄，体重（220±20）g。

（2）实验试剂及配制。蔗糖溶液：30g 定容至 3000mL 配制成 1% 蔗糖溶液，现用现配。

（3）实验仪器。旷场、强迫游泳实验仪、行为学视频分析系统、足底测痛仪、量筒等。

2. 造模方法

获得性无助模型的构建包括两个阶段，即无助诱导和条件逃避。

无助诱导（不可逃避的电击预处理）：第 1 天，动物被单独放于电击箱中，通过恒定电流的电击装置进行 60 次随机的足底电击（0.8mA），每隔 1min 电击 15s，共计 1h。

条件逃避训练：在第 3 天进行穿梭箱逃避实验，每只动物放入穿梭箱，适应环境 5min。适应之后进行 30 次电刺激实验，共计 15min，2 次 /min。在每次实验的前 3s 施加光信号，之后进行 3s 的电击。连续 3d。

3. 模型评价方法

（1）主动逃避实验（Learned help hplelessness test，LH）。进行 30 次可逃避的足底电刺激（0.8mA，每次时间最长 10s，平均间隔 30s），记录大鼠逃避潜伏期（从开始电击到成功逃避所用时间）和逃避失败（10s 内未逃避）次数。在 30 次的训练周期中，逃避失败次数超过 25 次就可以认为获得性无助模型构建成功。

（2）糖水偏好实验（sucrose preference test，SPT）。同上。

（3）悬尾实验（tail suspension test，TST）。同上。

（4）强迫游泳实验（forced swimming test，FST）。同上。

（5）旷场实验（open field test，OFT）。同上。

4. 模型特点

优点：LH 模型对常用抗抑郁药作用具有较高的灵敏度和特异性，并且可以解释创伤性应激障碍和重度抑郁并存的症状。缺点：模型为短期模型，在终止刺激后几天内即恢复正常。

（三）社会挫败（Social Defeat，SD）应激模型

社会活动中，社交冲突是非常常见的应激类型，也是抑郁症发病的高危因素之一。社会挫败应激以实验动物之间的社交斗争为基础，使挫败动物产生情感和精神压力，模拟人类抑郁的症状表现。目前该模型已被广泛验证和使用，具有良好的表面效度、结构效度和预测效度。多种模式动物可用于 CSDS 模型的研究，包括啮齿类动物 C57BL/6 小鼠、SD 大鼠和雌性田鼠以及非人灵长类动物树鼩和食蟹猴等，其中以 C57BL/6 小鼠作为实验动物最为常用。

1. 实验准备

（1）实验动物。SPF 级 C57BL/6J 小鼠（雄性 CD-1 退役种鼠作为原驻居民），雄性，6 ~ 8 周龄，体重（22 ± 2）g。

（2）实验仪器。小鼠社交失败旷场（42cm × 42cm × 42cm）、旷场、强迫游泳实验仪、行为学视频分析系统。

2. 造模方法

在造模前将雄性 CD-1 退役种鼠单笼饲养 7d 以建立领地意识，同时以连续攻击次数不少于 3 次或攻击潜伏期小于 30s 等为标准进行 2 次筛选。

将 C57BL/6J 小鼠放入陌生的 CD-1 小鼠的笼子里，遭受 CD-1 小鼠的攻击，持续

5～10min。期间，C57BL/6J 小鼠会表现出惊恐、逃避、僵直以及尖叫等行为状态。

使用带孔的透明隔板进行分隔 24h，使得两者不能直接接触，但仍能看到彼此并且嗅到彼此的气味。重复 10d 左右，并使 C57BL/6J 小鼠每天暴露在不同的 CD-1 小鼠的攻击下，并最终表现出抑郁样行为。

3. 模型评价方法

（1）外观观察。正常实验动物有着较强的好奇心，毛发光滑，性格活泼。而遭受社交挫败应激的实验动物则会表现出易受惊吓、逃避以及蜷缩的状态，自主活动较少，毛发杂乱无光泽。

（2）糖水偏好实验（sucrose preference test，SPT）。同上。

（3）悬尾实验（tail suspension test，TST）。同上。

（4）强迫游泳实验（forced swimming test，FST）。同上。

（5）旷场实验（open field test，OFT）。同上。

（6）社会交互作用实验（social interaction test，SIT）。为了反映实验动物的社会交互作用行为，SIT 被用于模拟在社会环境中的社交活动情况，观察实验动物对于陌生目标的接触情况，从而评价其有无社交回避现象。如图 4-1 所示，在有无陌生动物的情况下，记录实验动物进入社交区域（虚线内）的时间总和，计算社会交互作用指数（social interaction ratio，SIR）。

SIR ＝有陌生目标在社交区域内的累计时间 / 无陌生目标在社交区域内的累计时间

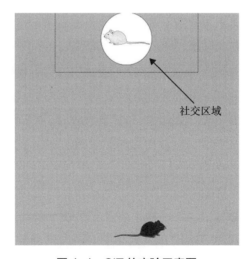

社交区域

图 4-1　SIT 的实验示意图

4. 模型特点

优点：① C57BL/6J 品系小鼠因其容易获得、价格较低、实验重复性好的特点而被广泛应用。② SD 模型最大的优点是很好地模拟了社交冲突，并能诱导动物产生稳定的抑郁样行为。缺点：雌性小鼠在 SD 模型中因自身攻击性小而很难实施，或只能使用非标准物种，限制了将雌性小鼠用于 SD 模型的研究。

二、基因修饰动物模型

（一）单胺氧化酶A（MAOA）基因模型

MAOA 是人体内编码一种线粒体酶，可以通过氧化脱氨作用使单胺类神经递质（5-HT、NE、DA）降解，在神经精神疾病的发病、促进和治疗方面起着重要作用。人类 MAOA 基因位于 X 号染色体 p11.22-11.4 区，其编码的 MAOA 位于细胞内线粒体外膜，几乎在全身表达。MAOA 对大脑中这些单胺含量的调控对于运动、知觉和认知功能，以及情绪和情绪的调节至关重要，与神经精神疾病和行为特征有关。

MAOA 基因缺失的动物模型，在幼鼠大脑中，血清素浓度增加了 9 倍，幼鼠的行为表现为颤抖、直立困难和恐惧，成年鼠表现为雄性攻击性强。MAOA 基因敲除动物模型表现为攻击性和恐惧性增加，探索行为减少，是研究抑郁症的理想模型之一。

（二）5- 轻色胺转运体（Serotonin transporter，5-HTT）修饰模型

5-HTT 基因敲除小鼠表现抑郁行为增加，过度焦虑。研究表明，突变导致小鼠体内血清素转运蛋白（SERT）功能的减少或完全消失，从焦虑和压力相关行为的增加到肠道功能障碍、骨虚弱和代谢综合征的晚发性肥胖。人类的血清功能修饰变异明显，产生了许多类似于在老鼠身上显现的表型。

第二节　阿尔茨海默病

阿尔茨海默病（Alzheime's disease，AD）是一种神经退行性疾病，病情隐匿且不可逆，多发生于老年人。其主要临床表现为记忆力逐渐减退、认知功能发生障碍、行为异常和社交障碍等。全球目前有接近 5000 万 AD 患者，且每 3s 就有一人确诊 AD。随着世界人口的老龄化问题加剧，据估计 AD 患者的数目在 2060 年将达到 1.5 亿。AD 典型的病理改变为神经纤维缠结（Neurofibrillary tangles，NFTs）和老年斑（senile plaque，SP），分别由 Tau 蛋白异常磷酸化和淀粉样蛋白（β-amyloid protein，Aβ）沉积引起。

目前，临床上仍无特效治疗 AD 药物，其恢复期较为漫长，预后效果也并不尽理想。因此，研发出有效药物，从而延长 AD 患者生命，提高其生活质量是一项十分艰难的任务。而药物的研发均需以实验动物为模拟疾病的载体，可靠的动物模型是研究者探索 AD 疾病病因、发病机制的前提。现阶段，可用的 AD 动物模型包括：自发性衰老动物模型、药物诱导动物模型、转基因动物模型。

一、自发性衰老动物模型

自发性衰老模型在生理衰老过程中最符合人类的衰老特点，是人类衰老机制研究和抗衰老药物筛选的最恰当动物模型。应用衰老动物模型对 AD 进行实验研究具有一定的代表意义。自发性衰老动物模型主要有自然衰老动物模型和快速老化动物模型。

（一）自然衰老动物模型

大鼠、小鼠由于其基因与人类高度相似，是实验动物模型的理想来源。不同种系大（小）鼠的预期寿命有一定差异，通常为 2~4 年。因此，与其他衰老动物模型相比，自然衰老大（小）鼠的建模时间长、实验成本也高。

1.实验准备

（1）实验动物。SPF 级 C57BL/6J 小鼠或 SD 大鼠，雌雄不限，1~2 月龄或 3~5 月龄。

（2）实验材料。饲料、垫料、水。

2.造模方法

1~2 月龄小鼠或 3~5 月龄大鼠普通饲料饲养，小鼠 12~24 月龄为老年期；大鼠衰老早期为 21~26 月龄，衰老晚期为 30~32 月龄。

3.模型评价

被毛无光泽，脱毛，脊柱弯曲；行动迟缓，活动量减少；SA-β-gal 染色增加；衰老相关基因的表达增加。

4.模型优缺点

优点：自然衰老动物模型建模简单，最贴近人类衰老，能够再现老化过程中的主要生理、病理、生化以及行为等方面的变化，无须手术或给药。缺点：建模周期长，投入的人力和物力成本相对较大，另外，在饲养过程中，感染其他疾病概率也相对较高且健康状态较差，特别是进入老龄期后容易死亡，在后期样本检测中个体差异大。将给实验带来巨大失败风险。

（二）快速老化动物模型（SAMP8 小鼠）

快速老化小鼠（Senescence accelerate mouse，SAM）是 1968 年由日本京都大学 Takeda 教授繁育而得到的一种近交系衰老模型鼠，包括 P 系：快速老化小鼠（senescence accelerated mouse/prone，SAMP），R 系：抗快速老化小鼠（senescence accelerated resistant mouse，SAMR）两种品系。

SAMP 小鼠在 4~6 月龄后迅速出现行动迟缓、被毛光泽减退、脱毛、皮肤溃疡、眼周损害、角膜溃疡、白内障、脊柱弯曲等老化特征。SAMR 表现为正常衰老，一般作为 SAMP 的正常对照。SAMP8 是 SAMP 系中的一个亚系，其在增龄过程中有大量 Aβ 沉积、神经递质改变、APP 代谢异常，并表现出学习、记忆能力障碍与年龄相关的 AD 临床特征，是目前公认的自然衰老痴呆模型。

1. 实验准备

实验动物。SPF 级 SAMP8 小鼠，雌雄不限，8 月龄。

2. 模型评价

SAMP8 小鼠主要应用于神经行为学研究，检测其学习记忆能力，从而评估其痴呆状态。主要评价方法包括老化度评分和行为学评价（Morris 水迷宫实验、八臂迷宫实验、明暗箱实验、穿梭箱实验、高架桥实验、跳台实验等）。

（1）老化度评分。老化度评分标准：从反应性、被动性逃避反应、皮毛光泽、皮毛粗糙度、脱毛程度、皮肤溃疡、眼周损害、角膜混浊、角膜溃疡、白内障、脊柱后凸等 11 项指标对各组动物进行客观评分。每项指标划分为 4-5 级不等，标定分值。实验动物积分越高表明其老化度越高。

（2）行为学评价（Morris 水迷宫实验）。Morris 水迷宫装置由一个黑色内壁的圆桶（直径 120cm× 高 60cm）、摄像头及自动图像采集分析系统组成。将桶内分成 4 个象限，将逃生平台（直径 10cm）置于其中一个象限内，水面没过平台 0.5～1cm，温度控制在 20～21℃，详见图 4-2。采用 Morris 水迷宫实验检测各组鼠学习和记忆能力。Morris 水迷宫实验包括空间探索实验和定位航行实验。

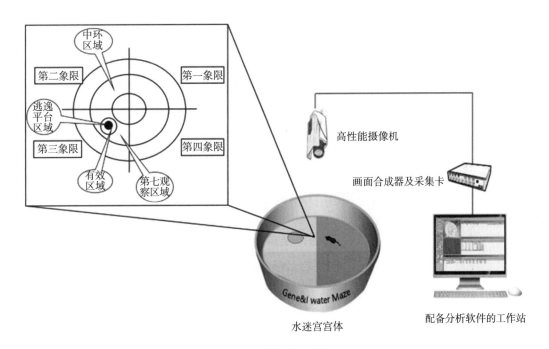

图 4-2　水迷宫示意图

①空间探索实验：每天在 4 个象限各训练 1 次，训练时将小鼠从任一象限 1/2 弧度处面向池壁轻放于水中，如果小鼠 60s 内无法找到平台，则引至平台停留 20s。连续训练

5d，其游泳图像经拍摄系统采集、分析，以每天小鼠上台的平均潜伏期评估小鼠的学习能力。②定位航行实验：第 6 天，撤去平台，将小鼠由原平台对侧象限面朝池壁放入水中，检测分析小鼠在 60s 内的穿越平台次数、平台所在象限时间停留时间百分比和第 1 次穿越平台前的游泳距离，评估小鼠的空间记忆能力。

3. 模型优缺点

优点：SAMP8 是研究衰老与学习记忆功能及学习记忆功能障碍发生机制和评价益智药物的良好动物模型，而且是研究神经内分泌免疫调节网络平衡的良好模型。缺点：SAMP8 抵抗力较差，尤其是高龄组的小鼠，对外界环境的温差变化较为敏感，护理不当容易死亡。

二、药物诱导动物模型

（一）Aβ 侧脑室注射致 AD 模型

Aβ 诱导模型是通过在海马 CA1 区或者侧脑室多次注射 Aβ 片段诱发 Aβ 沉积、形成 SP 为主要病理特点的 AD 动物模型。Aβ 诱导的 AD 动物模型脑内 Aβ 沉积明显、Aβ 斑块周围星形胶质细胞增生，行为呆滞，易卧，学习记忆能力衰退，出现认知功能障碍、体能衰减明显等 AD 病理表现。是药物诱导 AD 的常见模型之一。

1. 实验准备

（1）实验动物。SPF 级 SD 或 Wistar 大鼠，体重 260～300g；SPF 级 C57BL/6、ICR 或 Swiss albino 小鼠，体重 25～30g；多用雄性，亦有雌雄各半。

（2）实验材料及试剂。氢溴酸东莨菪碱：氢溴酸东莨菪碱粉末加入生理盐水，配制为 0.1mg/mL 的氢溴酸东莨菪碱溶液，分装，放置 4℃冰箱，1 周内使用。

Aβ$_{1-42}$ 配制：Aβ$_{1-42}$ 冻干粉加入六氟异丙醇（hexafluoroisopropanol，HFIP），充分混匀后分装，挥干 HFIP，得到干燥的 Aβ$_{1-42}$ 肽膜，加入无水二甲基亚砜复溶，再加入生理盐水，4℃孵育 24h，得到浓度为 1g/L 的 Aβ$_{1-42}$ 寡聚体，12h 内使用。

戊巴比妥钠：以生理盐水配制成 1% 戊巴比妥钠溶液，ip50mg/kg。

（3）实验器材。手术器材（手术刀，眼科剪，组织镊，眼科镊，手术用缝针，缝线）、三维脑立体定位仪、Morris 水迷宫装置、冰冻切片机、显微镜、注射器、棉签及止血棉若干。

2. 造模方法

（1）适应性喂养 1 周，随机分组，室温 20～25℃，相对湿度 40%～60%，每日 12h 光照维持，昼夜循环，自由摄食、饮水，喂以普通饲料。

（2）1% 戊巴比妥钠麻醉后，固定于立体定位仪上，头顶部正中切口，暴露前囟。参照 Franklin 和 Paxinos 小鼠立体定位图谱，以 Bregma 为基准，向后 0.2mm，向右 1.0mm，深度 2.5～3mm。以微型电钻钻开颅骨，直达硬脑膜，用微量注射器向右侧脑室缓慢注入

Aβ$_{1-42}$ 蛋白 3μL（1μg/μL），注射速度控制为 0.5μL/min，假手术组注入等体积生理盐水，注射完毕留针 5min，以保证 Aβ$_{1-42}$ 充分扩散并减少回流。

（3）术后腹腔注射氨苄西林（100mg/kg），每天 2 次，连续 2d，以防止感染。术后第 14 天，开始进行水迷宫实验，每次实验前 20min 腹腔注射东莨菪碱（1mg/kg，ip）。

3. 模型评价

（1）水迷宫检测学习记忆能力。同上。

（2）病理学检测病理损伤。

① HE 染色法。取脑组织冷冻切片，室温平衡 10min 后，依次用 70%、80%、90% 酒精脱水 10s，双蒸水润洗，置于 50℃的苏木素染色中染细胞核 30s，双蒸水润洗，置于 1% 盐酸酒精分化液中分化 10～20s，双蒸水润洗，置于 0.5% 氨水反蓝液中 10s，双蒸水润洗，置于伊红染液中 3～5s，双蒸水润洗，依次经 70%、80%、90% 酒精脱水，二甲苯透化 5s，中性树脂胶封片，在显微镜下观察皮层和海马组织形态变化情况。② Nissl 法检测皮层和海马组织尼氏体数量。取脑组织冷冻切片，室温平衡 10min，依次放入 100% 酒精、95% 酒精、70% 酒精脱脂处理，每次 30s，双蒸水洗涤 3 次，放入焦油紫染液中，待尼氏体清晰后终止反应，清洗，脱水，晾干，双蒸水洗涤 3 次，每次 30s；用 1% 盐酸酒精分化 2min，100% 酒精中脱水 30s，二甲苯透化 1min，中性树胶进行封片。显微镜下观察皮层、海马 CA3 和海马 DG 区尼氏体数量。

4. 注意事项

（1）模型建立应严格按照定位图谱进行，撤针时要求缓慢（5min），以防注射药物通过针道溢出。

（2）采用冷冻切片，有利于快速病理染色以证实是否到达注射点。

（3）取材时应取前囟后 2～5mm 脑组织冠状切片，以防止取材过多或错过注射点。

5. 模型优缺点

优点：该模型可在短时间内显著诱发学习记忆障碍，且在注射位点附近还会出现大量胶质细胞活化、神经炎症、氧化应激、神经元丢失以及胆碱能系统损伤等 AD 相关的病理变化。缺点：该模型需要周期较长，影响因素单一，且属于急性损伤，与 AD 慢性起病的特点不符。此外，Aβ 容易停留聚集在注射部位，而不是像 AD 患者脑内的弥散状态。

（二）D-半乳糖（D-galactose，D-gal）诱导的急性衰老模型

D-gal 过荷可导致机体糖、蛋白质代谢紊乱，出现衰老特征。将 D-gal 注入小鼠颈部皮肤诱发 AD 症状，表现为学习记忆能力下降、行动迟缓、毛发稀疏等老化表征。进一步的病理检查发现皮质神经元线粒体膨胀呈空泡样改变，粗面内质网颗粒减少，蛋白质合成减少，神经元丢失。

通过模拟衰老过程而得到的动物模型较真实地再现 AD 的病理改变，但衰老只是 AD 发病的危险因素，AD 是在衰老的基础上发生病理改变，不同于正常的生理衰老过程，因此衰老动物模型不能真正代替 AD 模型。

1. 实验准备

（1）实验动物。SPF 级昆明小鼠或 SD 大鼠，雌雄各半，体重（22±2）g 或（200±20）g。

（2）实验材料。半乳糖、生理盐水。

（3）实验仪器。Morris 水迷宫装置、冷冻切片机、显微镜、注射器、棉签及止血棉若干。

2. 造模方法

（1）小鼠 150mg/kg 皮下注射 3% 的 D-gal 每天一次，连续注射 7 周。对照组注射等量的生理盐水。

（2）大鼠 125mg/kg 皮下注射 10% 的 D-gal 每天一次，连续注射 6 周。对照组注射等量的生理盐水。

3. 模型评价

（1）行为学评价——Morris 水迷宫实验检测学习记忆能力。同上。

（2）病理学检测病理损伤。HE 染色法。同上。

（3）Nissl 法检测皮层和海马组织尼氏体数量。同上。

4. 注意事项

建立 D-gal 致衰老动物模型时，给药时间应准时，注射时注意无菌操作，避免模型建立后期大 / 小鼠因感染而死亡或致造模失败。另外 D- 半乳糖溶液需妥善密封保存，避免变质。

5. 模型优缺点

优点：该模型动物的生理、生化等指标较为符合自然老化进程。此外，该模型操作简单和可重复性好等优点。缺点：该模型动物的造模周期相对较长，属亚急性衰老模型，模型鼠记忆功能下降、免疫功能降低，用于行为学、抗氧化，以及免疫等方面的抗衰老药效研究。

（三）链脲佐菌素（streptozotocin，STZ）诱导 AD 模型

大鼠或小鼠侧脑室注射链脲佐菌素（streptozotocin，STZ）诱导空间学习和记忆障碍是研究中常用的 AD 模型，该模型可以模仿人群中大多数散发性 AD 病例的某些特征，大多数文献报道 STZ 注射后 4 周会出现明显的空间学习和记忆障碍，但也有少量研究提示注射后第 2 周、第 3 周就会出现空间学习和记忆障碍。

1. 实验准备

（1）实验动物。SPF 级 C57BL/6 小鼠或 SD 大鼠，雄性，体重（22±2）g 或（220±20）g。

（2）实验材料。STZ：STZ 从 -20℃冰箱中取出，按照每只大鼠用药剂量 3mg/kg 称取计算后的质量，溶于人工脑脊液，每只大鼠侧脑室注射总体积为 10μL 的 STZ 溶液；人工脑脊液（artificial cerebral spinal fluid，ACSF）；戊巴比妥钠：以生理盐水配制成 1% 戊巴比妥钠溶液，ip50mg/kg。

（3）实验仪器。手术器材（手术刀，眼科剪，组织镊，眼科镊，手术用缝针，缝线），三维脑立体定位仪、Morris 水迷宫装置、冷冻切片机、显微镜、注射器、棉签及止血棉若干。

2. 造模方法

（1）适应性喂养 1 周，随机分组，室温 20 ~ 25℃，相对湿度 40% ~ 60%，每天 12h 光照维持，昼夜循环，自由摄食、饮水，喂以普通饲料。

（2）1% 戊巴比妥钠麻醉后，固定于立体定位仪上，头顶部正中切口，暴露前囟。参照 Franklin 和 Paxinos 小鼠立体定位图谱，以 Bregma 为基准，向后 0.2mm，向右 1.0mm，深度 2.5 ~ 3mm。以微型电钻钻开颅骨，直达硬脑膜，用微量注射器向右侧脑室缓慢注入 STZ 溶液 10μL（3mg/kg），注射速度控制为 0.5μL/min，假手术组注入等体积人工脑脊液（artificial cerebral spinal fluid，ACSF），注射完毕留针 5min，以保证 STZ 溶液充分扩散并减少回流。

（3）术后腹腔注射氨苄西林（100mg/kg），每天 2 次，连续 2d，以防止感染。

3. 模型评价

（1）行为学评价——Morris 水迷宫实验检测学习记忆能力。同上。

（2）病理学检测病理损伤。① HE 染色法。同上。② Nissl 法检测皮层和海马组织尼氏体数量。同上。

4. 注意事项

（1）STZ 溶液现用现配。

（2）实验开始前实验动物禁食 12h，否则易引起大鼠腹胀气。

（3）模型建立应严格按照定位图谱进行，撤针时要求缓慢（5min），以防注射药物通过针道溢出。

（4）采用冷冻切片，有利于快速病理染色以证实是否到达注射点。

（5）取材时应取前囟后 2 ~ 5mm 脑组织冠状切片，以防止取材过多或错过注射点。

5. 模型优缺点

优点：出现 Aβ 沉积、Tau 蛋白异常磷酸化、线粒体代谢障碍等明显的病理学特征，模拟了散发性 AD 的临床病理特点。缺点：造模过程中死亡率较高，无 NFTs 及 SPs 形成。

三、转基因动物模型

转基因动物发病原因明确，病理症状已知，是 AD 机制研究和防治药物筛选的理想模型。目前是以 APP、早老素（PS）和 ApoE 等基因突变为主的单转基因、双转基因和多转基因为主的基因修饰动物模型。

（一）单转基因模型

1. APP 转基因动物模型

Aβ 沉积是 AD 病理改变的主要特征之一，APP 作为 Aβ 的上游前体蛋白，影响着 Aβ 的产生。APP 转基因动物模型是将人源性 APP 基因与小鼠基因组整合、表达和遗传。APP 转基因动物脑中 Aβ 表达过量，并引起认知功能障碍等系列 AD 临床病理特征。现阶段，APP 转基因动物模型主要有 PDAPP 小鼠模型、Tg2576 小鼠模型、APP23 小鼠模型和 TgCRND8 小鼠模型。

（1）PDAPP 小鼠模型：APP 表达水平高，6～9 月龄时出现细胞外 Aβ 异常沉积、突触丢失、神经炎症反应和小胶质细胞增生等，但 NFTs 形成不明显，主要用于与 Aβ 相关的 AD 疾病机制研究。

（2）Tg2576 小鼠模型：在 9～12 个月时表现出学习记忆功能减退，在大脑多部位逐渐出现 Aβ 沉积和形成 SPs，在皮层出现星形胶质细胞聚集，主要用于早期 AD 研究。

（3）APP23 小鼠模型：在 3 月龄时呈现进行性加重的空间学习记忆障碍，在 6 月龄时出现 Aβ 沉积、神经炎性斑块、突触丢失、Tau 蛋白过度磷酸化及 CAA 等，但无 SPs 形成。在 8～9 月龄时 Aβ 沉积加重，并有 SPs 形成。

（4）TgCRND8 小鼠模型：在 3 月龄时出现 Aβ 沉积、认知功能障碍等 AD 病理表现，5 月龄时伴有神经炎症反应，形成 SPs，伴随胶质细胞增生出现，且随年龄增长而加重。

2. Tau 转基因动物模型

Tau 转基因小鼠模型是根据神经元轴突中的 Tau 蛋白基因突变引起的 NFTs 这一 AD 主要病理特征构建的。Tau 转基因小鼠由于自噬能力降低，使大脑中异常 Tau 蛋白磷酸化水平累积，p62 蛋白表达水平降低，引起神经细胞凋亡或坏死，最终导致认知功能障碍。该转基因模型动物的主要特性是认知功能障碍和 NFT 形成，但 Aβ 沉积不明显。主要包括：rTg4510 小鼠（P301L 突变 tau 转基因小鼠）以及 PS19 小鼠（P301S 突变 tau 转基因小鼠）。

（二）双转基因模型（APP/PS1 小鼠）

APP/PS1 双转基因小鼠具备特有的遗传学优势，可表达突变的人鼠淀粉样前蛋白（APPswe）融合体和人类早老素（DeltaE9），这两个突变基因均特异性地表达于中枢神经系统（CNS）神经元内。据文献报道该模型小鼠在 3 月龄出现学习与记忆能力障碍，4 月龄出现 SPs、突触素 / 突触结合蛋白丢失，6 月龄出现 Aβ 沉积、8 月龄出现神经元丢失。此外，雄性和雌性小鼠在 6～15 个月间的 Aβ 病理学表型出现明显性别差异，雌性小鼠的表型严重程度远高于雄性小鼠。因此，APP/PS1 双转基因小鼠符合 Aβ 相关病理变化和学习记忆损害，是影响 Aβ 水平的有效评价模型，现广泛用于 AD 机制研究和防治药物筛选。

（三）多转基因模型

1. APP/PS1/Tau 三转基因模型

APP/PS1/Tau 三转基因小鼠模型是由 APPswe、PS1、TauP301L 基因系突变建立的，首先在皮质区出现 Aβ 异常沉积、SPs 和 NFTs 形成，随后，海马区也逐渐出现 Aβ 沉积、SPs 和 NFTs，以及突触丢失、神经元变性等一系列 AD 临床病理表现。APP/PS1/Tau 三转基因小鼠模型是目前与 AD 病理特征最为接近的转基因动物模型，但其外源性基因表达稳定性较差、造模较困难且造价高且寿命较短。

2. 5×FAD 转基因模型

5×FAD 小鼠在小鼠 Thy1.2 启动子的控制下过度表达人类 APP 和 PSEN1 蛋白，共有 5 个 AD 连锁突变，分别是 APP 中的瑞典（K670N/M671L）、佛罗里达（I716V）和伦敦（V717I）突变，以及 PSEN1 中的 M146L 和 L286V 突变。1.5 个月大的 5×FAD 小鼠就开始出现 Aβ 沉积，大脑中积累的 $Aβ_{42}$ 多于 $Aβ_{40}$，这表明 5 个 FAD 突变累积影响 $Aβ_{42}$ 的产生。然而，在 5×FAD 小鼠中未观察到 tau 过度磷酸化和 NFTs 的形成。2 个月大时出现星形胶质细胞增生和小胶质细胞增生，表明神经炎症发生在该模型早期。5×FAD 小鼠再现了人类 AD 的病理学，类似于 Tg2576、APP23 和 APP/PS1 模型。

第三节　帕金森病

帕金森病（Parkinson's Disease，PD）是一种会影响运动的进行性神经系统疾病，多见老年人，平均发病年龄在 60 岁左右，症状会逐渐出现。其临床表现为静止性震颤、肌张力增高、运动迟缓或减少、姿势异常等。主要病理变化是黑质致密部（substantia nigra pars compacta，SNpc）中多巴胺（dopamine，DA）能神经元进行性丢失并伴有纹状体多巴胺水平的下降、α- 突触核蛋白（α-synuclein，α-Syn）为主要成分的路易小体（Lewy bodies，LBs）的形成，致使脑部指挥肌肉活动的能力受到不同程度的限制，大大阻碍了患者的活动能力。

然而，导致这一病理变化的确切因素尚不清楚，遗传因素、环境因素、年龄老化、氧化应激等均可能参与 PD 多巴胺能神经元的变性死亡过程。PD 的发病机制和各作用靶点之间的联系仍是现今研究的热点，因此在基础研究中模型的制备对 PD 的研究具有举足轻重的作用。总的来说，PD 模型主要分为两类，一是诱发性动物模型，二是基因修饰动物模型。

一、诱发性动物模型

（一）6- 羟多巴胺（6-hydroxydopamine，6-OHDA）诱导帕金森病模型

1970 年由 Ungerstedt 和 Arbuthnott 共同创立的单侧注射 6-OHDA，成为了广泛使用的 PD 模型之一。6-OHDA 是多巴胺的羟基化衍生物，其化学结构与 DA 类似，能够同 DA 竞争摄取位点，进而被摄入胞内。进入胞内后，6-OHDA 能够被氧化分解，产生活性氧，通过单胺氧化酶（MAO）进一步产生氧自由基，或直接引起线粒体功能障碍，导致 DA

能神经元死亡。故该方法常被用于诱导动物 PD 模型。

1. 实验准备

（1）实验动物。SPF 级 SD 大鼠，雌雄不限，6～8 周龄，体重（220±20）g。

（2）实验试剂及配制。戊巴比妥钠：以生理盐水配制成 1% 戊巴比妥钠溶液，ip 50mg/kg；羟多巴胺：以 0.02% 抗坏血酸溶液配制成 0.2% 的 6-OHDA 溶液，0.02% 抗坏血酸溶液可防止 6-OHDA 氧化（避光存放）；阿扑吗啡。

（3）实验器材。三维脑立体定向仪、剪刀、微量注射器、棉签、缝合针、缝合线及止血棉若干。

2. 造模方法

（1）SD 大鼠适应性喂养 7d，将麻醉后的大鼠固定于三维脑立体定位仪上。

（2）剪开头皮后用棉签轻轻擦拭颅骨表面，将前囟（Bregma）和后囟（Lambda）点暴露出来。

（3）调节立体定位仪，将前囟和后囟点的高度调节到一致。以前囟点为原点，找到注射位点所在的坐标。

（4）用颅骨钻沿注射坐标位点钻孔，以保证微量注射器进针时不碰到孔壁。用微量注射器吸取 6-OHDA，缓慢插入注射位点，以 0.5uL/min 的速度将 6-OHDA 注射到目标脑区，注射剂量为 4μL。

参考坐标如下：

坐标 1：前囟后（PB）3.0mm，中位右侧（MRL）2.5mm，腹侧硬脑膜下（VD）8.6mm；

坐标 2：PB2.4mm，MRL2.7mm，VD8.6mm。

3. 模型评价方法

模型是否制作成功可用阿扑吗啡旋转测试。在注射 6-OHDA 2 周后给予 0.2～0.5mg/kg 阿扑吗啡诱导大鼠旋转行为，共记录 30min，若旋转圈数＞7r/min 或＞210r/30min，则视为造模成功。

4. 模型特点

优点：注射靶位选取灵活，注射剂量可控，动物行为变化稳定可靠，检测量化性好，多用于 PD 的临床前药物研究和药理疗效判定、神经保护、细胞移植和基因治疗等方面的研究。缺点：①神经元的毁损出现的较早，这与临床 PD 患者的中脑黑质多巴胺能神经元的渐进性死亡不同。②近距离的毁损很难把握毁损的程度，这使得采用这种方法获取部分损毁的模型的成功率很低。③小鼠在异常不自主运动严重程度方面表现出较大的变异性，这会加大实验数据的不稳定性。

（二）1- 甲基 -4- 苯基 -1，2，3，6- 四氢吡啶（MPTP）致帕金森病模型

MPTP 制备 PD 动物模型同样备受科研人员青睐，MPTP 能透过血脑屏障，作用于神经胶质细胞，产生甲基苯基吡啶离子 MPP^+。MPP^+ 能够抑制线粒体呼吸功能，产生氧自由基，从而损伤 DA 能神经元，造成细胞数量减少。因此，MPTP 所处理的动物可以作为一种较为理想的 PD 动物模型。但是，大鼠和其他实验动物对此神经毒素具有较大的抵抗力，故该方法常用小鼠进行造模。

1. 实验准备

（1）实验动物。SPF 级 C57BL/6 小鼠，雌雄不限，10 ~ 12 周龄，（28 ± 2）g。

（2）实验试剂。MPTP：现用现配。

（3）实验器材。注射器、酒精棉球。

2. 造模方法

C57BL/6 小鼠适应性喂养 7d。

（1）快速模型。①单次注射：ip/sq30mg/kg，该模型损伤轻，易恢复。②多次注射：ip/sq20mg/kg，每隔 2h 注射 1 次，共 3 ~ 4 次，该模型损伤快且严重，DA 神经元的损伤到死亡可以在 3d 内完成。

（2）慢速模型。该方法需多次注射，每天 1 次，单次 ip/sq20mg/kg，连续注射 5 ~ 7d。该模型的成活率较高，实验周期较长。

3. 模型评价方法

（1）造模后进行行为学观察：出现短暂运动能力提高、唾液分泌、肢体僵直、姿势呆板，则为造模成功。

（2）离体脑组织中黑质、纹状体免疫组化染色：MPTP 在注射后 7d，对小鼠黑质致密部（SNpc）和纹状体（Striatum）免疫染色。

4. 模型特点

优点：造模技术相对简单（只需要腹腔注射），对多巴胺神经元的杀伤效果稳定，是小鼠帕金森模型的实验范式。缺点：MPTP 有剧毒，在称量溶解和注射时一定做好个人的防护工作。

（三）其他模型诱导方法

1. 基于 α- 突触核蛋白的模型

α- 突触核蛋白是神经元胞质内出现一种嗜酸性的包涵体 LBs 的主要成分，α-syn 的聚集和路易小体的形成与多巴胺神经元的死亡密切相关。相比于使用神经毒素杀伤多巴胺神经元的帕金森模型，基于 α-syn 的帕金森病模型由于在时程上能够较好地模拟帕金森病发生、发展的全过程，这有利于发现和识别新的治疗靶点。

2. 鱼藤酮模型

鱼藤酮是一种天然有机磷杀虫剂，具有高度的亲脂性，能够透过血脑屏障，进入细胞内抑制脑内线粒体氧化呼吸链复合体I的活性。由于 DA 能神经元的能量代谢水平较高，对于氧化应激的敏感性较高，因此能够造成多巴胺能神经元的损伤或坏死。但是，由于鱼藤酮亲脂性高，在高剂量鱼藤酮造模时，动物全身毒性作用的影响容易出现与 PD 无关的表现，例如心血管毒性和非特异性脑损伤，且制备过程费时、费力，不同个体制备效果不一，动物死亡率较高。

3. 除草剂模型

百草枯等除草剂，其化学结构与 MPP^+ 相似，也是线粒体复合物I抑制剂，但百草枯不易透过血脑屏障，作用机制也与 MPP^+ 不同。百草枯模型可模拟 PD 病理和行为学方面的部分改变，在研究环境因素与 PD 发病机制的关系中有一定价值。

4. 脂多糖（LPS）模型

LPS 是一种强有力的炎症刺激物，可以通过多种方式给予动物：黑质内注射、苍白球注射、纹状体注射和腹腔注射给药。LPS 可明显激活黑质小胶质细胞，随后导致 DA 神经元死亡，是 PD 模型的理想模型，但是周期较长，4 个月到 12 个月不等。

二、基因修饰动物模型

（一）DJ-1 基因敲除模型

DJ-1 是一种重要的 PD 相关致病基因，可通过氧化应激使蛋白酶体降解系统紊乱，将胞质内蛋白转移至线粒体，使线粒体功能异常或降低。

（二）PINK1 基因敲除模型

PINK1 为脑组织胞内以及线粒体外膜上的一种蛋白激酶，具有抗凋亡、抗氧化作用。该基因突变能够导致细胞发生氧化应激损伤。

PINK1 基因突变小鼠脑内 DA 能神经元数量、DA 受体含量水平均不发生变化，但是纹状体内的 DA 释放量下降，儿茶酚胺释放量和释放频率下降，这说明 PINK1 对纹状体突触可塑性以及 DA 释放发挥着重要作用。

（三）LRRK2 转基因模型

Leucine-rich repeat kinase2（LRRK2）蛋白主要分布于胞质和线粒体外膜上，对神经元维持、囊泡运输和大脑中的神经递质释放都具有重要作用。LRRK2 突变损害多巴胺神经经传递但不影响神经元丢失，而通过异源启动子或病毒传递过表达 LRRK2 则会导致小鼠的多巴胺神经元死亡。该基因是最常见的 PD 常染色体显性遗传致病基因，且常见于晚发型 PD，所以也常被用来进行基础研究以获得 PD 表型。

（四）SNCA 转基因模型

Alpha-synuclein（SNCA）是第一个被发现与家族性 PD 相关的基因，编码 α-syn。全基因组关联分析表明 SNCA 与 PD 发病密切相关，SNCA 基因高表达是 PD 的一个重要病理学标志。

第四节 失眠症

失眠是常见的精神疾病之一。据估计，多达 1/3 的初级保健患者符合诊断标准。该疾病具有高疾病负担，并影响生活质量和日间功能。此外，失眠是其他身体和心理健康状况的风险因素，并且会因为无法承担日常工作以及医疗保健使用而产生高社会成本，阻碍社会经济的发展。鉴于其在个人和社会层面的高患病率与影响，失眠症的治疗具有高度的公共卫生相关性。如果治疗不当，这种疾病可能会增加其他健康问题的风险。对于需要睡眠药物的失眠症患者，许多药物不建议长期使用，并且对于可以长期安全有效使用的药物存在未满足的需求。然而，造成失眠发生的确切因素尚不清晰，很多因素均会对其产生影响。所以失眠小鼠模型的制备对于失眠这一疾病的研究有着重要的意义。现有研究失眠动物模型主要分为诱发性动物模型与基因修饰动物模型。

一、诱发性动物模型

（一）腹腔注射对氯苯丙氨酸构建失眠小鼠

现代医学研究表明，睡眠与中枢神经介质有关。PCPA 诱导的睡眠剥夺模型会消耗掉脑内的 5- 羟色胺，并对 NA、DA 水平有影响。5- 羟色胺分泌不足，会引起大脑皮层兴奋和抑制功能发生紊乱从而导致慢波睡眠和快波睡眠发生紊乱，从而导致失眠症。故使用腹腔注射对氯苯丙氨酸可以构建失眠小鼠。

1. 实验准备

（1）实验动物。SPF 级 ICR 小鼠，雄性，8 周龄，体重（20±2）g。

（2）实验材料及试剂。对氯苯丙氨酸（PCPA）Alfa Aesa。

（3）实验仪器。行为监测系统、注射器。

2. 造模方法

（1）首先将小鼠进行适应性饲养 7d。

（2）于第 8 天开始按 300mg/kg 剂量腹腔注射 PCPA 混悬液（30mg/mL），连续 3d 注射给药。

（3）从第 11 天开始，模型组给予 0.1mL/（10g·d）生理盐水。

（4）第 17 天，每组腹腔内给予阈值上剂量的戊巴比妥钠（0.1mL/10g）。

（5）记录一段时间后矫正反射消失的小鼠数量和睡眠情况数量、睡眠时间和觉醒时间以评价建模。

3. 模型评价方法

与对照组相比，模型组小鼠的睡眠时间明显减少，睡眠潜伏期明显变长，视为建模成功。

4. 模型优缺点

优点：PCPA 被广泛应用于失眠动物模型的建立，可信度较高。造模后可以维持较长的疾病状态。缺点：实验中会出现麻醉意外导致小鼠死亡。

（二）慢性束缚应激制备失眠动物模型

现代社会的节奏快，人类的生活与工作压力逐渐增大，失眠成为临床的常见症状之一。由于失眠的实验研究受各种不确切因素的影响很大，用失眠患者作为研究对象了解失眠者的免疫功能，其结果容易存在偏差。使用慢性束缚应激实验制备小鼠失眠动物模型，可以尽可能地减少不必要的干扰，为后续药物的研发与实验打下基础。

1. 实验准备

（1）实验动物。SPF 级 BALB/c 小鼠，雄性，6~8 周龄，体重（22±2）g。

（2）实验材料。戊巴比妥钠：以生理盐水配制成 1% 戊巴比妥钠溶液，肌肉注射 40mg/kg。

（3）实验仪器。注射器、特制离心管。

2. 造模方法

将小鼠束缚在特制的离心管内 8h（过夜），连续 7d 造成小鼠慢性束缚应激，制备小鼠失眠动物模型。

3. 模型评价方法

使用戊巴比妥睡眠时间进行判断。

（1）模型组小鼠均给予戊巴比妥钠 40mg/kg，行肌肉注射。

（2）记录小鼠的睡眠时间（以翻正反射消失为入睡时间，从翻正反射消失至恢复的时间为睡眠持续时间）。

观察到小鼠每天 8h（过夜），连续 7d 的慢性束缚应激能明显缩短戊巴比妥钠睡眠时间，导致中枢神经系统功能改变，视为失眠模型制备成功。

4. 模型优缺点

优点：该方式摒弃传统水上转盆等睡眠剥夺模型，采用慢性束缚应激造成小鼠紧张、烦躁、疲倦而致失眠，与目前较多失眠成因更贴近。缺点：实验中会出现麻醉意外导致小鼠死亡。

（三）反复定时腹腔注射小剂量咖啡因建立小鼠失眠模型

咖啡因是咖啡中的主要活性成分，属甲基黄嘌呤类生物碱，具有兴奋中枢神经系统、助消化、强心利尿等作用。由于现代社会的工作压力大，人们经常通过饮用咖啡来振奋精神与集中注意力。但该习惯会诱导失眠的发生，已经成为现代人类失眠的重要病因之一。该造模方式与摄入咖啡因导致失眠的情况较为近似，是一种良好的动物模型。

1. 实验准备

（1）实验动物。SPF 级昆明种小鼠，雌雄不限，6~8 月龄，体重（22±2）g。

（2）实验材料及试剂。咖啡因、注射器。

2. 造模方法

每日经腹腔注射小剂量咖啡因 2mg/kg，连续注射 7d。

3. 模型评价方法

动物出现昼夜节律消失，白天活动频繁，与空白对照组有明显不同，表明模型复制成功。

4. 模型优缺点

优点：注射咖啡因与现代人失眠的原因更为相近，有利于进一步研究。咖啡因诱导的失眠模型更加符合临床失眠伴焦虑症状。缺点：在操作时可能发生注射失误，导致小鼠死亡。

（四）改良多平台水环境睡眠剥夺法（MMPM）

改良多平台水环境睡眠剥夺法是一种较为传统的造模方式。由于睡眠剥夺可以引起神经递质系统的失衡，而正常的学习与记忆这些复杂生理功能正是通过神经递质与相关受体结合作为中介的神经元之间突触传递来完成的。同时睡眠与觉醒周期也受到神经递质的影响。故使用改良多平台水环境睡眠剥夺法制造失眠小鼠模型是一种可行的方式。

1. 实验准备

（1）实验动物。SPF 级昆明种小鼠，雌雄不限，3～4 月龄，体重（20±2）g。

（2）实验材料及试剂。睡眠剥夺箱、水迷宫实验设备。

2. 造模方法

（1）首先进行适应性饲养 3d，期间动物可以自由进食、饮水。

（2）进行 Morris 水迷宫 3d 的训练，筛除体力（游泳时间 < 60s）及学习记忆成绩不合格者，同时记录其余小鼠的训练数据。

（3）应用 D. Suchecki 的改良多平台法（MMPM）进行睡眠剥夺。

（4）剥夺箱为长 110cm、宽 60cm、高 34cm 的蓝色塑料储存箱，其底面均匀地固定 12 个直径为 2.4cm、高 8.0cm 的不锈钢平台，在箱内注水，水平面应低于平台表面 0.5cm，箱顶放置铁丝网，并做出凹槽放置饲料，动物在平台间可自由活动及饮食。

（5）造模时每日剥夺睡眠 16h（当日 17：00 至次日 9：00），当小鼠进入 REM 阶段时，由于全身肌张力的降低，垂头触水或落入水中觉醒，而始终不能进入 REM 期。

（6）连续 21d，每天 16h 的间断性 REM-SD 建立 CSD 小鼠模型。观察 CSD 后小鼠一般生理状态的改变。

3. 模型评价方法

造模期间对各组小鼠的精神状态、皮毛光泽度、是否脱毛、行为反应、饮食、粪便的情况进行观察。

在后期水迷宫的测试中，模型小鼠游泳的体力与学习记忆能力明显差于对照组。模型组出现饮食、饮水的增多而体重反而减轻的"类甲亢"症状。模型组初期出现一定程度

"激惹"状态，具体表现为同笼内的小鼠互相嘶吼争斗，鼠耳、鼠尾、足趾均有破损；并对触碰刺激表现出逃避、尖叫或攻击行为。在后期，则出现小鼠行为由兴奋逐渐转为抑制，如精神不振、活动减少、反应迟钝，对于灌胃的抵触降低，常因短暂睡眠以致低头触水或跌落水中，惊醒后再次爬上平台。

出现上述结果可视为模型复制成功。

4. 模型优缺点

优点：是较为传统的造模方法，有较高的可信度。缺点：与现代人失眠的发病原因差别较大，不利于后续的研究。

（五）腹腔注射甲状腺激素建立失眠模型

随着社会的进步，失眠已经成为现代人不可忽视的严重的健康隐患。近年来的研究显示，睡眠时相与神经 – 内分泌 – 免疫网络的间接调控相关。神经 – 内分泌 – 免疫网络学说将神经、内分泌、免疫三大系统相互之间的调节关系看成动态性的整体，并尝试进行全面系统的研究。使用细胞因子、激素、神经递质作为信息分子来实现人体整体功能的调控。使用腹腔注射甲状腺素建立失眠动物模型正是基于这一理论，通过调整激素水平达到调控人体整体功能的目的。这种造模方式比较新颖，且避免药物对小鼠的影响，是一种较为理想的造模方式。

1. 实验准备

（1）实验动物。SPF 级 C57BL/6 小鼠，雄性，3 周龄，体重（10±2）g。

（2）实验材料及试剂。甲状腺素标准品，注射器。

2. 造模方法

小鼠按 0.47mg/kg 腹腔注射甲状腺素溶液进行造模。

3. 模型评价方法

当小鼠出现活动次数增加、易激惹、昼夜节律缺失、白天与夜晚活动不间断等行为表示造模成功。

行脑电图检测：NREM 和 REM 是睡眠时相中的两个重要阶段，这两类睡眠的数量决定了睡眠的质量，本研究通过睡眠时相发现，模型组小鼠 NREM 和 REM 所占时间比显著少视为造模成功。

4. 模型优缺点

优点：操作简便。缺点：在操作时易发生注射失误，导致小鼠死亡。

（六）小平台水环境法

小平台水环境法，是指将实验动物放置在 1 个小平台上，平台设立在底部盛有水的箱子内，从而对实验动物进行强迫站立的一种造模方法。此方法主要利用啮齿类动物畏水的生活习性，大鼠可在平台上站立或进入非快速眼动睡眠（NREM），但当其进入快速眼动睡眠（REM）时，全身肌张力降低，引起节律性低头，甚至掉入水中，从而达到异相睡眠剥夺的目的。经实验验证平台水环境法可成功造模比较稳定的睡眠剥夺模型，是一种良好的造模手段。

1. 实验准备

（1）实验动物。SPF 级 SD 大鼠，雄性，体重（160–200）g。

（2）实验材料及试剂。小平台设施。

2. 造模方法

（1）大鼠适应性喂养 1 周。

（2）采用小平台水环境法剥夺大鼠睡眠复制失眠动物模型，将大鼠放在睡眠剥夺箱的小平台上，大鼠在小平台可自由进食饮水，可转身舔毛或打盹，但进入快速眼动睡眠时，则因节律性垂头而落入平台下面的水中惊醒，因惧水而重新爬回站台，继续以原姿态保持清醒状态站立。

（3）剥夺时间持续 24h，隔日再进行睡眠剥夺，累计剥夺 1 次，而后进行相应的标本采集。

3. 模型评价方法

模型组大鼠消瘦，精神亢奋易激惹，毛竖起无光泽，饮水明显增多，摄入食物量明显减少，总睡眠时间和 NREMS 比例明显降低可视为造模成功。

4. 模型优缺点

优点：是较为传统的造模方法，有较高的可信度。缺点：与现代人失眠的发病原因差别较大，不利于后续的研究。

二、基因修饰动物模型

（一）C57BL/6J，AKR/J，DBA/2J 小鼠

3 种小鼠中 DBA/2J 小鼠睡眠剥夺后的皮质醇水平升高得最高且睡眠自稳态水平最低，而 AKR/J 小鼠与之相反。C57BL/6J 小鼠介于两者之间。在睡眠剥夺的研究中，除了能够激发睡眠的自稳态，还能够激活 HPA 轴，即产生应激。而应激和应激易感性的不同，能够导致不同品系小鼠睡眠剥夺后睡眠波形和脑区基因表达的不同。对 3 种小鼠植入电极后进行温和的睡眠剥夺，发现用于探讨应激反应中产生的皮质醇对睡眠觉醒中相关的睡眠需要的电生理和分子相关性改变贡献的研究。

（二）FFI 突变小鼠

致命性家族性失眠症（FFI）是临床上一种朊病毒疾病，与 D178 N 朊病毒蛋白（PrP）突变有关。疾病表型由突变等位基因上的 129M/V 多态性决定，其被认为影响 D178NPrP 错误折叠，导致形成具有特定神经毒性特性的独特朊病毒株。尝试表达出 FFI 突变的小鼠 PrP 同源物的转基因（Tg）小鼠。这些小鼠在其大脑中合成突变 PrP 的错误折叠形式，并发展出具有严重睡眠中断的神经疾病，如睡眠障碍等疾病。

（三）MyD 88 缺陷小鼠

髓样分化初级反应基因 88（MyD 88）是小胶质细胞活化所必需的，小胶质细胞在调节睡眠稳态中具有重要作用，但 MyD 88 对睡眠的贡献尚未确定。在白天，MyD 88-KO 小鼠表现出延长的觉醒和较短的非快速眼动睡眠持续时间。来自 MyD 88-KO 小鼠的原代培养的小胶质细胞显示吞噬能力降低。以上这些发现表明，基因缺失 MyD 88 诱导失眠行为，至少部分，通过影响小胶质细胞的稳态功能和降低 5- 羟色胺能神经元的输出。

第五节　焦虑症

焦虑症是一种常见的精神障碍。在没有治疗的情况下，焦虑症倾向于以渐增和渐减的过程持续存在，导致增加的个体和社会经济负担，因此，及时有效的治疗是精神卫生保健的一个关键目标。而焦虑症的治疗目前还面临着较大的挑战，即使在一段时间内有较好的治疗效果，但在不同的随访时间内，焦虑症的复发率较高，有纵向研究报道，在 2 年随访时，只有 51% 患有焦虑症且无合并症的患者持续恢复，而在 9 年随访时，这一数字仅为 26%。因此，尽量减少复发对减轻焦虑症的社会负担至关重要。所以药物的进一步研究对这一疾病至关重要。虽然认知行为疗法（CBT）在治疗中也起重要作用，但就目前的社会发展而言，所有焦虑症患者无法接受完善的 CBT 治疗，更多的还是依赖药物控制疾病的发展。故应进行更完善的临床前药物研究，因此焦虑症动物模型的制备对焦虑症的研究具有不可忽视的作用。就现有研究来看，焦虑症模型主要分为诱发性动物模型和基因修饰动物模型。

一、诱发性动物模型

（一）强迫游泳应激

束缚应激是一种较为传统的造模方式，经大量实验证实束缚应激可以使啮齿类动物产生明显的焦虑样行为。但由于这种造模方式刺激手段较为单一，为更加全面地了解应激对小鼠情绪的影响，应使用不同的刺激手段进行尝试。强迫游泳应激经实验证明也可以成功制备小鼠焦虑模型，为该模型的制备提供了新的思路。

1. 实验准备

（1）实验动物。SPF 级 BALB/c 小鼠，雄性，5～8 周龄，体重（20±2）g。

（2）实验仪器。水槽、高架十字迷宫装置、视频监视器、小鼠十字迷宫检测软件、配有弱光和换气装置的隔音箱、旷场实验分析软件。

2. 造模方法

（1）小鼠在实验环境适应 7d。

（2）第三天被强制放入 1.5L 矿泉水瓶制成的 30cm 高、底部直径为 10cm 的水槽中

30min。水深约 20cm，温度为（20±1）℃，水深必须保证小鼠尾巴不能碰到槽底。在应激实施 30min 内，将那些不能保持鼻子在水面以上的小鼠剔除。

（3）游泳结束后，立即将小鼠从水里拿出，用干毛巾尽量吸干身上水渍后，放回原笼中。

（4）若有需经受两次应激的小鼠，应在第一次应激后第二天同一时间，对其施以同上操作。

3. 模型评价方法

使用高架十字迷宫实验和旷场实验综合评价。

（1）高架十字迷宫实验。实验过程：

①高架十字迷宫装置由两个开臂和两个闭臂呈十字交叉状组成，开臂长 25cm、宽 8cm、高 0.5cm；闭臂长 25cm、宽 8cm、高 12cm；交叉区域形成中间平台，长宽均为 8cm。实验时将整个装置离地面 50cm，并用布帘包围以减少外界干扰。②将视频监视器置于装置正中上方约 1.5m，并与计算机上小鼠十字迷宫检测软件相连。③实验开始前，小鼠在实验环境适应 2d，同时实验人员每天两次温柔抚摸小鼠，每只每次 5min，以消除小鼠的紧张情绪。④检测时，小鼠头朝开臂放于装置中间平台区后。⑤立即拉紧布帘，离开测试区，开始检测，计时 5min，软件记录开臂、闭臂滞留时间和进臂次数。

评价标准：

①1 次应激 12h 后，模型组小鼠开臂滞留时间显著缩短，24h 后其闭臂探索时间有所恢复，但与对照组相比仍有统计学意义。②2 次应激 12h 后，与对照组相比，模型组小鼠开臂滞留时间明显减少，24h 后在应激小鼠闭臂探索时间有了更为明显的下降，而且 48h 后有了明显恢复，但仍有统计学意义。③在所用应激组，总进臂次数都有显著下降，而闭臂进入次数没有影响。

（2）旷场实验。实验过程：

①高架十字迷宫结束后立即进行旷场实验。②实验设备为单独置于配有弱光和换气装置的隔音箱中的一个 30cm 长、30cm 宽、30cm 高的四周和底部为透明的树脂玻璃的方形盒子，共 4 个，实验开始时将隔音箱与计算机上旷场实验分析软件相连。③检测时，小鼠被放于盒子中央区，自由活动 15min。检测小鼠在实验箱总活动路程和中央区活动时间。④我们定义实验箱正中间的 15cm×15cm 区域为中央区，占整个面积的 1/4。每个箱子每次只允许检测一只小鼠。

评价标准：

①1 次应激 12h 后和 2 次应激 24h 后小鼠中央区活动时间显著减少，而且 2 次应激低于 1 次应激。②1 次应激 24h 后和 2 次应激 48h 后这一现象又有所恢复，但与对照组相比仍有统计学意义。

以上结果提示，强迫 BALB/c 小鼠游泳能使其产生明显的焦虑样行为，2 次应激 24h 后这一行为更为明显。则可认为该模型复制成功。

4.模型优缺点

优点：属于创新的模型制备方式，还需要进一步的实验验证。实验操作空间相对较大，对后续实验操作有更高的包容性。对某些焦虑症特征指标有较高的研究意义。缺点：由于采用的强迫游泳应激每次时长为 30min，其中有些小鼠无法坚持，甚至有溺水死亡案例。证明该方法是一种强烈的应激刺激模式，可能附带有体力耗竭的缺点。

（二）束缚应激

束缚应激是一种较为传统的造模方式，经大量实验证实束缚应激可以使啮齿类动物产生明显的焦虑样行为。

1.实验准备

（1）实验动物。SPF 级 BALB/c 小鼠，雄性，5~8 周龄，体重（20±2）g。

（2）实验仪器。通气良好的塑料束缚管、高架十字迷宫装置、视频监视器、小鼠十字迷宫检测软件、配有弱光和换气装置的隔音箱、旷场实验分析软件。

2.造模方法

（1）小鼠在实验环境适应 7d。

（2）将小鼠置于通气良好的塑料束缚管中 2h，尽量避免生理性压迫和疼痛的发生。

（3）2h 后取出小鼠，放回原笼中饲养。

（4）若有需经受两次应激的小鼠，应在第一次应激后第二天同一时间，对其施以同上操作。

3.模型评价方法

使用高架十字迷宫实验和旷场实验综合评价。

（1）高架十字迷宫实验。实验过程：高架十字迷宫装置由两个开臂和两个闭臂呈十字交叉状组成，开臂长 25cm、宽 8cm、高 0.5cm；闭臂长 25cm、宽 8cm、高 12cm；交叉区域形成中间平台，长宽均为 8cm。实验时将整个装置离地面 50cm，并用布帘包围以减少外界干扰。①将视频监视器置于装置正中上方约 1.5m，并与计算机上小鼠十字迷宫检测软件相连。②实验开始前，小鼠在实验环境适应 2d，同时实验人员每天两次温柔抚摸小鼠，每只每次 5min，以消除小鼠的紧张情绪。③检测时，小鼠头朝开臂放于装置中间平台区。④立即拉紧布帘，离开测试区，开始检测，计时 5min，软件记录开臂、闭臂滞留时间和进臂次数。

评价标准：①1 次持续 2h 的束缚应激显著地减少了其开臂滞留时间，而对总进臂次数和闭臂进臂次数没有影响。②2 次束缚应激 24h 后小鼠的开臂滞留时间进一步减少。

（2）旷场实验。实验过程：①高架十字迷宫结束后立即进行旷场实验。②实验设备为单独置于配有弱光和换气装置的隔音箱中的一个 30cm 长、30cm 宽、30cm 高的四周和底部为透明的树脂玻璃的方形盒子，共 4 个，实验开始时将隔音箱与计算机上旷场实验分析软件相连。③检测时，小鼠被放于盒子中央区，自由活动 15min。检测小鼠在实验箱总活动路程和中央区活动时间。④定义实验箱正中间的 15cm×15cm 区域为中央区，占整个面积的 1/4。每个箱子每次只允许检测一只小鼠。

评价标准：①束缚应激 24h 后，与对照组相比，模型组小鼠在中央区活动时间明显减少。②2 次应激组更为显著，但对其总活动路程没有影响。

以上结果提示，在 BALB/c 小鼠，束缚应激能产生明显的焦虑样行为，两次应激 24h 后这一行为更为明显。则可认为该模型复制成功。

4. 模型优缺点

优点：有大量文献证实束缚应激在啮齿类动物能够产生明显的焦虑样行为，属于传统的制备方式，可信度较高。缺点：束缚应激装置空间过于狭小，容易造成套管脱落，影响后续给药等操作。

（三）左旋-丁硫氨酸-亚砜亚胺（BSO）

通过单次腹腔注射左旋-丁硫氨酸-亚砜亚胺（BSO）5mg/kg 建立焦虑症动物模型，操作简便、成功率较高，是一种比较理想的造模方式。

1. 实验准备

（1）实验动物。SPF 级昆明小鼠，雄性，6~8 月龄，体重（22±2）g。

（2）实验材料。左旋-丁硫氨酸-亚砜亚胺（BSO）。

（3）实验仪器。高架十字迷宫、明暗箱装置、注射器及酒精棉球若干。

2. 造模方法

单次腹腔注射 BSO 5mg/kg 建立焦虑症动物模型。

3. 模型评价方法

（1）与正常对照组比较，模型组小鼠在 Vogel 饮水冲突实验中饮水次数明显减少。

（2）与正常对照组比较，模型组小鼠在高架十字迷宫实验中进入开臂的次数明显较少，开臂停留时间明显较短。

（3）与正常对照组相比，模型组小鼠在明暗箱穿梭实验中穿梭次数及在明箱内停留时间比减少。

（4）与正常对照组比较，模型组前额皮质及海马脑区的四氢孕酮含量出现显著减少。

（5）与正常对照组相比，模型组血清皮质酮的水平明显增高，则可认为该模型复制成功。

4. 模型优缺点

优点：操作简便。缺点：在操作时可能发生注射失误，如不慎刺内脏，导致小鼠死亡。

（四）卵巢切除术

围绝经期主要分为绝经过渡期和绝经期早期。该时期的雌激素水平会产生波动，这种波动会引起自主神经系统功能紊乱，严重时甚至会出现神经心理症状，焦虑就是围绝经期女性最为常见神经心理症状之一。在临床上也较为常见。故通过卵巢切除，引起雌激素水平降低，后期小鼠出现焦虑的症状，可以成功制备围绝经期焦虑的动物模型。该模型对寻找更好的药物干预手段处理围绝经期的焦虑症状有重要意义。

1. 实验准备

（1）实验动物。SPF 级 C57BL/6J 小鼠，雌性，6~8 周龄，体重（20±2）g。

（2）实验材料。戊巴比妥钠：以生理盐水配制成 1% 戊巴比妥钠溶液，ip 50mg/kg。

（3）实验仪器。手术器材（手术刀，眼科剪，组织镊，眼科镊，手术用缝针、缝线）、高架十字迷宫装置、视频监视器、小鼠十字迷宫检测软件、明暗箱装置、明暗箱检测软件。

2. 造模方法

卵巢切除术：

（1）参照 OVX 卵巢切除模型，以 20% 乌拉坦注射麻醉，腹部脱毛、消毒。

（2）从腹正中线做切口切开皮肤以及肌层，根据子宫定位后，确定卵巢位置，在卵巢和子宫末端处结扎，切除卵巢。

（3）分别缝合肌层和皮肤，间断缝合。

（4）假手术组只开腹不进行切除。

（5）手术后恢复 1 周。

3. 模型评价方法

（1）高架十字迷宫行为学实验。实验方法：①高架行为学实验开始时，将小鼠轻轻放于高架十字迷宫的中央部位，使每次测试小鼠头朝向一致。②用软件开始记录小鼠的行为，记录 10min。③每只小鼠行为学结束后，打扫其排泄物，并用医用酒精擦拭行为学设备并擦干，减少两次小鼠气味的影响。④记录小鼠进入各个臂的次数及总时长、进入开放臂次数的百分比（小鼠身体大部分进入臂则记为一次进入，实验过程中实验人员避免发出声响）。

评价标准：与假手术组小鼠相比，卵巢切除组小鼠在迷宫开臂的时间更短，进入开臂的比例更低，证实卵巢切除组小鼠出现焦虑样行为。则可认为该模型复制成功。

（2）明暗箱行为学测试。实验方法：①明暗箱行为学实验开始时，将小鼠放于明箱后打开明箱和暗箱间隔板，并用软件记录小鼠 10min 的行为。②每次小鼠行为学结束后，清除排泄物，并用医用酒精擦拭后擦干。③记录明暗箱穿梭次数和在明暗箱停留的时间。

评价标准：与假手术组小鼠相比，卵巢切除组小鼠的暗箱时间明显增加，则可认为该模型复制成功。

4. 模型优缺点

优点：较好地模拟出女性绝经期焦虑的患者，有利于下一步研究。缺点：对小鼠有一定伤害，若出现感染会导致小鼠死亡。

（五）断奶前母本隔离模型

断奶前母本隔离（preweaning maternal separation，PMS）C57BL/6J 小鼠模型是一种较为特殊的动物模型，它可以较好地模拟儿童产生焦虑的常见原因，更加贴近儿童真实的发病过程。对研究青少年焦虑症提供较好的实验基础。

1. 实验准备

（1）实验动物。SPF 级 C57BL/6J 小鼠，雌性，鼠龄 6 ~ 8 周，体重（20 ± 2）g。

（2）实验仪器。旷场实验箱、高架十字迷宫，行为学记录分析系统。

2. 造模方法

（1）将成年 C57BL/6J 雄鼠与成年 C57BL/6J 雌鼠随机合笼（雄雌比 1 : 3），待雌鼠受孕后采用随机数字表法分为对照组和母本隔离组。

（2）对照组常规饲养，正常提供食物和饮水。

（3）母本隔离组的母鼠生产后，母本正常照顾至出生第 13 天，从第 14 天开始每天将母鼠移出居住笼 4h，留幼仔单独居住，4h 后将母鼠移回居住笼，直至 21d 断奶。

（4）后续通过旷场、高架十字迷宫测试来确定母本隔离模型制备是否成功。

3. 模型评价方法

通过旷场、高架十字迷宫测试综合评价模型是否制备成功

（1）旷场测试。测试方法：①在旷场测试前 2h 将小鼠放在行为测试房中适应环境。②将小鼠置于旷场实验箱（40cm × 40cm × 40cm）中进行旷场测试。③小鼠头部固定朝向同一个方向，自由活动 10min 并记录小鼠总移动距离及中心区域时间百分比。

评价标准：模型小鼠在旷场测试中总移动距离、中心区域时间百分比明显减少，且具有统计学意义，视为造模成功。

（2）高架十字迷宫测试。测试方法：

①在高架十字迷宫测试前 2h 将小鼠放在行为测试房中适应环境。②将小鼠置于高架十字迷宫，2 条开臂（30cm × 8cm）、2 条闭臂（30cm × 6cm × 15cm）、中心区域（8cm × 8cm）、距地面高度 55cm 中进行高架十字迷宫测试。③小鼠头部正对一侧开臂方向，自由活动 10min，记录小鼠在开臂花费时间、开臂总移动距离及进入开臂次数。

评价标准：模型小鼠在高架十字迷宫测试中开臂花费时间、开臂总移动距离及进入开臂次数明显减少，且具有统计学意义，视为造模成功。

4. 模型优缺点

优点：是一种较有特点的造模方式，可以较好地模拟儿童及青少年焦虑症，为后续的研究打下基础。缺点：实验周期较长。

（六）社会隔离小鼠焦虑模型

社会隔离（Social isolation，SI）作为一种常见的社会应激，会导致脑生理、神经化学和神经生物学改变，甚至使学习记忆能力下降，诱发焦虑等多种负面行为。社会隔离现广

泛用于研究生命早期生活应激事件对后期行为和脑活动的影响。该造模思路正是模拟人类生命早期社会隔离,将小鼠在标准环境下单独饲养,行为学实验结果表明,社会隔离造成小鼠自主活动增加,产生焦虑样行为,空间学习记忆能力严重受损。这是一种非药物、基因和手术性干预的造模策略,对小鼠的伤害较小,且与现代社会中人类焦虑的发病原因近似。有较高的研究价值。

1. 实验准备

(1) 实验动物。SPF 级昆明小鼠,孕龄为 13 ~ 14d,体重(28 ~ 35)g。

(2) 实验材料及试剂。聚乙烯鼠笼,旷场实验箱,黑色不反光壁纸。

2. 造模方法

(1) 选取孕龄为 13 ~ 14d 的 SPF 级昆明小鼠,在室温为 18 ~ 22 ℃、相对湿度为 65% ~ 70% 和 12h 亮暗循环灯光照射的动物房单独饲养于聚乙烯鼠笼内等待分娩,期间接受标准的啮齿动物饮食和自由饮水。

(2) 小鼠出生后与母鼠同笼饲养至第 21 天时,将所有雄性小鼠置于同一笼内。

(3) 随机选取 8 只作为对照组,每笼 4 只饲养于 30cm × 20cm × 15cm 的聚乙烯鼠笼内(只有敷料)。

(4) 随机选取 8 只小鼠作为模型组,每笼 1 只饲养于 30cm × 20cm × 15cm 的聚乙烯鼠笼内(只有敷料)。

(5) 每天在固定时间清洁鼠笼补充食水。

(6) 所有小鼠饲养 4 周。

3. 模型评价方法

使用开放旷场实验与高架十字迷宫实验进行综合评价。

(1) 旷场测试。测试方法:同上。

评价标准:同上。

(2) 高架十字迷宫实验。测试方法:同上。

评价标准:同上。

4. 模型优缺点

优点:该造模方式使用了一种非药物、基因和手术性干预方式,对小鼠伤害较小,同时更贴近于现代社会人类焦虑的发病原因。具有较高的研究价值。缺点:实验周期较长。

(七)慢性不可预知温和应激小鼠模型

慢性不可预知温和刺激模拟了人类受到日常生活中的不可预知压力,常应用于焦虑抑郁模型造模。这种造模方式避免了对小鼠给药或进行手术,最大限度减少了对小鼠的伤害,且与现代人焦虑的发病原因相近,是一种较好的造模方式。

1. 实验准备

(1) 实验动物。SPF 级 C57BL/6J 小鼠,雄性,6 ~ 8 周龄,体重(20 ± 2)g。

（2）实验仪器。摇床、旷场、强迫游泳实验仪、行为学视频分析系统、足底测痛仪、量筒等。

2. 造模方法

方法同抑郁症 CUS。

3. 模型评价方法

方法同抑郁症 CUS 评价。

4. 模型优缺点

优点：造模方式较为温和，在实验过程中小鼠健康状况良好，皮毛光泽干净，饮食正常，有利于实验操作。缺点：实验周期较长。

二、基因修饰动物模型

Rab10 T73V 突变小鼠

过度磷酸化的 Rab10 与神经退行性疾病如帕金森病和阿尔茨海默病的发病机制有关。然而，Rab10 的进化保守的 Thr73 磷酸化的神经生理功能仍缺乏研究。一种新的小鼠模型表达的非磷酸化 T73V 突变的 Rab10。通过进行一系列全面的神经分析，包括行为测试、突触评价、神经元和神经胶质染色，评估神经突分支和脊柱形态发生。Rab10 T73V 突变小鼠表现出特征性的焦虑样表型，其他行为模块相对不受影响。

第六节　脑卒中

脑卒中是脑血管病的主要临床表现，包括缺血性卒中和出血性卒中。该病具有局部或弥漫性脑神经功能障碍等特征。随着人口老龄化的加剧，脑卒中的发病率逐年上升。随着人们生活水平的提高和饮食结构的改变，其发病率不仅在中老年人群中呈上升趋势，而且在年轻人群中也呈上升趋势。因此，具有高灵敏度和特异性的快速诊断对于及时控制疾病进展和提高患者存活率至关重要。同时药物治疗也是不可或缺的部分。但目前治疗措施价值相当有限。只有抗凝治疗或颈动脉手术的预防性治疗、预防性抗高血压治疗和抗凝治疗的急性治疗显示出一定的效果。正确的病理生理学知识对更合理的治疗有重要意义。故使用动物模型进行临床前研究十分必要。现有研究中，脑卒中动物模型的造模方式在逐渐丰富，目前主要分为两类，分别为诱发性动物模型和基因修饰动物模型。

一、诱发性动物模型

（一）局部缺血模型（动脉线栓法）

制作脑卒中导致的脑损伤，需要使用生理上容易控制并且重复性好的动物模型。啮齿类动物实验在脑缺血领域中的应用普遍。脑卒中动物模型主要包括全脑缺血模型、局部缺血模型、离体缺血模型。局部缺血模型中通过大脑中动脉线栓法（MCAO）进行造模的模型是与人类卒中最为相似的一种。但是，MCAO 所导致的神经功能障碍的潜在神经生物学机制还不清楚，可能与多种因素有关，包括形态学、免疫反应、神经递质、白质髓鞘及海马的神经发生等。

1. 实验准备

（1）实验动物。SPF 级昆明小鼠，雄性，6～8 月龄，体重（20±2）g。

（2）实验材料。戊巴比妥钠：以生理盐水配制成 1% 戊巴比妥钠溶液，ip 50mg/kg。

（3）手术器材。手术器材（手术刀，眼科剪，组织镊，眼科镊，手术用缝针、缝线）、酒精棉球、碘伏。

2. 造模方法

（1）小鼠在手术前需要禁食 12h，自由饮水。

（2）手术前麻醉。

（3）在颈外动脉上面的"V"形切口处轻轻插入改良过的尼龙栓线到达大脑前动脉近端，从而阻断大脑中动脉的血流来源。

（4）如果在手术中出现小鼠死亡或者蛛网膜下腔出血亦或没有出现脑梗死灶，都被判定为失败的 MCAO 模型，将不纳入后续的实验中去。

（5）同时要随时补充模型组小鼠数量以保证每组动物数相等。

（6）再灌注 24h 后评估神经功能。

3. 模型评价方法

小鼠脑血流再灌注 24h 后，我们用双盲的办法采用 Zea Longa 改良的 5 分法对其进行神经功能评分。

（1）评分方法。评分标准：0 分者表示没有神经损伤的体征，可以认为正常；1 分者表示小鼠不能完全伸直对侧前爪而且身体向一侧弯曲，可以判断轻度神经功能的缺损；2 分者表示小鼠行走时向对侧转圈，判定为中度的神经功能受损；3 分者表示小鼠静止时向对侧倾倒，说明该小鼠有重度神经功能缺损；4 分者表示不能自行行走，有意识丧失。

（2）评价标准

神经功能评分可以反映小鼠神经功能受损程度。分数越高代表受损程度越重，0 分代表正常。MCAO 组的神经功能评分均高于对照组，且有统计学意义（$P < 0.01$）时，视为模型建立成功。

4. 模型优缺点

优点：MCAO 模型是当前国际上研究脑血管病最常用的模型，可信度较高。此模型不需要开头颅，也容易控制缺血时间，相对安全。缺点：在手术过程中容易出现小鼠死亡或蛛网膜下腔出血的情况，导致造模失败。或手术后因各种原因导致小鼠没有出现脑梗死病灶，使造模失败。

（二）光栓脑卒中模型

采用光栓小鼠大脑中动脉致血管内皮损伤、血栓形成，模拟大脑中动脉血栓形成导致的急性缺血性脑卒中的发生。使用这种方式可以较好地再现急性缺血性脑卒中病理过程，形成的梗死灶稳定可重复，是一种良好的造模方式。

1. 实验准备

（1）实验动物。SPF 级 C57BL/6J 小鼠，雄性，10～12 周龄，体重（25±2）g。

（2）实验材料及试剂。戊巴比妥钠、玫瑰红、生理盐水、尿激酶注射液。

（3）实验仪器。微量注射泵、手术器材（手术刀，眼科剪，组织镊，眼科镊，手术用缝针、缝线，显微持针器）。

2. 造模方法

（1）实验前在动物房适应性饲养 1 周，昼夜节律（12/12h）光照，充足食物和饮水饲养。

（2）进行平衡木快速运动训练［训练前晚间 20:00 起小鼠禁食禁水，早晨 8:00 将小鼠全部取出放于其他干净笼子，取直径 3cm 圆木架在鼠笼与新笼之间，原鼠笼（放置充足鼠粮和饮用水）作为小鼠运动终点，取圆木至鼠笼 0.5m 处作为小鼠运动起点，小鼠由起点跑到终点奖励饮食饮水，重复多次训练，计小鼠行走 0.5m 路程用时］，训练 5d，然后根据小鼠行走 0.5m 路程的不同用时进行等级分组后采取分层抽样，用于后续分组。

（3）麻醉后于外耳道与外眦间直接做横行切口，在小动物体式显微镜下分离筋膜和肌肉，暴露颧弓。

（4）于颧弓前缘与根部（有颅底静脉丛易出血，操作应细致）各剪一刀游离颧弓，沿颧弓根部向下继续分离肌肉暴露下颌骨；轻轻拉开下颌骨，循颅底向前下方继续寻找可见"Y"形动脉分支，向前上方走行的动脉即为大脑中动脉。

（5）尾静脉注射 1% 玫瑰红 50μL；选用波长 532nm、强度 35.5cd（坎德拉）激光近距离照射大脑中动脉，光镜下可见动脉变灰、血流停止，造模成功后缝合切口。

3. 模型评价方法

尾静脉注射 1% 玫瑰红 50μL；选用波长 532nm、强度 35.5cd（坎德拉）激光近距离照射大脑中动脉，光镜下可见动脉变灰、血流停止。出现上述结果可视为造模成功。

4. 模型优缺点

优点：MCAO 模型模拟急性缺血性脑卒中病理过程，形成的梗死灶稳定可重复。缺点：手术过程较为复杂，术后小鼠生存率较低。耗时较长。

（三）全脑缺血模型（光化学法模型）

光化学法是实验过程中比较好的一种血栓造模方法。由于该模型的形成过程与人类发病较为相近，加上光照或光敏剂对血管本身无机械性的损害，与临床上疾病的病理、生理上的发病机制极为相似，因而可广泛用于脑血管病的基础与临床研究，以及康复医学的实验研究。是一种有较好发展前景的造模方式，故以光化学法为基础，建立方便、可靠、价格低廉的造模方式十分重要。

1. 实验准备

（1）实验动物。SPF级昆明种小鼠，雄性，6~8周龄，体重（20±2）g。

（2）实验材料及试剂。戊巴比妥钠、光敏剂玫瑰红、氯化钠注射液。

2. 造模方法

小鼠ip 1%玫瑰红溶液（0.1mL/10g）。

（1）小鼠麻醉后（ip 1%戊巴比妥钠，50mg/kg），将小鼠置于头部固定器上，移至解剖显微镜下，调节放大数至10倍，推掉后脑部毛发，用手术剪子给小鼠头从后卤位置沿着脑中线向前卤方向剪1~1.5cm的口子。

（2）找到前囟点，取前因点右后1mm为中心，将冷光源的中心对准已找好的中心点，待玫瑰红注射10min时开始照射，照射时光圈调到D，光强选择3200K，照射时长为10min，手术完毕后在切口处做1~2次缝合。

（3）术后小鼠应在22~25℃的环境中进行保温，使其尽快苏醒，待小鼠苏醒后将其放回安静清洁环境中分笼饲养，避免先苏醒的小鼠将后苏醒的小鼠咬伤。

3. 模型评价方法

行为学评估分别在造模后24h进行评估。本实验行为学评估方法经过Longa法的改良而设计。为了保证评估的客观性，行为学操作评分均由本实验操作员以外的3名实验员完成。

行为学评定标准：

0分：前肢展开以保持平衡的动作。

1分：提起尾部瞬间小鼠健侧前肢正常，被照射大脑对应的一侧前肢（后肢）无规则乱动。

2分：提起尾部瞬间小鼠健侧前肢正常，被照射大脑对应的一侧前肢（后肢）做一条直线上的伸展运动。

3分：提起尾部瞬间小鼠健侧前肢正常，被照射大脑对应的一侧前肢（后肢）贴身不动。

小鼠行为学测评最终得分：前肢分数+后肢分数，分数高于5的小鼠筛选出来不参加之后的实验。其余小鼠可视为造模成功。

4. 模型优缺点

优点：造模后病灶较为稳定。缺点：手术过程较为复杂，术后易出现小鼠死亡。耗时较长。

（四）小鼠桶状皮质缺血性脑卒中

小鼠桶状皮质局灶性脑缺血模型，是大脑中动脉远端的永久性结扎所致局灶性脑缺血，缺血部位主要累及感觉皮质、运动皮质和桶状皮质区域。造模成功后小鼠具体表现为对侧肢体的感觉和运动障碍及胡须感觉障碍。该模型具有梗死面积小、梗死体积相对稳定、死亡率低和存活时间长等优点。

1. 实验准备

（1）实验动物。SPF 级 C57bl/6 小鼠，雄性，8~10 周龄，体重（22±2）g。

（2）实验试剂。戊巴比妥钠：以生理盐水配制成 1% 戊巴比妥钠溶液，ip 50mg/kg。

（3）实验材料。手术器材（手术刀，眼科剪，组织镊，眼科镊，手术用缝针、缝线，显微持针器）、酒精棉球。

2. 造模方法

（1）将小鼠麻醉后，左侧卧位固定于手术台上。

（2）用 0-0 的缝合线永久性结扎胡须桶状皮质周围 2~3 个大脑中动脉分支。

（3）用 4-0 缝合线阻断两侧颈总动脉血流 7min 后恢复供血。

（4）关闭颅窗，缝合伤口。

（5）假手术组小鼠，不进行大脑中动脉远端的结扎，其他操作步骤相同。

3. 模型评价方法

使用 HomeCage 行为学分析方法和贴纸去除试验综合评价。

（1）HomeCage 行为学分析：

①脑缺模型建立后第 14 天，由预先放置的摄像头记录 24h 内各组小鼠在笼内进食、饮水、跑动等自发活动。②通过内置软件（version3.0，Clever Systems，Inc.）对小鼠的行走时长、行走距离、跳跃、后肢站立、不动时间、活跃时间等参数进行统计、分析。

HomeCage 行为学分析结果：与假手术组相比，脑梗死组小鼠活跃性指标（活动距离、活动时长、跳跃时长、后肢站立和总体活跃时间）均有明显下降，而不动时间明显延长，视为模型复制成功。

（2）贴纸去除试验。①经过适应训练后开始测试，左手轻抓小鼠的颈、背部皮肤，腹部朝上，右手用镊子将 4mm×4mm 的贴纸贴于小鼠的左前脚掌上，迅速放于笼中后记录小鼠感知到贴纸的时间（表现为小鼠站立、用胡须触碰贴纸等动作）以及去除贴纸的时间（可借助对侧的前爪或牙齿）。②每只小鼠单侧行为学评估的最长时间为 180s；若超过 180s，小鼠仍未感知或去除贴纸，时间记录为 180s。

贴纸去除试验结果：造模前，3 组小鼠的贴纸感知时间和贴纸去除时间差异均无统计学意义；造模后 3d、7d、14d，脑梗死组小鼠的贴纸感知时间和贴纸去除时间均高于假手术组，提示桶状皮质局灶性脑缺血确实造成小鼠的神经功能缺损。可视为模型复制成功。

4. 模型优点

该模型具有梗死面积小、梗死体积相对稳定、死亡率低和存活时间长等优点。

二、基因修饰动物模型

APOE 转基因小鼠。载脂蛋白 E（apolipoprotein E，ApoE）是一类糖蛋白，在各种急性中枢神经系统损伤中发挥独特的作用。其与闭合性头部损伤、颅内出血和卒中后的不良预后有较高的相关性。实验证明 APOE 的人类亚型特异性作用与局灶性缺血性脑损伤的急性病理机制有关。APOE 转基因小鼠可为研究人 APOE 亚型在急性中枢神经系统损伤中的合适模型。

第七节　癫痫

癫痫（Epilepsy）是一种在全世界范围内分布、影响全年龄段的慢性中枢神经系统疾病，在全球有超过 7000 万名患者。在中国约有 1000 万名患者。癫痫是一组慢性神经系统疾病，具有不同的病因，但通常以自发性癫痫发作和行为共病为特征。并且伴随着各种并发症，包括视力障碍，这可能严重影响一个人的生活质量。但目前对癫痫的认识仍较为有限。由于缺乏对癫痫发作表现的全面认识，会导致误诊。一些抗癫痫药物的安全性仍未达到要求。故对癫痫这一疾病的研究对社会有着重大的意义。良好的动物模型在基础研究中有着不可替代的作用，在现有研究中癫痫动物模型主要分为两类，一种为诱发性动物模型，一种为基因修饰动物模型。

一、诱发性动物模型

（一）匹罗卡品（pilocarpine，PILO）致小鼠癫痫模型

匹罗卡品（PILO）是一种 M 胆碱能激动剂，可诱发动物产生 SE，发作时在行为学、免疫学和脑电波形变化等方面与人类的颞叶癫痫（temporal lobe epilepsy，TLE）过程类似。经大量实验验证，PILO 致痫模型成为国际上公认的 SE 模型。

1. 实验准备

（1）实验动物。SPF 级 C57BL/6 小鼠，雄性，6～8 周龄，体重（20±2）g。

（2）实验材料及试剂。注射器、匹罗卡品（PILO）、东莨菪碱氢溴酸盐、酒精棉球。

2. 造模方法

利用腹腔注射的方法建立 PILO 致痫小鼠模型。①小鼠均按 1mg/kg 的剂量腹腔注射东莨菪碱氢溴酸盐以对抗 PILO 的外周胆碱能反应。②30min 后按 320mg/kg 腹腔注射 PILO 建立致痫模型。

3. 模型评价方法

使用 Racine 癫痫发作分级标准进行评价。

（1）发作分级标准：

0 级：无惊厥的正常状态。

I级：面部节律性阵挛或咀嚼、眨眼。

II级：点头或甩尾，颈部肌肉抽搐。

III级：前肢阵挛。

IV级：伴后肢站立的前肢阵挛。

V级：全身强直阵挛，伴后肢站立并摔倒。

发作达IV～V级的时间超过 30min，或反复出现IV～V级发作且发作间期行为状态无法恢复正常者定为癫痫持续状态（status epilepticus，SE）。

（2）评价标准。持续观察小鼠行为变化，并记录发作等级、出现时间、致痫成功率和发作潜伏期。

达到IV级及以上发作，持续时间超过 30min 且存活者，视为模型建立成功。

4. 模型优缺点

优点：PILO 致痫模型是国际上公认的 SE 模型，可信度较高。可以在行为学、免疫学和脑电波形变化等方面较好地模拟人类颞叶癫痫。模型建立方便、成本较低。缺点：在模型制备过程中会出现给药后小鼠发作等级不够的情况，导致造模失败。对小鼠有一定损害，会出现死亡的情况。

（二）戊四氮（Pentylenetetrazole，PTZ）致小鼠癫痫模型

化学药物致痫模型是最常用的癫痫模型，这些药物包括戊四氮、匹罗卡品、海人酸等。慢性点燃癫痫模型与人类癫痫更加相似，在研究癫痫发生和新药物选择中经常应用。戊四氮是一种 GABAA 受体拮抗剂，反复给予亚惊厥剂量戊四氮即为戊四氮点燃模型，戊四氮点燃癫痫模型的发作与临床上失神性发作和全身强直阵挛发作相似，能够反映人类癫痫的病理生理过程，是广泛认可的评价药物抗癫痫作用的动物模型。

1. 实验准备

（1）实验动物。SPF 级 C57BL/6 小鼠，雄性，6～8 周龄，体重（20±2）g。

（2）实验材料及试剂。注射器、戊四氮、无菌盐水、酒精棉球。

2. 造模方法

（1）隔日腹腔注射 PTZ（37mg/kg），共 14 次。

（2）每日腹腔注射 0.9%NacL（10mL/kg）。

（3）生理盐水注射 30min 后再给予 PTZ 腹腔注射。

（4）PTZ 于每次给药前分别溶于生理盐水新鲜配制，每日在同一时间给予腹腔注射。

3. 模型评价方法

使用 Racine 癫痫发作分级标准进行评价。

（1）发作分级标准。每次 PTZ 腹腔注射后，观察 30min 小鼠的行为，参照 Racine 分级标准，记录痫性发作等级。

标准如下：

0级：无任何反应，呈正常的行为状态。

Ⅰ级：面肌痉挛，包括胡须抖动频繁、节奏性咀嚼。

Ⅱ级：点头样颈部肌阵挛表现。

Ⅲ级：沿身体纵向抽搐或一侧前肢阵挛。

Ⅳ级：双侧前肢阵挛。

Ⅴ级：全身强直、阵挛大发作，或死亡。

（2）评价标准。多次重复给予亚惊厥剂量 PTZ 腹腔注射后，小鼠从凝视、点头样动作、洗脸样动作起，痫性发作等级逐渐升高，出现身体纵向抽搐、双侧前肢痉挛等，最终出现全身强直、阵挛大发作。视为模型建立成功。

4. 模型优缺点

优点：戊四氮点燃癫痫模型的发作与临床上失神性发作和全身强直、阵挛发作相似，能够较好地反映人类癫痫的病理生理过程。是广泛认可的评价药物抗癫痫作用的动物模型，可信度较高。与大鼠杏仁核电点燃癫痫模型相比，戊四氮点燃模型操作方便、成功率高。进行腹腔注射，对脑组织无侵入性破坏。戊四氮点燃动物具备认知功能受损的特点，是研究癫痫发病机制、评价抗癫痫药物对痫性发作和认知功能障碍疗效的理想模型。缺点：对小鼠损伤较大，在造模过程中会导致小鼠死亡。模型复制持续时间长，工作量大。

（三）海人酸（kaimic acid，KA）致癫痫模型

海人酸模型是一种较为理想的动物模型，与人类颞叶癫痫有较高的相似度。并且具有长期性、稳定性、实用性的优点。同时在造模时使用的是脑内局部给药而不是全身给药，在最大限度上减少了血-脑脊液屏障的阻隔，同时对小鼠的给药量较少，减少了药物对小鼠的影响。故使用脑立体定位仪局部注射 KA 制造癫痫模型是一种较为理想的造模方式。

1. 实验准备

（1）实验动物。SPF 级 C57BL/6 小鼠，雄性，6~8 周龄，体重（20±2）g。

（2）实验材料及试剂。戊巴比妥钠、海人酸。

（3）实验仪器。脑立体定位注射仪、手术器材（手术刀，眼科剪，组织镊，眼科镊，手术用缝针、缝线，显微持针器）、碘伏、75% 酒精棉球、无菌颅骨钻、无菌棉球、微量注射器、电热毯、视频监控。

2. 造模方法

（1）将小鼠麻醉后（ip 1% 戊巴比妥钠 50mg/kg），固定于脑立体定位注射仪上。

（2）使用弯剪减去小鼠头部毛发，75% 酒精消毒头皮后，沿正中线剪开头皮及皮下组织，暴露颅骨。

（3）操作脑立体定位注射仪，以前囟为原点，向后 2.0mm，正中线旁开 1.5mm，用无菌颅骨钻钻开颅骨，钻孔过程中使用无菌棉球局部压迫止血。

（4）使用 0.5μL 微量注射器吸取 0.1μLKA（20mmol/L）后固定于脑立体定位注射仪上，沿钻孔由脑表面缓慢进入背侧海马组织（深度 1.4mm），缓慢推注 KA，推注完毕后停针 5min，防止液体反流。

（5）缓慢退出微量注射器，使用酒精消毒后，逐层缝合头皮。

（6）将小鼠放在电热毯上促进麻醉复苏。

（7）待小鼠清醒后，放回饲养笼，并置于 24h 连续视频监控下，连续监测 30d。

（8）每日回看监控视频，观察小鼠是否出现自发性痫性发作（SRSs）。

3. 模型评价方法

根据 Racine 分级进行评估。

（1）发作分级标准。

0 级：行为正常，无异常。

I 级：固定，平躺。

II 级：点头，面部、前肢或后肢肌阵挛。

III 级：全身连续肌阵挛，肌阵挛抽搐，尾巴僵直翘起。

IV 级：直立，强直性阵挛，倾倒。

V 级：强制阵挛发作，仰面摔倒，狂奔跳跃。

VI 级：死亡。

（2）评价标准。KA 造模后出现 SRSs 的小鼠视为造模成功。

4. 模型优缺点

优点：KA 癫痫模型是一种成熟的、公认的 TLE 模型，能够很好地再现 TLE 患者的癫痫发生过程。构建的成功率较高。缺点：模型复制持续时间长，工作量大。

（四）红藻氨酸致癫痫模型

红藻氨酸是一种较为常用的造模药物，经实验表明红藻氨酸诱导的癫痫模型会出现明显的神经元凋亡，可以作为一种较为理想的模型，用于研究通过抑制神经元凋亡以提高癫痫小鼠的学习能力。同时红藻氨酸还可以诱导癫痫小鼠的脑内氧化应激水平上升和自噬降解障碍的发生，这可能是癫痫潜在的发病机制，有较好的研究前景。

1. 实验准备

（1）实验动物。SPF 级 SD 大鼠，雄性，5 周龄。

（2）实验材料及试剂。戊巴比妥钠、红藻氨酸、多聚甲醛。

（3）实验仪器。脑立体定位注射仪、手术器材（手术刀，眼科剪，组织镊，眼科镊，手术用缝针、缝线，显微持针器）、碘伏、75% 酒精棉球、无菌颅骨钻、无菌棉球、微量注射器、电热毯、脑电记录仪、Ag–AgCl 乏极化电极。

2. 造模方法

腹腔注射红藻氨酸（38mg/kg）诱导建立癫痫模型。

①脑电记录电极的埋植。②KA 杏仁核微量注射左侧顶叶皮质电极置入位置坐标为前囟后 4.0mm、左外侧 3.0mm、深度颅骨表面下 1.5mm，电极与脑电仪相连，KA 致痫后连续记录 6h 脑电变化。③以右侧杏仁基底核为 KA 注射部位，坐标位置为前囟 3.5mm、旁开 4.5mm、颅骨表面下 8.0mm。应用立体定位仪，按上述位置垂直插入电极。④麻醉后 30min 5pL 微量注射器注入 KA1μL，假手术组注入等量 PBS 液，速度均为 1μL/min，留针 5min，缓慢退针，以确保药物被完全吸收。⑤注射完毕后结扎皮肤切口，将大鼠置于 50cm×30cm×50cm 敞口玻璃罩中便于行为学观察。术后腹腔注射青霉素 80 万 U/(kg·d)，共 5d，以预防感染。

3. 模型评价方法

根据 Racine 分级进行评估。

（1）发作分级标准。参照 Racine 分级，癫痫发作严重程度分为 6 级。

0 级：无抽搐。

I 级：固定不动、面部和嘴角抽动。

II 级：严重的面部痉挛及点头运动。

III 级：单侧肢体前肢阵挛、抖动。

IV 级：双侧前肢阵挛，可站立。

V 级：失去平衡、跌倒，伴强制阵挛发作。

（2）评价标准。大鼠出现 4 级及以上癫痫视为癫痫模型诱导成功。

4. 模型优缺点

优点：红藻氨酸可以诱导癫痫小鼠的学习记忆能力受损，神经元凋亡增加。脑内氧化应激水平上升和自噬降解障碍的发生可能是其潜在的发病机制。有较高的研究价值。缺点：注射时有可能因操作不慎导致小鼠死亡。

（五）青霉素致癫痫模型

青霉素是建立癫痫动物模型最常用的药物之一，经实验验证将青霉素腹腔注射或在脑皮质表面可以成功诱导出类似于人类皮质癫痫的动物模型。该模型可以用来研究癫痫的发病机制和药物、手术治疗方法。并且青霉素的致痫作用可从细胞电生理学、轴突末梢放电、神经递质等不同角度来解释。这些不同的角度为后续的研究提供了更多的选择，是一种较为理想的类似人类的癫痫动物模型。

1. 实验准备

（1）实验动物。SPF 级昆明种小鼠，雌雄不限，6~8 周龄，体重（20±2）g。

（2）实验材料及试剂。青霉素、注射器、75% 酒精棉球。

2. 造模方法

单次腹腔注射青霉素 650 万 U/kg。

3. 模型评价方法

（1）发作分级标准。0级：无反常或抽搐停止；I级：节律性嘴或面部抽动；Ⅱ级：点头或甩尾；Ⅲ级：单肢抽动；Ⅳ级：多肢抽动或强直；Ⅴ级：全面性强直－阵挛发作。

（2）评价标准。痫性发作程度平均达到Ⅲ～Ⅴ级，说明造模成功。

4. 模型优缺点

优点：青霉素是建立癫痫动物模型最常用的药物之一，许多学者将青霉素旋腔注射或在脑皮质表面应用成功诱导出类似于人类皮质癫痫的动物模型，为癫痫的发病机制和药物、手术治疗方法的研究提供了重要的手段。其致癫痫作用可从细胞电生理学、轴突末梢放电、神经递质等不同角度来解释。研究前景较好。缺点：注射时有可能因操作不慎导致小鼠死亡。

二、基因修饰动物模型

神经元烟碱乙酰胆碱受体基因（CHRNA4，CHRNB2，CHRNA2）和 KCNT1 引起常染色体显性遗传性夜间额叶癫痫和 LGI1 与具有听觉特征的常染色体显性遗传性癫痫的啮齿类动物模型。主要有光敏性狒狒 Papio Papio 模型、遗传性癫痫易感鼠听源性模型、个体差异较大的癫痫易感沙土鼠（MG）等模型。

（梁喜才）

第五章　郁病从肾论治基础研究

第一节　郁病现代医学评价标准

目前郁病中医治疗缺乏治疗指南，在临床上对于疗效评价标准尚未形成共识。在本章中，我们将从中药、方剂及非药物疗法的角度，介绍近现代研究在以"肾"为基础治疗郁病方面的成果，为中医学在治疗郁病时以"肾"为核心提供现代医学证据支持。

一、郁病现代医学评价标准（评价量表）

郁病在现代医学被归类为心理精神类疾病。尽管现在临床尚未找到明确的理化指标来确诊抑郁症，但通过心理学量表和临床问卷调查，我们可以评估抑郁症的临床诊断和疗效。这些工具在临床实践中被广泛应用，以提供对患者心理状态的客观评估。常用的抑郁症评估标准包括汉密尔顿抑郁量表（HAMD-24）、焦虑自评量表（SAS）、医院焦虑和抑郁量表（HADS）以及抑郁自评量表（SDS）等。这些量表通过评估患者的心理和情绪状况，帮助医生确定抑郁症的严重程度和疗效。此外，由于抑郁症常常伴随着失眠症状，一些研究也将匹兹堡睡眠质量指数评估量表（PSQI）纳入评估体系，以评估患者的睡眠质量。睡眠问题与抑郁症状之间存在着相互影响的关系，因此评估睡眠质量有助于全面了解患者的病情。以下对主要的抑郁测评量表加以介绍：

（一）汉密尔顿抑郁量表（HAMD-24）

汉密顿抑郁量表（Hamilton Depression Scale，HAMD）是临床上用于评定抑郁状态的常见量表，于1960年由 Hanilton 编制而成。该量表有3个版本，分别是17项、21项和24项，其中 HAMD-24 是临床上最常使用的版本。HAMD-24 通常适用于表现出抑郁症状的成年人。评定应由经过培训的评定者对受试患者进行检查。为确保评价结果的客观性，通常采用两位评定员独立打分的方式进行测试。评定的有效时间范围一般为测试前1周的情况。第8项、9项和11项是根据对患者的观察进行评定的。一般来说，完成一次评定需要 15~20min 的时间。HAMD-24 量表具体内容参见表 5-1。

表 5-1　HAMD-24 量表

序号	症状	无	轻度	中度	重度	严重
1	抑郁情绪	无	只在问到时才诉述	在访谈中自发地表达	不用言语也可以从表情、姿势、声音或欲哭中流露出这种情绪	自发言语和非语言（表情、动作）表达几乎完全表现为这种情绪
2	有罪感	无	责备自己，感到自己已连累他人	认为自己犯了罪，或反复思考以往的过失和错误	认为目前的疾病，是对自己错误的惩罚，或有罪恶妄想	罪恶妄想伴有指责或威胁性幻觉
3	自杀	无	觉得活着没有意义	希望自己已经死去，或常想到与死有关的事	消极观念（自杀念头）	极度想自杀
4	入睡困难（初段失眠）	无	主诉有入睡困难，上床半小时后仍不能入睡	主诉每晚均有入睡困难		
5	睡眠不深（中段失眠）	无	睡眠浅，多恶梦	半夜（晚 12:00 以前）曾醒来（不包括上厕所）		
6	早醒（末段失眠）	无	有早醒，比平时早醒 1h，但能重新入睡	早醒后无法重新入睡		
7	工作和兴趣	无	提问时才诉述	自发地直接或间接表达对活动、工作或学习失去兴趣，感到无精打采	活动时间减少或成效下降，住院患者参加劳动或娱乐不满 3h/d	因目前的疾病而停止工作，住院者不参加任何活动或需要他人帮助
8	阻滞	无	精神检查中发现轻度阻滞	精神检查中发现明显阻滞	精神检查进行困难	完全不能回答问题
9	激越	无	检查时有些心神不定	明显心神不定或小动作多	不能静坐，检查中曾起立	搓手、咬手指、扯头发、咬嘴唇
10	精神性焦虑	无	问及时诉述	自发地表达	表情和言谈流露出明显忧虑	明显惊恐
11	躯体性焦虑	无	轻度	中度，有肯定的上述症状	重度，上述症状严重影响生活或需要处理	严重影响生活和活动
12	胃肠道症状	无	食欲减退，但不需他人鼓励便自行进食	进食需要他人催促或请求和需要应用泻药或助消化药		
13	全身症状	无	四肢、背部或颈部沉重感，背痛、头痛、肌肉疼痛，全身乏力或疲倦	症状明显		
14	性症状	无	轻度	重度		

序号	症状	无	轻度	中度	重度	严重
15	疑病	无	对身体过分关注	反复考虑健康问题	有疑病妄想	伴幻觉的疑病妄想
16	体重减轻	无	可能有体重减轻或1周内体重减轻超过0.5kg	肯定体重减轻或1周内体重减轻超过1kg		
17	自知力	无	知道自己有病，表现为忧郁	知道自己有病，但归咎伙食太差，环境问题，工作过忙，病毒感染或需要休息	完全否认有病	
18	日夜变化	无	轻度变化	重度变化		
19	人格解体或现实解体	无	问及时才诉述	自然诉述	有虚无妄想	伴幻觉的虚无妄想
20	偏执症状	无	有猜疑	有牵连观念	有关系妄想或被害妄想	伴有幻觉的关系妄想或被害妄想
21	强迫症状	无	问及时才诉述	自发诉述		
22	能力减退感	无	仅于提问时方引出主观体验	患者主动表示有能力减退感	需鼓励，指导和安慰才能完成病室日常事务或个人卫生	穿衣、梳洗、进食、铺床或个人卫生均需他人协助
23	绝望感	无	有时怀疑"情况是否会好转"但解释后能接受	持续感到"没有希望"但解释后能接受	对未来感到灰心、悲观和失望，解释后不能解除	自动地反复诉述"我的病好不了啦"诸如此类的情况
24	自卑感	无	仅在询问时，诉述有自卑感	自动地诉述有自卑感	患者主动诉述"我一无是处"或"低人一等"	自卑感达妄想的程度，例如"我是废物"或类似情况

HAMD 大部分项目采用 0～4 分的 5 级评分法（0：无；1：轻度；2：中度；3：重度；4：严重），少数项目采用 0～2 分的 3 级评分法（0：无；1：可疑或轻微；2：有明显症状）。HAMD 评定的总分能较好地反映病情严重程度，即病情越轻，总分越低；病情越重，总分越高。依据 Janicak 的划分方案，24 项总分超过 35 分为严重抑郁，超过 20 分可能是轻度或中等度的抑郁，如小于 8 分患者就没有抑郁症状。

（二）医院焦虑和抑郁量表（HADS）

医院焦虑和抑郁量表（Hospital anxiety and depression scale，HADS)(也有简称"HAD"）集焦虑和抑郁状态评估于一体，在研究中被广泛使用。HADS 由 Zigmond AS 与 Snaith RP 于 1983 年创制，主要应用在综合医院患者中焦虑和抑郁情绪的筛查。虽然量表名为"医院"量表，表示它只在该环境中有效，但世界各地进行的许多研究证实，它在社区环境和初级保健医疗实践中同样有效。疾病和手术都会增加患者的焦虑与抑郁情绪，医生了解患者的情绪变化，针对性进行心理辅导干预，对于疾病治疗、恢复具有重要意义。

HADS 是一个自评量表，包括 HADS-A 和 HADS-D 两个亚量表，共 14 个条目，其中 7 个条目评定焦虑（A），7 个条目评定抑郁（D）。每个条目按近 1 个月症状出现的频度采用 4 级评分，各条目分 0～3 分共 4 个等级分，得分越高表示焦虑或抑郁症状越严重。HADS 量表具体内容参见表 5-2。

表 5-2　HADS 量表

题号	项目	选项及赋分			
1	我感到紧张（或痛苦）(A)	几乎所有时候 3	大多数时候 2	有时 1	根本没有 0
2	我对以往感兴趣的事情还是有兴趣（D）	肯定一样 0	不像以前那样多 1	只有一点儿 2	基本上没有了 3
3	我感到有点害怕，好像预感到有什么可怕事情要发生（A）	非常肯定和十分严重 3	是有，但并不太严重 2	有一点儿，但并不使我苦恼 1	根本没有 0
4	我能够哈哈大笑，并看到事物好的一面（D）	我经常这样 0	现在已经不大这样了 1	现在肯定是不太多了 2	根本没有 3
5	我的心中充满烦恼（A）	大多数时间 3	常常如此 2	时时，但并不经常 1	偶然如此 0
6	我感到愉快（D）	根本没有 3	并不经常 2	有时 1	大多数 0
7	我能够安闲而轻松地坐着（A）	肯定 0	经常 1	并不经常 2	根本没有 3
8	我对自己的仪容（打扮自己）失去兴趣（D）	肯定 3	并不像我应该做到的那样关心 2	我可能不是非常关心 1	我仍像以往一样关心 0
9	我有点坐立不安，好像感到非要活动不可（A）	确实非常多 3	是不少 2	并不很多 1	根本没有 0
10	我对一切都是乐观地向前看（D）	差不多是这样做的 0	并不完全是这样做的 1	很少这样做 2	几乎从来不这样做 3
11	我有一种恐慌感（A）	确实很经常 3	时常 2	并非经常 1	根本没有 0
12	我好像感到情绪在渐渐低落（D）	几乎所有的时候 3	很经常 2	有时 1	根本没有 0
13	我感到有点害怕，好像某些事情在往坏的方向发展（A）	根本没有 0	有时 1	很经常 2	非常经常 3
14	我能安静地欣赏一本好书或一项好的广播或电视节目（D）	常常 0	有时 1	并非经常 2	很少 3

HADS 量表使用说明：

（1）适用对象：HADS 量表适用于有焦虑和抑郁症状的成年人，并且在一般人群中具有普遍适用性。

（2）评定时间范围：该量表评定的时间范围是最近 1 月内的状况。

（3）测试时间：完成 HADS 量表的测试通常需要 2 ~ 5min。

（4）计分方式：HADS 量表由题目 A 和题目 D 组成。题目 A 是反映焦虑状态的条目，题目 D 是反映抑郁状态的条目。每个选项后面的数字表示对应答案的分值。每个条目的分值范围是 0 ~ 3，因此焦虑亚量表的可能得分为 0 ~ 21，抑郁亚量表的可能得分也为 0 ~ 21。得分越高表示焦虑或抑郁症状越严重。

（5）分数计算：将题目 A 对应的 7 道题的得分相加，得到焦虑亚量表的评分；将题目 D 对应的 7 道题的得分相加，得到抑郁亚量表的评分。根据分数的范围划分，焦虑亚量表的评分 0 ~ 7 为阴性，8 ~ 10 为轻度，11 ~ 14 为中度，15 ~ 21 为重度。抑郁亚量表的评分划分也是相同的。

（6）评定注意事项：如果评定者的文化程度太低，无法理解或阅读 HADS 问题的内容，工作人员可以将问题念给他们听，以便评定者能够独立完成评定。在评定的过程中，务必避免对评定者进行引导和提示。此外，HADS 量表的分数仅供参考，用于筛选焦虑和抑郁症状，并不能作为诊断的绝对标准。

（三）抑郁自评量表（SDS）

抑郁自评量表（Self-rating depression scale，SDS）是精神科门诊和心理咨询机构常用的评估来访者抑郁与焦虑状况的标准量表。作为一种国际通用的精神医学专业量表，SDS 可以由非专业人员使用和解释，可用于个人心理保健和心理健康状况监测。该量表主要用于评估抑郁症状的严重程度及其在治疗过程中的变化，特别适用于发现早期抑郁症患者。SDS 的评定对象为成年人，评定时间范围为最近 1 周。SDS 最早由 W.K.Zung 于 1965 年编制，是美国教育卫生福利部推荐的用于精神药理学研究的量表之一。由于使用简便，能够相当直观地反映患者对抑郁症状的主观感受以及在治疗过程中的变化，目前已广泛应用于门诊患者的初步筛查、情绪状态的评估以及调查和科研等领域。SDS 的优点在于使用简单，自评者无须经过专门培训即可有效进行评定。此外，它的结果分析相当方便，可以在一定程度上了解被调查者的近期心境，因此可应用于心理咨询门诊。在用于疗效评估时，建议在开始治疗或研究前让自评者进行一次评定，然后在治疗结束或研究结束时再进行一次自评，以便通过 SDS 总分的变化分析自评者症状的变化情况。如果在治疗或研究过程中进行评定，则时间间隔由研究者自行安排。

SDS 的施测步骤：

（1）在进行评定之前，确保受测者完全理解整个量表的填写方法和每个问题的含义，并进行独立的、不受任何人影响的自我评定。

（2）明确 SDS 的评分标准。要求受测者仔细阅读每一条问题，确保理解其意思，然后选择适当的评分。

（3）明确评定的时间范围：受测者应该回答过去 1 周内的实际感受。

（4）如果受测者的文化程度较低，无法理解或阅读 SDS 问题的内容，可以由工作人员逐条念给他们听，然后由受测者独立做出评定。

（5）在评定过程中，确保受测者理解反向计分的问题。SDS 中有 10 个反向条目，如果受测者无法理解这些问题，将直接影响统计结果。

（6）评定结束时，工作人员应仔细检查评定结果，提醒受测者不要遗漏任何项目，也不要在同一项目上重复评定。

SDS 量表具体内容参见表 5-3。

表 5-3　SDS 量表

项目	引出的症状
1	我觉得闷闷不乐，情绪低沉（忧郁）
2	*我觉得一天中早晨最好（晨重夜轻）
3	一阵阵哭出来或觉得想哭（易哭）
4	我晚上睡眠不好（睡眠障碍）
5	*我吃得跟平常一样多（食欲减退）
6	*我与异性密切接触时和以往一样感到愉快（性兴趣减退）
7	我发觉我的体重在下降（体重减轻）
8	我有便秘的苦恼（便秘）
9	心跳比平常快（心悸）
10	我无缘无故地感到疲乏（易倦）
11	*我的头脑和平常一样清楚（思考困难）
12	*我觉得经常做的事情并没有困难（能力减退）
13	我觉得不安而平静不下来（不安）
14	*我对未来抱有希望（绝望）
15	我比平常容易生气激动（易激惹）
16	*我觉得做出决定是容易的（决断困难）
17	*我觉得自己是个有用的人，有人需要我（无用感）
18	*我的生活过得很有意思（生活空虚感）
19	我认为如果我死了，别人会生活得更好（无价值感）
20	*平常感兴趣的事我仍然感兴趣（兴趣丧失）

注：带有"*"号的题目是反向计分项，意味着高分表示症状程度较低。

SDS 评分标准：

SDS 量表包含 20 个项目，用于反映抑郁的主观感受。每个项目根据症状出现的频率分为 4 个等级评分。其中，10 个项目是正向评分，另外 10 个项目是反向评分。

正向评分：

"1"表示没有或很少时间有该症状

"2"表示有一小部分时间有该症状

"3"表示相当多时间有该症状

"4"表示绝大部分或全部时间都有该症状

反向评分：

"1"表示绝大部分或全部时间都有该症状

"2"表示相当多时间有该症状

"3"表示有一小部分时间有该症状

"4"表示没有或很少时间有该症状

在评定结束后，将各项目的得分相加得到总粗分（X），然后将总粗分乘以1.25，并取整数部分（不进行四舍五入），得到标准分（Y）。

SDS结果的解释：

根据中国的常模结果，SDS标准分的分界值为53分。具体解释如下：

53～62分：轻度抑郁

63～72分：中度抑郁

72分以上：重度抑郁

使用SDS时的注意事项：

（1）SDS主要适用于具有抑郁症状的成年人，可用于心理咨询门诊、精神科门诊或住院的精神病患者。然而，对于存在严重阻滞症状（如不愿说话或不愿动弹）的抑郁患者，评定可能会遇到困难。

（2）在评估抑郁症状的临床分级时，除了参考量表得分外，还应主要根据临床症状，特别是关键症状的程度进行划分。量表总分只能作为参考指标，而非绝对标准。

SDS评定的是抑郁程度，不能用作判断是否存在抑郁症的依据。抑郁症的诊断是一个高度专业化的过程，只有精神科的临床医生才能做出诊断，并且该诊断具有法律效力。除了专业的心理咨询师外，非精神科临床医生无权对抑郁症进行诊断。

二、郁病中医病证诊断疗效标准

在中医领域，郁病的诊断和治疗一直存在一定的困惑与挑战。由于郁病的症状和表现较为复杂多样，缺乏统一的标准和指南，导致医生在临床实践中往往凭经验和个人理解进行诊断与治疗，存在主观性和不确定性。此外，不同的中医学派和古籍医案对于郁病的理解与治疗方法也存在一定的差异，缺乏统一的共识。这使得郁病的诊断与治疗在实践中显得模糊和随意，缺乏科学性和规范性。

在缺乏明确的诊疗指南的情况下，医生和患者可能面临一些问题与困扰。医生在面对郁病患者时可能存在诊断的困难，无法准确判断病情和证候类型，从而影响到制订合理的治疗方案。患者则可能面临治疗效果不佳或不一致的情况，无法得到有效的治疗。因此，为了提高郁病的诊断准确性和治疗效果，制定一套科学、规范的诊疗指南是非常必要的。这样的指南将为医生提供明确的诊断依据和治疗方法，为患者提供更好的医疗服务和康复效果。

中华人民共和国《中医病证诊断疗效标准 ZY/T001.1-94》（以下简称《标准》）的出台对于中医诊断和治疗郁病具有重要的意义。《标准》的发布填补了中医规范化诊疗的空白，为中医临床提供了统一的标准和指南，其中包括了对郁病的诊断要点和治疗疗效的评价。该标准系统地总结了大量的临床经验和研究成果，基于中医理论和实践经验，确立了诊断郁病的准则和证候分类，为医生提供了明确的诊断依据和指导原则。该《标准》是中医整体诊断标准，包含了众多中医常见病和疑难病的诊断与治疗要点，可以为中医临床提供全面的参考。因此，在使用该标准时，医生应当结合患者的具体情况，综合考虑各项指标和标准，确立准确的诊断和个体化的治疗方案。根据《标准》，郁病的中医诊断需要综合分析患者的症状、舌诊、脉诊等信息，结合中医理论的指导，确定郁病的诊断和证候分类。该标准将郁病分为不同的证候类型，如肝郁气滞证、心脾两虚证、气结痰阻证等，为医生提供了明确的辨证依据。同时，标准还提供了疗效评价的指标，医生可以根据患者的症状变化和体检结果进行评估，从而及时调整治疗方案，提高治疗效果。

附：《中医病证诊断疗效标准 ZY/T001.1-94》郁病诊断条目

诊断依据：

（1）忧郁不畅，精神不振，胸闷胁胀，善太息。或不思饮食，失眠多梦，易怒善哭等症。

（2）有郁怒、多虑、悲哀、忧愁等情志所伤史。

（3）经各系统检查和实验室检查可排除器质性疾病。

（4）应与癫病、狂病鉴别。

郁病证候分类：

（1）肝气郁结：精神抑郁，胸胁作胀，或脘痞，嗳气频作善太息，月经不调。舌苔薄白，脉弦。

（2）气郁化火：急躁易怒，胸闷胁胀，头痛目赤，口苦，嘈杂泛酸，便结尿黄。舌红，苔黄，脉弦数。

（3）忧郁伤神：神志恍惚不安，心胸烦闷，多梦易醒，悲忧善哭。舌尖红苔薄白，脉弦细。

（4）心脾两虚：善思多虑不解，胸闷心悸，失眠健忘，面色萎黄，头晕，神疲倦怠，易汗，纳谷不馨。舌淡，苔薄白，脉弦细或细数。

（5）阴虚火旺：病久虚烦少寐，烦躁易怒，头晕心悸，颧红，手足心热，口干咽燥，或见盗汗。舌红，苔薄，脉弦细或细数。

疗效评定：

治愈：症状消失，情绪正常。

好转：症状减轻，情绪基本稳定。

未愈：症状、情绪均无改善。

郁证（轻度抑郁发作）中医临床路径标准住院流程

（一）适用对象

中医诊断：第一诊断为郁证（TCD 编码：BNG110）

西医诊断：第一诊断为轻度抑郁发作（ICD-10 编码：F32.0）

（二）诊断依据

疾病诊断：

中医诊断标准：参照《中医内科学》（周仲瑛主编，中国中医药出版社，2004 年）

西医诊断标准：参照《ICD-10 精神与行为障碍分类》（世界卫生组织编，人民卫生出版社）

证候诊断：

参照"国家中医药管理局'十一五'重点专科协作组郁证（轻度抑郁发作）诊疗方案"。

郁证（轻度抑郁发作）临床常见证候：

肝郁气滞证

心脾两虚证

气结痰阻证

脾肾阳虚证

肝郁化火证

（三）治疗方案的选择

治疗方案参照"国家中医药管理局'十一五'重点专科协作组郁证（轻度抑郁发作）诊疗方案"。

诊断明确，第一诊断为郁证（轻度抑郁发作）。

患者适合并接受中医治疗。

（四）标准住院日为 ≤ 28d

（五）进入路径标准

第一诊断符合郁证（TCD 编码：BNG110）和轻度抑郁发作（ICD-10 编码：F32.0）诊断标准的患者。

当患者同时具有其他疾病诊断，但在住院期间不需特殊处理也不影响第一诊断的临床路径流程实施时，可以进入本路径。

以下情况不进入路径：

伴有严重心、肝、肾功能不全等躯体疾病的患者。

伴有严重消极观念、有自杀自伤倾向者。

儿童和妊娠期妇女。

不愿接受中医治疗的患者。

（六）中医证候学观察

四诊合参，收集郁证不同证候的主证、次证和舌、脉象特点，注意证候的动态变化。

（七）入院检查项目

必需的检查项目：

实验室检查：血常规、尿常规、大便常规、生化检查（肝功能、肾功能、心肌酶谱、血糖、电解质）、甲状腺功能等。

特殊检查：心电图、胸片、脑电图、头颅多普勒等。

精神检查。

量表评定：抑郁自评量表、焦虑自评量表、汉密尔顿抑郁评定量表、临床疗效评定量表、中医证候疗效评定量表、副反应量表等。

可选择的检查项目：根据病情需要而定，如免疫球蛋白、感染性疾病筛选（肝炎系列包括乙肝、丙肝等，梅毒等）、B超、头颅CT或MRI等。

（八）治疗方法

辨证选择口服中药汤剂和中成药。

肝郁气滞证：疏肝和胃，理气解郁

心脾两虚证：健脾养心，补益气血

气结痰阻证：舒肝解郁，行气化痰

脾肾阳虚证：温补脾肾，理气开郁

肝郁化火证：疏肝解郁，清肝泻火

针灸治疗：根据证候分型采用相应的穴位治疗。

特色疗法：可采用中医系统心理疗法、中医五行音乐疗法、静坐疗法、理疗和电针疗法等

护理：辨证施护

（九）完成路径标准

抑郁症状缓解，兴趣恢复，疲乏感消失，睡眠改善，自我评价良好。

社会功能恢复。

（十）有无变异及原因分析

出现合并症或并发症者，需要采取其他相应的治疗方案，退出本路径。

由于各种原因，患者病情加重，或症状改善不明显，导致住院时间延长、费用增加。

因患者或家属意愿影响本路径的执行时，退出该路径。

第二节　肾系疾病与郁病的相关实验研究

临床研究证实，抑郁症大量临床特征与中医"肾病"有关的症状密切相关。血管舒缩

症状（vasomotor symptoms，VMS）其表现为潮热、出汗、手足发冷等血管收缩功能失调的症状，多在 40～60 岁的更年期妇女中出现症状突出，其中以潮热最为多见，又称潮红，是一种主观感受，面部、颈部和胸部的皮肤突然感觉到强烈的发热甚至大量出汗，伴随有客观表现如心悸、焦虑、易怒、恐慌、表皮血管舒张，随之温度下降恢复至正常。VMS 的表现与中医"肾虚"所表现的手足逆冷、潮热盗汗等症状相类似。Nancy 等纳入了 1996—2013 年 3302 名美国更年期女性，选取其中 1449 名 VMS 频繁发作的女性患者。对比围绝经期间频繁 VMS 的总持续时间、量化末次月经（FMP）后 VMS 持续的频率，并确定 VMS 总持续时间较长和 FMP 后持续性较长的风险因素。VMS 总持续时间（潮热或盗汗）和 FMP 后持续到绝经后（以年为单位）。结果提示：VMS 总持续时间的中位数为 7.4 年。在 881 名经历过可观察到的 FMP 的女性中，FMP 后的中位持续时间为 4.5 年。首次报告频繁 VMS 时处于绝经前或围绝经期早期的女性具有最长的总 VMS 持续时间（中位数＞11.8 年）和 FMP 后持续时间（中位数为 9.4 年）。VMS 开始时绝经后的女性总 VMS 持续时间最短（中位数为 3.4 年）。与其他种族／族裔群体的女性相比，非洲裔美国女性报告的 VMS 总持续时间最长（中位数为 10.1 年）。与 VMS 持续时间较长（总 VMS 持续时间或 FMP 后持续存在）相关的其他因素是年龄较小、教育水平较低、感知压力和症状敏感性较高，以及首次报告 VMS 时的抑郁症状和焦虑较高。对于超过一半的女性，在绝经过渡期间，频繁的 VMS 持续了 7 年以上，并在 FMP 后持续了 4.5 年。个体特征（例如，绝经前和首次经历 VMS 时具有更大的负面情感因素）与更持久的 VMS 有关。

经验证据表明，精神障碍和身体疾病之间存在显著的双向关联，但精神障碍对身体疾病临床结果的潜在影响尚未全面概述。Dragioti 等搜索了 PubMed、PsycINFO、Embase 和 Joanna Briggs Institute Database of Systematic Reviews and Implementation Reports 等数据库（截止到 2022 年 3 月 15 日），以寻找符合 PRISMA 和 COSMOS-E 要求的系统综述与 Meta 分析，研究了任何精神障碍与身体疾病临床结果之间的潜在关联。主要结果包括特定疾病的死亡率和全因死亡率。次要结果包括特定疾病的发病率、功能和（或）残疾、症状严重程度、生活质量、复发或进展、重大心脏事件和与治疗相关的结果。额外的纳入标准适用于原始研究。采用随机效应模型，并结合 I_2 统计量、95% 预测区间、小样本效应检验、过度显著性偏倚检验和偏倚风险（ROBIS）评估。根据既定标准，将关联结果分为 5 个可信度等级（I 到 IV 和非显著），并通过敏感性和亚组分析来检验主要分析的稳健性。统计分析使用一个用于进行综述的新软件包（https://metaumbrella.org）。然后，对 I～III 类关联进行了人群可归因分数（PAF）和广义影响分数（GIF）的计算。共纳入了 47 个系统综述和 Meta 分析，涵盖 251 个互不重叠的原始研究，并报告了 74 个关联结果（在 ROBIS 评估中，68% 的研究具有低偏倚风险）。总共调查了 43 个主要结果（特定疾病的死亡率：n=17；全因死亡率：n=26）和 31 个次要结果。尽管 72% 的关联结果在统计上具有显著性（$P < 0.05$），但只有两个具有确凿的证据（I 类）：抑郁障碍与心力衰竭患者的全因死亡率

之间的关联（HR=1.44，95% CI：1.26~1.65），以及精神分裂症与心血管疾病患者的心血管死亡率之间的关联（RR=1.54，95%CI：1.36~1.75）。6个关联结果具有高度暗示的证据（Ⅱ类）：抑郁障碍与糖尿病患者的全因死亡率之间的关联（HR=2.84，95% CI：2.00~4.03）和肾衰竭患者的全因死亡率之间的关联（HR=1.41，95%CI：1.31~1.51）；抑郁障碍与心肌梗死患者的重大心脏事件之间的关联（OR=1.52，95%CI：1.36~1.70）；抑郁障碍与糖尿病患者的痴呆之间的关联（HR=2.11，95% CI：1.77~2.52）；酒精使用障碍与乙型肝炎患者的失代偿性肝硬化之间的关联（HR=3.15，95%CI：2.87~3.46）；以及精神分裂症与癌症患者的癌症死亡率之间的关联（标准化均值比，SMR=1.74，95% CI：1.41~2.15）。敏感性/亚组分析证实了这些结果。最大的PAF为酒精使用障碍和乙型肝炎患者的失代偿性肝硬化（30.56%，95% CI：27.67~33.49）、抑郁障碍和糖尿病患者的全因死亡率（26.81%，95%CI：16.61~37.67）、抑郁障碍和心肌梗死患者的重大心脏事件（13.68%，95%CI：9.87~17.58）、精神分裂症和心血管疾病患者的心血管死亡率（11.99%，95%CI：8.29~15.84）以及抑郁障碍和肾衰竭患者的全因死亡率（11.59%，95%CI：9.09~14.14）。GIF验证了这些关联的预防能力。这项综述显示了精神障碍增加了几种身体疾病不良临床结果的风险。针对精神障碍（尤其是酒精使用障碍、抑郁障碍和精神分裂症）的预防可以减少身体疾病患者不良临床结果的发生。这些发现可以指导临床实践和跨精神与身体医学领域的预防方法。

锂增强剂（LA）是难治性抑郁症（TRD）的一线治疗药物，但在老年患者中很少使用，主要是因为人们担心其肾毒性。与非老年患者相比，老年人使用LA可能导致估计的肾小球滤过率（eGFR）变化和急性肾损伤（AKI）增加。Sarah等进行了一项前瞻性多中心队列研究，纳入了201例单相抑郁患者（年龄≥65岁的患者29例，年龄<65岁的患者172例），观察其在LA治疗开始后2~6周的eGFR变化，并根据肾脏疾病：改善全球结果（KDIGO）指南评估了AKI的发生情况。研究结果显示，在老年患者中，无论年龄组如何，LA治疗过程中eGFR均显著下降。血清锂水平（即LA的影响）对eGFR下降有显著影响。年龄组和血清锂水平这两个因素对eGFR下降没有相互影响，这意味着LA对eGFR下降的影响在不同年龄组之间没有差异。在老年患者中，当血清锂水平超过0.8 mmol/L时，观察到两种AKI情况。这项研究首次探讨了eGFR变化和LA对老年TRD患者与非老年患者之间AKI发生的差异，结果表明LA在老年患者中是有效的治疗选择，但需要密切监测以避免AKI的发生。

目前研究认为，系统性红斑狼疮（SLE）患者患急性心肌梗死（AMI）的风险增加。Wells等观察肾炎或SLE的其他临床表现是否会导致患者的风险增加。在这项基于人群的病例对照研究中，研究者收录了在1996—2000年期间在加利福尼亚州住院的535例患有AMI的SLE患者，比较了患者SLE的6种表现（肾炎、胸膜炎、溶血性贫血、血小板减少症、精神病/重度抑郁症、癫痫发作）以及静脉血栓/肺栓塞的频率，与两个对照组中这些表现的频率进行比较：住院治疗肺部疾病的 SLE 患者（n=529）和住院治疗胃肠道出血的 SLE 患者（n=349）。结果显示，AMI 组中的肾炎患病率为 23.7%，肺部疾病对照组为 11.0%，胃肠道出血对照组为 25.2%。在经过调整的分析中，AMI 组中的肾炎患病率（OR=2.85，95%CI：1.97~4.14；$P < 0.0001$）高于肺部疾病对照组。在女性中，AMI 组中的肾炎患病率（OR=2.83，95%CI：1.33~6.01；P=0.007）高于胃肠道出血对照组。AMI 患者中的精神病/重度抑郁症较少见。研究结果表明，在系统性红斑狼疮患者中，肾炎与 AMI 风险增加 2.8 倍相关。

血脂异常与抑郁症之间存在关联，但对于与抑郁症相关的具体脂质种类目前仍有很多未知因素需要进一步研究。一些研究表明，血脂异常（如高胆固醇或高甘油三酯）可能与抑郁症的发生和发展有关。但是，目前的研究还不能确定脂质代谢异常是抑郁症的原因还是结果。是血脂异常导致抑郁症的发展，还是抑郁症本身引发了脂质代谢的改变，这仍然需要更多的长期研究来阐明。Miao 等研究了 3721 名抑郁症患者的空腹血浆样本。通过非靶向液相色谱–质谱（LC–MS）重复测量血浆脂质。并使用抑郁症评估工具（CES–D）评估抑郁症状。抑郁症风险被定义为 CES–D 总分大于等于 2。利用广义估计方程（GEE），研究人员检查了脂质种类与抑郁症发生率或普遍性之间的关系，并对协变量进行了调整。此外，他们还在分析中对基线血脂进行了额外的调整，以研究血脂变化与抑郁症状变化之间的关联。研究结果显示，较低水平的鞘磷脂和甘油磷脂以及较高水平的溶血磷脂与突发和（或）普遍的抑郁症状显著相关。此外，鞘磷脂、甘油磷脂、酰基肉碱、脂肪酸和三酰基甘油的变化与抑郁症状和其他心身特征的变化相关。研究人员还确定了与抑郁症风险相关的差异脂质网络。这些发现表明，观察到的脂质代谢变化可能通过增加酸性鞘磷脂酶和磷脂酶 A 的活性、干扰神经递质和膜信号传导、增强炎症、氧化应激和脂质过氧化，或者影响脂滴或膜形成中的能量储存等途径来影响抑郁症。这些发现有助于阐明血脂异常可能导致抑郁症的机制，并为针对脂质代谢开发抑郁症的预防和治疗干预措施提供了初步证据。综上所述，血脂异常与抑郁症有关，但与抑郁症相关的个体脂质种类在很大程度上仍然未知。此外，脂质代谢与抑郁症发展之间的时间关系还需要进一步确定。这些研究结果对于深入了解血脂异常与抑郁症之间的关系，以及为抑郁症的预防和治疗提供靶向脂质代谢的干预措施提供了初步的证据。

老年慢性肾脏病（chronickidney diseae，CKD）患者通常又伴有抑郁症，但当这两种疾病同时存在时，病因或组合尚不清楚。Lee 等进行了一项横断面研究，旨在通过调查在 CKD 和抑郁症患者中观察到的骨骼疾病来评估 CKD 和共病抑郁症的病因。共涉及 646 名 CKD 患者。根据抑郁症状比较了社会人口学因素、肾功能、CKD– 矿物质和骨骼疾病（CKD–MBD）标志物和骨矿物质密度。进行了单变量和多变量 logistic 回归分析，以计算抑郁症状与低骨矿物质密度之间的奇数比（95% 置信区间）。实验结果显示，患有 CKD 和抑郁症状的个体与所获得的教育水平较低，独居，运动较少，24h 尿磷低和骨密度低有关。即使在调整糖尿病、高血压、肾功能、蛋白尿、年龄、性别、吸烟和体重指数后，抑郁症状也与最低部位（1.55［1.06~2.29］）和总髋关节（1.72［1.17~2.53］）骨密度低显著相关。实验结果显示，低骨密度与老年非透析慢性肾脏病患者的抑郁症状有关。

另一方面，抑郁症与肾衰竭患者的预后同样具有联系。Miura 等使用 SDS 量表评估 19 名肾衰竭患者，这些患者在日本名古屋第二红十字会医院接受了血液透析。患者被分为两组：紧急引入（EI）组，他们接受了意外和突然的血液透析介绍；以及普通介绍（OI）组，他们在医学专家的建议下经历了更系统的血液透析介绍。在引入血液透析之前和之后 2 周收集患者的 SDS 量表评分。EI 组的 SDS 总分在引入血液透析前后均显著高于 OI 组。引入血液透析后，EI 组和 OI 组的 SDS 总分显著降低。EI 组的 SDS 评分在引入血液透析之前和之后的抑郁情绪与认知症状类别中更高。在引入之前，EI 组的 SDS 评分在运动和自主症状类别中更高。引入血液透析后，EI 组营养症状的 SDS 评分显著下降。这些结果表明，尿毒症毒素的溶血排泄有助于降低 SDS 评分。

抑郁症影响大约 27% 的 CKD 和终末期肾衰竭（End stage kidney failure，ESKF）患者。这一人群的抑郁症与生活质量受损和死亡率增加有关。炎症的程度和对 CKD/ESKF 抑郁症的影响尚未确定。Jayakumar 等通过系统文献综述和 Meta 分析，旨在探讨 CKD/ESKF 患者抑郁与炎症之间的关系。他们纳入符合标准的 9481 项研究，并从中选取了 6 项进行 Meta 分析。横断面关联分析显示，与没有抑郁症状（DS）的 CKD/ESKF 患者相比，有抑郁症状的患者的促炎生物标志物水平显著升高，其中包括 C- 反应蛋白、白细胞介素 10（IL-10）和肿瘤坏死因子 -α。此外，唐氏综合征患者相对于非唐氏综合征患者，抗炎细胞因子 IL-10 水平显著降低。在分析中，发现大多数炎症标志物存在相当大的异质性。实验证据表明，在 CKD/ESKF 患者中，较高水平的促炎因子和较低水平的抗炎因子与唐氏综合征有关。综合上述研究结果，可以得出结论：在 CKD/ESKF 患者中，抑郁症状与炎症之间存在关联。有抑郁症状的患者显示出促炎生物标志物的升高，而唐氏综合征患者则表现出抗炎细胞因子 IL-10 水平的降低。然而，研究中观察到炎症标志物存在异质性，可能是由于多种因素的影响。这些发现提供了 CKD/ESKF 患者中炎症与抑郁症之间的关联证据，为进一步研究探索该关系的机制和临床意义提供了基础。Pépin 进行了一项评估，研究了 CKD 患者肾脏功能与认知功能之间的关系，以及心血管（CV）危险因素和抑郁症对这种关联的影响。该研究使用了由 3033 名 CKD3~4 期患者组成的 CKD- 肾脏流行病学和信息网络队列，平均年龄为 66.8 岁，进行了为期 5 年的随访。研究使用简易精神状态检查（MMSE）评估认知功能，并使用 CKD- 流行病学协作方程 - 肌酸公式估计肾小球滤过率（eGFR）。研究采用线性混合模型研究了 MMSE 评分随时间的变化以及与基线 eGFR 的关联。使用 Cox 比例风险模型评估了认知结局事件的风险，包括住院或死亡，使用相关的 ICD-10 代码进行分类。研究结果显示，平均 eGFR 为 $33mL/min/1.73m^2$。在基线时，有 13.0% 的患者（387 例）的 MMSE 评分低于 24。在调整人口统计学特征后发现，低基线 eGFR（每下降 10mL/min/1.73m^2）与较差的认知表现（MMSE 平均降低 0.12，95% CI：0.04～0.19）相关，但基线 eGFR 与 MMSE 随时间的变化无关。这种关联与人口统计学特征、CV 危险因素和抑郁症无关。综合研究结果，可以得出结论：CKD 患者较低的 eGFR 与较差的认知表现有关，而与人口统计学特征、CV 危险因素和抑郁症无关。这项研究提供了关于 CKD 患者肾脏功能和认知功能之间关系的新见解，并强调了在评估和管理 CKD 患者时认知功能的重要性。

由于 2019 年新型冠状病毒病（COVID-19）的大流行，人们面临着巨大的心理压力。然而，在 COVID-19 大流行期间，对患有 CKD 的儿童及其监护人的心理状态没有进行详细的研究。Xiong 等进行了一项研究，旨在探讨 CKD 患儿及其监护人的心理压力情况。研究在中国的 20 个最大儿科肾病科室进行了一项在线调查，包括 Rutter 家长问卷、焦虑自评量表（SAS）和抑郁自评量表（SDS）。共有 885 名儿童（包括 589 名 CKD 患儿和 296 名健康儿童）及其监护人参与了调查。研究结果显示，CKD 患儿和对照组儿童在 Rutter 行为评分和异常行为方面没有统计学差异。然而，儿童的异常行为可能会加重 CKD 组与对照组监护人的焦虑和抑郁情况（$P < 0.05$）。研究还发现，与对照组相比，CKD 组的监护人在焦虑和抑郁方面显著更高（$P < 0.05$）。特别是 CKD 组中收入较低的监护人更容易出现焦虑（$P < 0.05$）。此外，与年龄 6～11 岁的监护人相比，超过 11 岁的监护人可能更容易感到焦虑。此外，每天观看新闻时间在 30～60min 的 CKD 组监护人患抑郁症的可能性较低（$P < 0.05$）。亚组分析结果显示，性别、新闻观看时间、监护人年收入和儿童年龄可能是影响监护人心理负担的关键因素。综合研究结果表明，在大流行期间，CKD 组的监护人面临着更严重的焦虑和抑郁。儿童的异常行为、青少年阶段的压力、家庭收入较低以及对疫情的恐慌可能是导致监护人焦虑和抑郁的主要原因。这项研究强调了 CKD 患儿及其监护人在心理健康方面的需求，为关注和支持这一特定人群提供了依据。

第三节　慢性疾病与郁病的相关实验研究

约 1/3 的躯体疾病患者出现中度以上的抑郁症状。在这些患者中，神经系统、心血管系统和内分泌系统疾病与抑郁症状的共病率较高。常见的躯体疾病合并抑郁症状通常以躯体症状为主要表现，而抑郁症状往往被各种躯体症状所掩盖，给临床诊断抑郁症带来困难，容易导致漏诊、误诊或过度医疗的情况发生。即使医生对患者的情绪症状有所察觉和判断，但由于缺乏处理抑郁症状的经验，担心抗抑郁药物的不良反应或与其他疾病用药的相互作用，常常忽视给予患者抗抑郁治疗。举例来说，在临床上，某些合并抑郁症的冠心病患者虽然接受了抗抑郁治疗，但由于药物选择不当，导致心血管疾病加重的不良反应出现。此外，即使初次发作的抑郁症患者接受了适当的药物治疗，由于后续无序的诊疗策略，严重影响患者的治疗依从性，导致超过一半的患者未能达到满意的治疗效果。目前的抑郁症临床指南缺乏后续增效策略，这使得医生在治疗过程中遇到困难。因此，有必要加强对躯体疾病合并抑郁症的认识和诊断，并提供更加个体化和综合的治疗方案。这包括合理选择抗抑郁药物，密切监测患者的心血管状况，避免药物相互作用，以及确保患者的治疗依从性。此外，需要进一步研究和制定针对躯体疾病合并抑郁症的治疗指南，以指导临床实践，并改善患者的整体疗效。

中国慢性病的发病率也逐年升高，可能引起疼痛和抑郁。Ma 等对来自 2015 年中国健康与退休纵向研究（China Health and Retirement Longitudinal Study，CHARLS）的 15213 人的横断面数据进行了研究。研究的数据来源于大约 150 个地区和 450 个村庄。研究的结局指标是抑郁症的发生率。自变量是慢性疾病的情况（无慢性病、一种慢性病、两种或两种以上慢性病）。中介因素包括疼痛程度（无疼痛、轻度疼痛和中度至重度疼痛）以及是否采取缓解疼痛的措施（已采取措施和未采取措施）。研究使用卡方检验和二元逻辑回归分析来探讨慢性疾病与疼痛以及抑郁症发病率之间的关联，并使用索贝尔检验检查中介模型。研究结果显示，患有更多慢性疾病的患者疼痛程度更严重（OR=3.697，$P < 0.001$，CI=2.919 ~ 4.681），并且更容易出现抑郁症状（OR=2.777，$P < 0.001$，CI=2.497 ~ 3.090）。在这项研究中，疼痛程度在慢性疾病与抑郁症之间的关系中部分起到中介作用（t=7.989，$P < 0.001$）。研究还发现，女性、受教育程度较低、未婚、生活在农村地区以及从事工作的人群抑郁症的发病率较高。这些结果表明，慢性疾病与疼痛之间存在密切的关联，并且这种关联与抑郁症的发病率有关。研究结果还强调了疼痛程度在这种关系中的中介作用。这些发现对于理解慢性疾病患者心理健康的影响具有重要意义，并提醒医生在诊断和治疗过程中应注意到患者的疼痛和情绪状况，以便为他们提供全面的护理和支持。此外，针对高风险群体（如女性、低教育程度的个体、未婚者、农村地区居民和从事工作的人）的心理健康干预也显得尤为重要。

患有慢性疼痛的患者通常还表现出抑郁症状。可溶性环氧酶水解酶（sEH）抑制剂可以降低炎性细胞因子的血液水平。然而，抑制 sEH 信号对于疼痛和抑郁的共病是否有益尚不清楚。Luo 等根据蔗糖偏好实验（SPT），将保留性神经损伤（SNI）小鼠分为具有或不具有情感缺失表型的疼痛组。在选择的组织中评估 sEH 蛋白表达和炎性细胞因子。使用 sEH 抑制剂 TPPU 来确定 sEH 在慢性疼痛和抑郁中的作用，使用芳香烃受体（AHR）和转运蛋白（TSPO）的激动剂和拮抗剂来探索 sEH 信号的发病机制。结果显示，在易感情感缺失小鼠中，sEH 的组织水平在前额叶皮层（mPFC）、海马、脊髓、肝脏、肾脏和肠道中显著增加。血清 CYP1A1 和炎性细胞因子（IL-1β、TNF-α）同时增加。TPPU 改善了机械退缩阈值（MWT）和 SPT 的得分，并降低了血清 CYP1A1 和炎性细胞因子的水平。AHR 拮抗剂缓解了易感情感缺失小鼠的情感缺失行为，但未改变其疼痛行为，而 AHR 激动剂消除了 TPPU 的抗抑郁样效应。此外，TSPO 激动剂对情感缺失行为产生了类似的治疗效果，而 TSPO 拮抗剂的预处理则消除了 TPPU 的抗抑郁和镇痛效应。研究结果显示，

sHE 可能是慢性疼痛和抑郁的共病机制，TPPU 通过 AHR 和 TSPO 信号对疼痛模型中的情感缺失行为产生有益效果。

中医认为，随着年龄的增长，郁病发病的风险因素逐渐升高，《素问·五脏生成篇》曰："诸髓者，皆属于脑。"《灵枢·海论》亦曰："脑为髓之海。"而脑髓的充养，依靠肾的藏精。肾中精气充盈，髓海得养，则听觉灵敏，精力充沛，反应快捷。如果肾中精气亏虚，脑髓得不到适当的补充，则出现精神意识活动障碍。如《灵枢·海论》曰："髓海有余，则轻劲多力，自过其度。髓海不足，则脑转耳鸣，胫酸眩冒，目无所见，懈怠安卧。"提示中老年人肾虚极有可能导致郁病的发作。中医理论中，肾虚被认为与一系列躯体疾病症状有关。中医认为，"肾为五脏之根"。当肾功能出现衰弱或失衡时，可能出现一系列躯体疾病症状，例如：腰膝酸软、四肢无力、浮肿、尿频尿急、性功能障碍、脱发、牙齿松动等。这些症状与"肾"的调节功能有关，如肾阳虚导致体温调节不良、肾阴虚引发内热等。此外，肾虚还可能影响其他脏腑的功能，导致消化不良、免疫力下降等症状。为了研究抑郁严重程度和症状表现在身体多重疾病发展中的作用，Triolo 等分析了瑞典 3042 名 60 岁及以上老年抑郁症患者（无痴呆状态）的临床数据，这些患者参与了基于人群的瑞典国家老龄化和护理研究。研究使用综合精神病理学评定量表对这些患者进行了基线临床评估，其中包括了 21 种抑郁症状，并根据 DSM-IV-TR 诊断标准对其进行了重度抑郁症、轻度抑郁症和亚综合征性抑郁症的分类。通过应用探索性网络图分析，研究提取了症状表型。躯体多重病症的存在通过在 15 年的随访中同时发生的慢性疾病数量来衡量。研究使用线性混合模型，考虑社会人口学和行为因素，探索了与基线抑郁诊断和症状表型相关的躯体多病轨迹。研究结果显示，在多调整模型中，与没有抑郁症的个体相比，患有重度抑郁症（β/年：0.33，95% 置信区间［CI］：0.06～0.61）和亚综合征性抑郁症（β/年：0.21，95%CI：0.12～0.30）的个体经历了加速的身体多重疾病积累速度，而患有轻度抑郁症的个体则没有。我们从网络分析中确定了情感、焦虑、认知和心理运动症状表型。当分别建立模型时，每种表型的症状得分增加与更快的多重疾病积累相关，尽管只有认知表型在相互调整的模型中保留了其关联（β/年：0.07，95%CI：0.03～0.10）。因此，研究认为重度抑郁症和亚综合征性抑郁症与躯体多病症的加速累积有关。特别是与认知表型相关的抑郁症状与老年人躯体健康变化密切相关。这对于理解老年人心理健康与躯体健康之间的关系具有重要意义，强调了在老年抑郁症的评估和治疗中，应综合考虑躯体疾病的存在以及不同症状表型的影响。

Lotfaliany 等评估了世界卫生组织全球老龄化和成人健康研究（SAGE）中慢性非传染性疾病（糖尿病、关节炎、哮喘、慢性肺病、心绞痛和卒中）与已诊断和未诊断抑郁症之间的横断面关联。最终纳入了 41810 名年龄在 18 岁及以上的受试者。抑郁症状通过使用世界心理健康调查（WHH-CIDI）的标准方法进行评估。未确诊的抑郁症被定义为未报告抑郁症诊断或治疗史的抑郁症患者。在研究中，共有 2508 例（6.0%）的病例被检测出存在抑郁症状，其中 2098 例（87%）未被诊断。研究结果显示，糖尿病（OR：1.47

［95%CI：1.24，1.75］）、关节炎（2.14［1.82，2.52］）、哮喘（3.36［2.73，4.14］）、慢性肺病（3.74［3.10，4.51］）、心绞痛（3.20［2.66，3.85］）和卒中（3.14［2.55，3.86］）与抑郁症相关（$P < 0.001$）。年龄较大、女性、体重不足、受教育程度较低和收入较低与抑郁症呈正相关。对于未确诊的抑郁症，估计的比值比也类似。因此，该研究认为抑郁症和未确诊的抑郁症与慢性疾病密切相关。研究结果提供了关于慢性非传染性疾病和抑郁症之间关系的重要信息，强调了在管理和治疗慢性疾病时应关注患者的心理健康状况。此外，年龄、性别、体重、教育程度和收入等因素也对抑郁症的发生起着一定的影响，这些因素应被纳入综合评估和干预的考虑范围。

中医认为外界环境的因素可以影响人体的阴阳平衡，进而对"肾"产生一定的影响。机体所处环境中的寒热、湿燥等因素可能直接或间接地影响人体的阴阳平衡，从而对"肾"的功能产生影响。例如，在寒冷的环境中，寒邪容易侵袭人体，使得肾阳受到抑制，导致肾虚的症状加重，如腰痛、畏寒等。同样，湿热的环境可能加重肾阴虚的症状，如潮热、盗汗等。另外，中医认为个体的体质差异也会影响对环境变化的适应能力，进而影响肾虚的程度。例如，体质虚弱的人更容易受到外界环境的影响，导致肾虚的症状更加明显。最新研究认为，空气污染物与老年人的神经退行性疾病之间存在有害关联。Qiu 等调查长期暴露于空气污染与美国老年人晚期抑郁症诊断风险增加是否有关。实验建立了基于人群的纵向队列，由 64 岁以上的美国医疗保险参保者组成。数据来自美国医疗保险和医疗补助服务中心慢性病资料库。参与者进入 5 年的清除期之后，在 2005—2016 年的研究期间，共纳入约 891 名受试者，其中 56.8% 为女性、90.2% 为白人。进入时（洗脱期后）的平均年龄为 73.7（±4.8）岁。其中约 153 万名受试者被诊断为迟发性抑郁症。晚期抑郁症的诊断是通过所有可用的医疗保险索赔（医院住院，专业护理机构，家庭保健机构，医院门诊和医生访问）的信息确定的。风险比和风险百分比变化是通过分层 Cox 比例风险模型估计的，该模型考虑了气候共同暴露，社区绿化率，社会经济条件，医疗保健可及性和城市化水平。暴露包括住宅长期暴露于细颗粒物（PM2.5），以微克 / 立方米为单位；二氧化氮（NO_2），以 1×10^{-9} 为单位入；和臭氧（O_3），以 1×10^{-9} 为单位。基于三污染物模型，PM5.2、NO_2 和 O_3 长期平均暴露量每增加 3 个单位，抑郁风险的调整百分比分别增加 0.91%（95%CI：0.02% ~ 1.81%）、0.61%（95%CI：0.31% ~ 0.92%）和 2.13%（95%CI：1.63% ~ 2.64%）。研究结果证实了长期暴露于空气污染与晚年抑郁症诊断风险增加之间存在有害关联。提示在恶劣外界环境下"肾虚"所产生的一系列躯体症状可能与抑郁症的发病存在关联性。

第四节 补肾类中药及方剂对郁病的治疗实验研究

抑郁症属中医学"郁证"范畴，是以心情抑郁、情绪不宁、胸部满闷、胁肋胀痛，或易怒易哭，或咽中如有异物梗塞等症为主要临床表现的一类病证。中医学对郁证具有较为系统的理论认识和丰富的诊治经验，在抑郁症防治中发挥积极作用，尤其是对轻中度抑郁及抑郁症巩固治疗、维持治疗阶段可发挥重要作用。中医药通过辨证论治，整体调节，降低患者对环境应激的敏感性，同步调治抑郁周边症状等发挥积极的防治作用。在临床常规抗抑郁药治疗基础上联合中药治疗，能够缩短起效时间，快速缓解症状，协同增效，并减轻不良反应。21世纪初，即有研究针对美国女性常用中草药的循证医学证据进行研究，提示贯叶、连翘等对治疗轻度至中度抑郁症的临床疗效。胡培豪等遴选《中国方剂数据库》及《方剂现代应用数据库》所载的抗抑郁方剂，运用频次分析、关联规则分析、聚类分析及因子分析等数据挖掘手段探究抗抑郁方剂的配伍规律。共涉及512味中药。治疗抑郁常用中药为甘草、茯苓、当归、香附、白芍，类别多归属于补虚药、理气药、清热药、利水渗湿药。关联规则分析显示，常用的治疗抑郁药对（2味中药）共11个，3味中药药组15个，具代表性的药组规则有白芍→当归，当归、甘草→白芍，柴胡、甘草→白芍等，体现了疏肝解郁、健脾益气等治法特点。聚类分析提取得到2个药对、7个药组，反映了"当归 – 白芍 – 甘草 – 柴胡 – 白术 – 茯苓 – 半夏 – 陈皮"等在经典方的基础上加减药味的特色组方，体现了调和肝脾、疏肝理气、养血健脾的治法。因子分析共提取13个公因子，挖掘得到"茯苓 – 白术 – 郁金""桔梗 – 黄芩"等药组，体现了化湿泄热、安神开郁等配伍特点。通过对两个数据库中关于治疗抑郁的方剂进行数据挖掘，能够发现潜在的中药组方规律，明确郁病治疗的核心中药。

一、补肾气中药

肾被视为先天之本，肾气虚会导致全身各个器官和组织的精气不足，进而引发其他病症。肾气虚在中医临床上常表现为腰膝酸软、小便不利等症状。中医学认为，肾气虚是由于肾脏固摄、纳气功能失调所导致的证候，肾气虚还会影响"肾藏精"和"主骨生髓"的功能。在临床上，肾气虚的主要表现包括腰膝酸软无力、头晕耳鸣、面色苍白疲倦、舌苔淡白、脉象沉弱，尤其是尺脉。肾气虚导致固摄失常，还可能伴随小便频繁且清稀，或者尿后尚有残余之感，或者夜间尿频且尿量较多。肾气虚无法纳气，则可能出现气喘息急、呼吸困难、声音低弱等症状。肾气虚的病理机制是肾脏功能的失调，导致精气的不足和运化失常。因此，调理肾气虚的治疗方向是补益肾脏，调整固摄和纳气的功能，以及提升精气的生成和运输能力。总而言之，肾气虚是中医理论中的一种证候，它涉及肾脏的固摄和纳气功能，以及精气的生成和运输。临床上，肾气虚常表现为腰膝酸软、小便不利等症状，治疗上应通过补益肾脏和调整其功能，来达到恢复精气充盈和促进健康的目标。现代研究表明肾气虚证与内分泌紊乱、免疫功能异常以及脂质过氧化损伤密切相关，这些因素影响了机体内环境的综合调控功能。

黄芪为豆科黄芪属植物蒙古黄芪 Astragalus memeranaceus (Fisch.) Bge.Var.mongholicus

(Bge.) Hsiao 或膜荚黄芪 A. membranaceus (Fisch.) Bge. 的干燥根。味甘，性微温；归脾、肺经。《本草纲目》记载其"主虚喘，肾衰耳聋"。王好古《汤液本草》中也指出："黄耆……治伤寒尺脉不至，补肾脏元气，是里药，乃上中下内外三焦之药也。"提示黄芪对肾气虚可能具有治疗作用。朱岳等观测了黄芪甲苷治疗抑郁症的相关靶点，主要为丝裂原活化蛋白激酶 1（MAPK1）、表皮生长因子受体（EGFR）和胱天蛋白酶 3（CASP3）。其核心靶点主要作用于钙离子信号通路、MAPK 信号通路、磷脂酰肌醇 -3- 羟激酶（PI3K）- 蛋白激酶 B（Akt）信号通路以及神经活性配体 - 受体相互作用信号通路等发挥抗抑郁作用，分子对接结果显示黄芪甲苷通过改善细胞凋亡、促进神经再生、调节神经炎症以及调节单胺类神经递质传递发挥协调抗抑郁作用。

刘佳蕾等观察黄芪多糖（APS）联合百合多糖（LLP）发挥抗抑郁作用的机制。将 60 只 KM 小鼠随机分为空白组、模型组、盐酸氟西汀（8mg/kg）组、LLP（0.2g/kg）组、APS（0.2g/kg）组和多糖联用（LLP+APS，0.1g/kg+0.1g/kg）组，每组 10 只。除空白组外，其余各组均给予慢性不可预知温和应激（CUMS）诱导小鼠抑郁模型，造模第 29 天，盐酸氟西汀组按相应剂量灌服盐酸氟西汀，各多糖组小鼠灌服相应药物。以小鼠体质量变化、旷场实验、糖水偏爱实验等行为学指标评价小鼠抑郁行为；尼式染色法观察海马 CA1 区神经元形态变化；酶联免疫吸附测定法（ELISA）检测脑组织及血浆中 5- 羟色胺（5-HT）、促肾上腺皮质激素（ACTH）、皮质酮（CORT）的含量变化；WB 检测腺苷酸环化酶 / 环磷酸腺苷 / 蛋白激酶 A（AC/cAMP/PKA）信号通路相关蛋白的表达水平。与空白组比较，模型组小鼠体质量增长缓慢，运动总距离、中心运动距离及糖水偏爱率显著降低（$P < 0.01$），抑郁行为显著，且海马神经元细胞受损严重，5-HT 含量显著降低（$P < 0.01$），ACTH 和 CORT 含量显著升高（$P < 0.01$），腺苷酸环化酶 6（ADCY6）、PKA、cAMP 反应组件结合蛋白 -1（CREB-1）及脑源性神经营养因子（BDNF）蛋白表达水平显著下降（$P < 0.01$）；与模型组比较，LLP 组，ASP 组和 LLP+APS 组小鼠抑郁行为均有显著改善（$P < 0.01$），其中 LLP+APS 抗抑郁作用优于单一多糖，各给药组均能不同程度地缓解海马神经元细胞损伤，显著增加脑组织内 5-HT 含量（$P < 0.01$），明显降低血浆中 ACTH 和 CORT 水平（$P < 0.05$），大幅度上调 ADCY6、PKA、CREB-1、BDNF 蛋白水平（$P < 0.05$）。实验结果证实，LLP 和 APS 联用后抗抑郁效果显著增强，具有良好的正协同性，其作用机制可能与影响神经递质含量、抑制下丘脑 - 垂体 - 肾上腺轴（HPA 轴）活性、激活 AC/cAMP/PKA 信号转导通路密切相关。

二、补肾阴中药

肾阴虚，是指由于肾阴亏损，失于滋养，虚热内生所表现的证候，中医临床称为肾阴虚证。肾阴充足，则全身之阴皆充盈；肾阴衰，则全身之阴皆衰；肾阴亡，则全身之阴皆亡，人的生命亦停止。若肾阴不足，则津液分泌减少，表现为阴虚内热及阴虚阳亢之象，证见腰膝酸痛、头晕耳鸣、失眠多梦、五心烦热、潮热盗汗、遗精早泄、咽干颧红、舌红少津无苔、脉细数等。治宜滋阴降火。其病位在肾，常涉及肺、心、肝等。

地黄是玄参科植物（Rehmannia glutinosa Gaert）的新鲜或干燥块根。归心、肝、肾经。具有药用和营养意义。Wang 等研究发现，地黄的 80% 乙醇提取物（RGEE）在小鼠行为绝望抑郁模型中产生抗抑郁样活性。通过涉及单胺能神经递质和 BDNF 来观察 RGEE 在大鼠 CUMS 模型上的抗抑郁样机制。开始 CUMS 程序后，每天口服 RGEE（150mg/kg、300mg/kg、600mg/kg）或盐酸氟西汀（FH）3 周。采用蔗糖偏好试验观察抑郁样行为，采用血清和脑组织进行神经化学和荧光定量逆转录 PCR 分析。结果表明，CUMS 诱导出现了抑郁样行为，而 RGEE 和 FH 给药抑制这种症状。此外，CUMS 导致血清皮质酮（CORT）水平过度升高，这提示下丘脑 – 垂体 – 肾上腺（HPA）轴异常波动，其方式通过 RGEE 和 FH 给药减弱。RGEE 给药还进一步提高了单胺神经递质和 BDNF 水平，上调了患有 CUMS 的大鼠海马体中 BDNF 和原肌球蛋白相关激酶 B（TrkB）的 mRNA 表达。研究结果表明，RGEE 可以改善 CUMS 诱发的抑郁样行为，并表明其机制可能部分与恢复 HPA 轴功能障碍，增强单胺能神经系统以及上调 BDNF 和 TrkB 表达有关。

Zhang 等验证了熟地黄对抑郁症的抗抑郁作用。研究采用了慢性不可预知应激（CUMS）小鼠模型，并通过口服给药观察了低剂量（2.5g/kg）和高剂量（5g/kg）熟地黄对小鼠的干预效果。评估指标包括毛皮状态、身体和器官重量，以及胃溃疡程度。此外，研究还通过露天试验测定了小鼠的运动能力，并采用分光亮度法测定了肝脏的抗氧化指数。研究结果显示，各组小鼠的毛皮状态、身体和器官重量指标之间没有显著差异。低剂量的熟地黄可以恢复 CUMS 对小鼠运动能力的减少，但高剂量的熟地黄则无法恢复。CUMS 导致胃溃疡加重，肝脏丙二醛水平升高，总抗氧化能力、谷胱甘肽含量、超氧化物歧化酶和过氧化氢酶活性降低。而低剂量的熟地黄以剂量依赖性的方式改善了这些变化。关于谷胱甘肽过氧化物酶活性的差异在不同组间没有统计学意义。与熟地黄相似，阳性对照药物氯米帕明在抗氧化方面表现出相似的效果。因此，研究认为熟地黄在治疗抑郁症样疾病方面具有价值，其中抗氧化可能是其抗抑郁作用的机制之一。综上所述，这项研究验证了熟地黄对抑郁症的抗抑郁作用。通过动物实验，研究发现低剂量的熟地黄可以恢复 CUMS 对小鼠运动能力的减少，并改善了胃溃疡、氧化应激等方面的异常。这些结果表明熟地黄具有治疗抑郁症样疾病的潜力，其抗氧化作用可能是其中的一个重要机制，需要进一步研究来深入探究熟地黄的治疗机制以及其在人体中的应用前景。

枸杞子是茄科枸杞属植物枸杞（Lycium chinense Miller）的干燥成熟果实。枸杞子性甘，平，归肝、肾经。善滋补肝肾而明目；主治肝肾阴虚、视力减退等。梓醇（catalpol）是枸杞子的重要药效组分之一，Wu 等对链脲佐菌素（STZ）诱导的高血糖病理状态的抑郁小鼠连续口服梓醇给药 21d，结果显示梓醇可显著逆转尾部悬吊、强制游泳和旷场试验的异常。提示梓醇减轻了病理性高血糖状态下的抑郁样行为，抗抑郁机制至少可以部分归因于两个大脑区域中 PI3K/Akt/Nrf2 /HO-1 信号通路的上调，从而恢复氧化和抗氧化损伤之间的平衡。

三、补肾阳中药

肾阳虚型抑郁是肾中阳气不足，脏腑气化功能活动减弱所导致的以畏寒肢冷、夜尿频多、舌淡苔白、脉沉迟无力等虚寒征象和心情低落、兴趣减退、悲观失望、自我评价下降、自觉疲乏无力或精神不振等"神颓志衰"症状为临床特征，以阳气变化为病理基础的情志病证。

巴戟天是茜草科、巴戟天属植物（Morinda officinalis How）的干燥根。巴戟天性味甘、辛，微温。归肾、肝经。既能补肾阳、益精血，又能祛风湿、强筋骨，为治肾阳虚衰之要药。菊粉型低聚果糖（FOSs）从巴戟天（Morinda officinalis How）中纯化的药效物质，是一种用于轻度至中度抑郁症的有效口服抗抑郁药，其疗效在很大程度上未知，生物利用度差。利用微生物群－肠－脑轴研究肠道微生物群（GM）界面处 FOS 的抗抑郁特性。通过胃内强饲法将 FOS 引入暴露于 CUMS 模型大鼠中，并通过行为测试，肠道形态学和皮质酮水平研究其抗抑郁作用。从粪便中提取细菌基因组 DNA，采用肠细菌重复基因间共识（ERIC）-PCR 分析、偏最小二乘判别分析（PLS-DA）和 16SrRNA 基因焦磷酸测序对 GM 进行分析。据观察，FOSs 可缓解抑郁样行为并修复肠上皮损伤。FOSs 治疗降低了模型大鼠血浆和尿液中的皮质酮水平。此外，正常大鼠和模型大鼠的转基因组成远距离聚集，主要与有益细菌（例如不动杆菌、巴内氏菌、Coprococcus、Dialister、乳酸杆菌和 Paenibacillus）的消失以及抑郁大鼠中抑郁相关细菌（例如厌氧菌、振荡杆菌、变形杆菌和链球菌）的出现有关。抑郁症大鼠肠道的生态失调通过 FOSs 治疗得以恢复。

淫羊藿是小檗科植物（Epimedium sagittatum Maxim）的全草。味辛、温、无毒。《本草纲目》记载："淫羊藿味甘气香，性温不寒，能益精气……真阳不足者宜之。"淫羊藿苷（ICA）是一种从淫羊藿中分离出的类黄酮糖苷，具有抗炎、抗氧化应激、抗抑郁等多种生物活性。Jin 等评估了淫羊藿苷对谷氨酸（Glu）诱导的 SH-SY5Y 细胞兴奋性神经毒性的影响（过量的 Glu 可以通过产生神经毒性或兴奋性毒性级联反应对神经细胞产生显著影响）。通过 CCK-8 测定评估细胞活力测定、流式细胞术评估细胞凋亡、活性氧（ROS）和线粒体膜电位。细胞内钙离子通过使用荧光探针 Fluo-3 测定浓度。通过蛋白质印迹分析检测蛋白表达。ICA 可以显著增强 Glu 降低的 SH-SY5Y 细胞活力。同时，ICA 可以显著降低细胞凋亡，ROS、NO 水平和细胞内 Ca^{2+} 浓度，并显著抑制线粒体膜电位的增加。此外，淫羊藿苷显著增加 P47phox 和 iNOS 的表达，降低 p-JNK/JNK、p-P38/P38、Bax/Bcl-2、活性半胱天冬酶 -3 和活性半胱天冬酶 -9。这些结果表明，淫羊藿苷可能通过抑制氧化应激和凋亡途径来降低 Glu 诱导的 SH-SY5Y 细胞的兴奋性神经毒性。Jin 等通过卵清蛋白注射结合 CUMS 建立了哮喘伴抑郁的小鼠模型，并在卵清蛋白激发和慢性不可预测的轻度应激暴露期间口服淫羊藿苷。通过旷场试验、强迫游泳试验和悬尾试验评估抑郁样行为。检查过敏性哮喘的特征，包括气道高反应性、组织病理学、支气管肺泡灌洗液中的炎性细胞因子水平以及血清中的免疫球蛋白 E 和皮质酮水平。体外分离脾细胞后，测定皮质酮对脾细胞增殖和细胞因子分泌、糖皮质激素受体 DNA 结合活性以及脾细胞中 p-糖皮质激素受体 s226、糖皮质激素受体 α 和 p-p38 丝裂原活化蛋白激酶表达的抑制作用。实验结果表明，淫羊藿苷对抑郁样行为的直接影响有限，但其显著抑制气道高反应性、肺组织中的炎症浸润、支气管肺泡灌洗液中白细胞介素 –4、白细胞介素 –5 和白细胞介素 –6 的水平，以及血清中的免疫球蛋白 E。此外，淫羊藿苷改善了皮质酮对脂多糖刺激的脾细胞的抑制作用，增加了糖皮质激素受体表达和糖皮质激素受体 DNA 结合活性，抑制了糖皮质激素受体 S226 和 p38 丝裂原活化蛋白激酶的磷酸化。研究认为，淫羊藿苷改善了与糖皮质激素受体功能和糖皮质激素受体表达增强相关的抑郁症小鼠哮喘小鼠模型中的糖皮质激素抵抗，其对糖皮质激素受体功能的影响与糖皮质激素受体 S226 和 p38 丝裂原活化蛋白激酶磷酸化降低有关。

Cao 等探讨淫羊藿苷对围绝经期抑郁大鼠模型中与 PI3K–Akt 通路相关蛋白表达的影响。通过切除大鼠左卵巢的 80% 和右卵巢的全部来建立围绝经期抑郁模型。经过 18d 的慢性不可预测刺激，随后经口灌胃给予目标药物连续 30d。我们发现，给予不同剂量的淫羊藿苷明显改善了模型大鼠的明显症状，增加了子宫、脾脏和胸腺的器官指数，并改善了卵巢的病理变化。此外，给予淫羊藿苷提高了血清中的雌激素（E_2）、睾酮（T）和白细胞介素（IL）–2 水平，降低了促卵泡激素（FSH）和黄体生成素（LH）水平，促进了下丘脑中雌激素受体（ER）和 ERα 的表达，增加了脑均质中的 5–HT、多巴胺（DA）和去甲肾上腺素（NE）水平。此外，淫羊藿苷提高了卵巢中 Akt、磷酸化 Akt（p-Akt）、PI3K（110kDa）、PI3K（85kDa）和 B 细胞淋巴瘤 2（Bcl-2）的表达，抑制了 Bax 的表达。这些结果表明，给予淫羊藿苷可以重新平衡围绝经期抑郁大鼠体内失调的性激素，调节大脑神经递质的分泌，增强免疫功能，并改善围绝经期综合征。其作用机制可能与调节 PI3K–Akt 通路相关蛋白的表达有关。

慢性轻度应激（CMS）被认为会导致下丘脑 – 垂体 – 肾上腺（HPA）轴和下丘脑 – 垂体 – 甲状腺（HPT）轴的异常。因此，能够减轻神经内分泌改变的化合物可能具有作为抗抑郁药的潜力。Pan 等采用雄性 Wistar 大鼠 CMS 抑郁模型研究淫羊藿苷的行为和神经内分泌作用。CMS 引起大鼠快感缺乏状态，导致解剖脑区和血清中的促肾上腺皮质激素释放因子（CRF）浓度升高，血清中总三碘甲状腺原氨酸（tT3）降低。淫羊藿苷的给药逆转了 CMS 诱导的蔗糖摄入量减少和 CRF 升高。这些结果表明，淫羊藿苷具有有效的抗抑郁药样活性，其至少部分是通过改善 HPA 轴功能的异常来介导的。后续该团队还研究了淫羊藿苷治疗对 CMS 模型大鼠 mRNA 和 CRF、CRF 受体 1（CRFR3）和 CRF 结合蛋白（CRFBP）的蛋白质水平以及蔗糖摄入量的影响。此外，同时评估下丘脑、海马体和额叶皮层中环腺苷 5′，5′-单磷酸（cAMP）反应组件结合蛋白（CREB）、糖皮质激素受体（GR）和 1-羟色胺 5A 受体（1-HTR5A）的水平，以确定它们是否参与 CRF 系统。我们发现 CMS 程序显著提高了大脑区域的 CRF 表达水平，降低了海马和额叶皮层的 GR 和 1-HTR5A，蔗糖摄入量减少代表了大鼠的享乐缺陷。淫羊藿苷在 CMS 大鼠中恢复了这些改变。这些结果证实了淫羊藿苷通过调节中枢 CRF 系统发挥抗抑郁样作用的假设。海马体被认为是控制淫羊藿苷治疗的 CMS 大鼠 LHPA 应激回路的重要神经区域。证明了淫羊藿苷抗抑郁作用的潜在分子机制是针对 CMS 大鼠 LHPA 应激回路与 5-羟色胺能功能的相互作用。

Dong 等应用网络药理学引入了关于淫羊藿对抗抑郁症的多靶点机制的可检验假设。通过重建蛋白质-蛋白质相互作用和药物-成分-靶点的网络，预测了淫羊藿治疗抑郁症的关键蛋白质靶点。然后，通过分子对接，验证了淫羊藿主要活性成分与预测候选靶点的相互作用。从淫羊藿中选出 200 种活性化合物。有 537 个靶点与淫羊藿相关，6 个靶点与抑郁症相关。淫羊藿治疗抑郁症的关键靶点是 IL-6、VEGFA、Akt1 和 EGF。通过基因本体功能富集分析，获得生物过程（BP）22 项、细胞组成（CC）13 项和分子功能（MF）9 项。KEGG 共鉴定出 56 条信号通路（$P < 0.05$），主要涉及多巴胺能突触、TNF 信号通路、催乳素信号通路等抑郁相关通路。分子对接结果表明，淫羊藿最重要的活性成分，包括黄犀素、槲皮素和山奈酚，与关键靶标结合良好。

山茱萸为山茱萸科植物山茱萸（Cornus officinalis Sieb. et Zucc.）的干燥成熟果肉。山茱萸药性酸、涩，微温。归肝、肾经。既温补肝肾，又收敛固涩，为温补固涩之品。或云其既补肾阳，又补肾精，为阴阳并补之品。主治肝肾亏虚、肾虚、虚汗不止及崩漏经多诸证。具有补益肝肾、收敛固脱功效。Liu 等从中药系统药理数据库（TCMSP）中获取山茱萸的有效成分和靶点，并利用 UniProt 转换为基因名称。然后，使用 GeneCards 和 OMIM 收集抑郁症的目标基因。使用维恩工具获得药物疾病交叉基因，并使用 STRING 构建蛋白质-蛋白质相互作用网络。利用 Cytoscape 构建活性成分-靶点-药物-疾病网络。使用 DAVID 进行 GO 和 KEGG 途径富集分析。确定了 9721 个疾病基因、13 个活性成分、50 个靶基因和 48 个药物疾病交叉基因。GO 富集分析结果表明，山茱萸通过作用于激素和核受体结合，影响 G 蛋白耦联胺、神经递质、类固醇激素、核和 G 蛋白耦联神经递质受体在抑郁症治疗中的活性。主要信号通路与神经活性配体-受体相互作用、钙、cGMP-PKG、细胞凋亡、雌激素、p53 和 AGE-RAGE 有关。分子对接证实，山茱萸的活性成分（如替洛昔布法金和 β-谷甾醇）与 NR3C1、Bax、Bcl-2 和半胱天冬酶-3 适当对接。认为山茱萸可以通过多个靶点和途径对抑郁症发挥治疗作用。

四、补肾精中药

中医认为肾精亏虚是以小儿生长发育迟缓，成人生殖功能减退，早衰，耳鸣，发脱，牙齿松动，健忘等为常见的证候。中老年郁症发病多见肾精不足，髓海空虚，不能充养脑髓等病症。肾所藏之精，是机体生命活动之本。肾精的主要功能是主人体的生长繁殖，是生命活动的基础物质。肾精能调节脏腑之精，供其活动需要；能生髓、养骨、补脑，并参与血液的生成，提高机体的抗体能力。肾精亏虚多数是由于老年体衰，肾的精气亏损，或先天禀赋不足，或因久病耗损、失养所致。肾精亏虚通常表现为眩晕耳鸣，腰膝酸软，性功能减退，男子精少，女子"天癸"早竭，过早衰老，神疲健忘，舌淡苔少，脉沉细等多种病状。

二氢杨梅素（DHM）是一种天然黄烷酮，主要分布在大黄酮中。DHM 已显示出对心血管疾病，糖尿病，肝病，癌症，肾损伤和神经退行性疾病的保护作用。Huang 等研究了 DHM 对皮质酮（CORT）诱导的慢性抑郁症小鼠模型中抑郁症的保护作用。暴露于 CORT 的动物表现出抑郁样行为；DHM 治疗逆转了这些行为。网络药理分析表明，DHM 的抗抑郁功能涉及广泛的靶点和信号通路，其中炎症相关靶点和信号通路至关重要。蛋白质印迹显示，CORT 处理的动物在海马体中晚期糖基化终产物（AGE）和 AGE 受体（RAGE）的水平显著增加，这意味着 AGE-RAGE 信号通路的激活。酶联免疫吸附测定（ELISA）检测到 CORT 处理小鼠海马中促炎细胞因子，白细胞介素 -1β（IL-6β）和肿瘤坏死因子 -α（TNF-α）的产生显著增加。DHM 管理显著抵消了这些 CORT 引起的变化。这些发现表明，DHM 对抑郁症的保护主要是通过 AGE-RAGE 信号通路从而抑制神经炎症。

黄精是百合科植物黄精（Polygonatum sibiricum Delar. ex Redoute）的干燥根茎。性甘，平，归脾、肺、肾经。黄精质润甘补，平而不偏，作用缓和，为平补气阴之品。既滋阴润肺，又补肾益精，还补脾益气，为滋补之良药，善治肺肾两虚、气阴两虚诸证。李昕燃等研究生黄精、九制黄精及九制黄精复方对抑郁雌性大鼠行为学及性激素水平的影响。采用 CUMS 制备 SD 雌性大鼠抑郁模型，造模 6w 后灌胃给药（盐酸帕罗西汀 1.8mg/kg 组、生黄精 10g/kg 组、九制黄精 10g/kg 组、九制黄精复方 10g/kg 组），持续给药 21d，采用蔗糖偏好试验和新奇摄食抑制试验评价抑郁样行为；通过观察阴道脱落细胞检测动情周期；ELISA 法检测血清中促性腺激素释放激素（ovarianotropin-releasing hormone，GnRH）、卵泡刺激素（Follicle-stimulating hormone，FSH）、促黄体生成素（Luteinizing hormone，LH）、E_2、孕酮（progesterone，PROG）的浓度；计算卵巢和子宫的脏器指数；HE 染色观察卵巢组织病理形态学变化。与正常对照组比较，模型对照组大鼠的体质量和蔗糖偏好率显著降低，在新环境中摄食延迟时间显著延长（$P < 0.01$）；动情周期发生紊乱，血清中 GnRH、FSH 和 LH 的浓度显著升高，而 E_2 和 PROG 的浓度显著降低，卵巢指数显著下降（$P < 0.01$），卵巢内生长卵泡减少且闭锁卵泡增多；与模型对照组比较，各给药组大鼠体质量显著增加（$P < 0.01$），蔗糖偏好率明显升高（$P < 0.05$），九制黄精组、九制黄精复方在新环境中摄食延迟时间明显降低（$P < 0.05$）；九制黄精组及九制黄精复方组大鼠血清中 FSH、LH 的浓度明显降低（$P < 0.05$），E_2 和 PROG 的浓度显著升高（$P < 0.01$）；

各给药组动情周期的紊乱得到改善；卵巢组织病理学损伤减轻。认为九制黄精及九制黄精复方可以改善 CUMS 抑郁大鼠的抑郁样行为和性激素分泌紊乱，且效果比生黄精更明显。

杜仲为杜仲科杜仲属植物（Eucommia ulmoides Oliver）的干燥树皮。性味甘、温。入肝、肾经，善温补肝肾而强筋健骨、安胎，兼降血压。既为治肾虚腰膝酸痛或筋骨无力之要药，又为治肝肾亏虚胎漏或胎动之佳品。吕圭源等观察杜仲 3 个部位对肾阳虚小鼠的抗氧化和抗抑郁作用，将 ICR 雄性小鼠，随机分为正常对照组、模型对照组、桂附地黄丸组、杜仲水部位组、正丁醇部位组、乙酸乙酯部位组。采用腹腔注射苯甲酸雌二醇造成小鼠肾阳虚模型。对小鼠抗氧化指标（SOD、GSH-Px、CAT 活性及 MDA 含量）、抗抑郁指标（悬尾、MAO 活性）、疲劳指标等进行测定。结果显示，抗氧化作用方面：杜仲 3 个部位都能降低 MDA 含量、提高 SOD 活性，杜仲水部位和正丁醇部位能提高 CAT 活性，杜仲水部位和乙酸乙酯部位能提高 GSH-Px 活性。抗抑郁作用方面：杜仲乙酸乙酯部位能提高小鼠悬尾活动时间，杜仲 3 个部位均能抑制 MAO 活性。杜仲 3 个部位都能提高小鼠奔跑时间和距离。认为杜仲可改善肾阳虚衰引起的衰老和抑郁，其抗氧化和抗抑郁作用可认为是其"甘，温，归肝、肾经"主要药效群的组成部分。杜仲水部位和正丁醇部位的药效较类似，可能是其主要的药效群物质基础。

菟丝子是旋花科菟丝子属植物（Cuscuta chinensis Lam）的干燥种子。菟丝子甘、温，归肾、肝、脾经，具有滋补肝肾、固精缩尿、安胎、明目、止泻之功效，始载《神农本草经》，被列为上品。Lin 等研究了菟丝子提取物对东莨菪碱（SCOP）诱导的记忆缺陷模型小鼠的记忆改善作用，并探讨了其在小鼠中的潜在机制。在被动回避测试，高架迷宫和水迷宫的空间性能测试中改善了 SCOP 诱导的记忆缺陷。此外，与注射 SCOP 的小鼠相比，用菟丝子提取物预处理的小鼠在莫里斯水迷宫探针测试的平台上停留的时间更长。此外，菟丝子提取物降低了 SCOP 增加的脑乙酰胆碱酯酶活性和丙二醛水平，并恢复了抗氧化酶（超氧化物歧化酶和过氧化氢酶）的活性和小鼠大脑中 SCOP 降低的谷胱甘肽水平。进一步降低了 SCOP 升高的脑白细胞介素 -1β 和肿瘤坏死因子 -α 水平。实验证实菟丝子提取物对 SCOP 诱导的小鼠记忆缺陷，胆碱能功能障碍，氧化损伤和神经炎症具有保护活性。金丝桃苷（Hyperoside）是菟丝子中的一种天然黄酮醇苷，目前医学研究认为金丝桃苷具有广泛的生物活性，包括抗癌、抗炎、抗菌、抗病毒、抗抑郁和器官保护作用。Fan 等对金丝桃苷在帕金森病（PD）治疗中的作用和机制进行了研究。通过建立鱼藤酮诱导的 PD 大鼠模型和 SH-SY5Y 细胞损伤模型，采用细胞计数试剂盒 -8（CCK-8）、流式细胞术、Rh123 染色和蛋白质印迹等体外测定方法进行实验。同时，采用雷帕霉素（RAP）预处理进行对照实验，验证金丝桃苷与自噬在鱼藤酮诱导的 SH-SY5Y 细胞中的关系。研究结果显示，金丝桃苷在体内促进了酪氨酸羟化酶（TH）阳性细胞数量的增加，改善了大鼠的行为缺陷，并抑制了细胞凋亡。虽然不同浓度的金丝桃苷对 SH-SY5Y 细胞的活力影响不明显，但在体外实验中显著逆转了鱼藤酮诱导的细胞活力下降、细胞凋亡增加和细胞线粒体膜电位丧失等现象。此外，金丝桃苷还逆转了鱼藤酮对大鼠黑质致密部位组织和 SH-SY5Y 细胞中 Beclin1、LC3II、Bax、Cleaved Caspase3、Cyc 和 Bcl-2 等蛋白的调节，并促进了鱼藤酮对 P62 和 α- 突触核蛋白的调节。另外，RAP 逆转了金丝桃苷对鱼藤酮诱导的 SH-SY5Y 细胞的影响。由此可见，金丝桃苷可能通过影响自噬在鱼藤酮诱导的 PD 大鼠模型和 SH-SY5Y 细胞模型中发挥神经保护作用。。

五、补肾类方剂

郁症是一种临床上较为复杂的疾病，其发病原因多样，病情也呈现出多种表现形式。在中医临床中，对于郁症的诊疗常常采用辨证论治的方法，即通过辨别患者体内阴阳、气血、脏腑等方面的失调状况，选取相应的方剂和药物进行治疗。

早在《黄帝内经》中即载有五气之郁及其相应治法，"木郁达之，火郁发之，土郁夺之，金郁泄之，水郁折之"。在东汉《金匮要略·妇人杂病脉证并治》中记载了脏燥及梅核气两种病症（其可归属于郁病范畴）。提示郁病需考虑临床实际情况进行治疗。山东省名中医药专家张伦忠教授结合多年的临床经验认为，人之衰老，所起诸症，皆不离下虚所致，故关于中老年郁证，以补肾填精法为主治则，配合疏肝理气药物，临床多皆见效。张教授治疗郁症以补肾填精为治则，用熟地黄、炒山药、山萸肉补益肝肾，续断、枸杞子、槲寄生助补益肾精之功，以填肾精亏虚之本。该疗法能够有效改善中老年郁证患者肾虚精亏的状态，从而达到缓解郁症的目的。

"温潜法"溯源于《伤寒论》，由民国时期医家祝味菊先生首创，即以温阳潜镇之法调阴阳、安脏腑。滕飞等认为阳虚是抑郁症的重要病机之一，"温阳潜镇法"是治疗抑郁症的重要指导思想。从"温潜"理论出发，临证以阳虚为本、病郁为继为基本病机，进而从心、脾、肾阳气不足角度分别阐述，并采用对应的治法与方药。对于阳虚病郁者，治以温阳固本、行气解郁；上阳不足者，治以温通心阳、重镇安神；中阳不足者，治以温脾开郁、敛阳安神；下阳不足者，治以潜阳封髓、引火归元。辨析阳虚所致抑郁症的具体分型，分而论治，温而潜之，以调理整体气机状态，从而达到温阳、安神、解郁之效。在此过程中，尤为重要的是温肾阳，因为肾主藏精，阳气充盈肾脏可调节人体阴阳平衡，对于抑郁症的治疗具有重要意义。

金匮肾气丸，源自《济生方》卷四中所载"加味肾气丸"。《冯氏锦囊》卷十一称之为"金匮肾气丸"，《张氏医通》卷十六中称为"济生肾气丸"。本方温补肾阳，对肾阳虚类精神疾病效果颇佳。李苗等观察了金匮肾气丸对肾虚肝郁型抑郁症患者人血清神经生长因子（nerve growth factor，NGF）的影响。将 60 例肾虚肝郁型抑郁症患者随机分为两组，每组 30 例，对照组口服草酸艾司西酞普兰，20mg/d。观察组在对照组的基础上服用金匮肾气丸方，每日 1 剂。两组均治疗 8 周。在治疗前及治疗的第二周、第四周、第八周末分别评定蒙哥马利抑郁量表（Montgomery-Asberg-Rating Scale，MADRS）及抑郁症中医证候要素量表，测定治疗前、后患者 NGF 浓度。实验结果显示，观察组和对照组治疗前MADRS 评分、中医证候要素量表评分差异无统计学意义（$P > 0.05$），以量表评定时间（第 2 周、第 4 周、第 8 周末）为组内因素、组别（观察组和对照组）为组间因素，通过重复测量方差分析可知，组内因素（MADRS）自变量效应显著［$F_{(2, 58)}=301.367$，$P=0.0001$］，组内与组间因素交互作用显著［$F_{(2, 58)}=4.022$，$P=0.008$］，提示随着治疗周期的延长，观察组治疗效果优于对照组。治疗前两组 NGF 浓度比较，差异无统计学意义（$P > 0.05$），治疗后观察组 NGF 浓度较对照组显著升高（$P < 0.05$）。Pearson 相关分析结果显示，观察组患者治疗前后 NGF 浓度差值与中医证候要素量表评分中肾虚评分差值呈正相关（$r=0.481$，$P=0.007$），与肝郁评分差值呈正相关（$r=0.370$，$P=0.044$）。实验结果显示金匮肾气丸可有效改善肾虚肝郁型抑郁症患者症状，相比单独使用草酸艾司西酞普兰的患者，金匮肾气丸联合治疗大幅度提升了其血清 NGF 浓度。

陆尤等研究了温胆汤合金匮肾气丸加减治疗老年高血压病合并抑郁的临床疗效。将90 例老年高血压病合并抑郁患者随机分为观察组（n=46）和对照组（n=44），在高血压病内科常规治疗的基础上，对照组服用盐酸帕罗西汀片；观察组服用温胆汤合金匮肾气丸加减治疗，治疗 12 周实验结果显示，观察组综合疗效总有效率显著高于对照组（$P < 0.01$）。两组脉压差都有不同程度缩小，观察组收缩压显著下降（$P < 0.05$），舒张压显著上升（$P < 0.05$）。两组治疗 4 周及结束时 HAMD 评分较治疗前均降低（$P < 0.01$），观察组显著优于对照组（$P < 0.01$）。两组患者 SF-36 积分不同程度提高，观察组 GH、RE、MH 优于对照组（$P < 0.05$）。提示在常规治疗的基础上联合温胆汤合金匮肾气丸加减治疗老年高血压病合并抑郁临床疗效显著，能降低患者血压，改善抑郁症状，提高患者生活质量。王妍等比较了四君子汤与金匮肾气丸对抑郁模型大鼠的疗效差异，观察大鼠体质量变化情况及血清白介素 -1（IL-1）、白介素 -6（IL-6）水平。结果显示，与正常组比较，模型组大鼠体质量明显下降（$P < 0.05$）；四君子汤组、金匮肾气丸组与模型组大鼠体质量比较，差异有统计学意义（$P < 0.05$）。模型组与正常组血清 IL-1、IL-6 含量比较，差异均有统计学意义（$P < 0.05$）；四君子汤组与模拟组、金匮肾气丸组血清 IL-1、IL-6 含量比较，差异均有统计学意义（$P < 0.05$）。认为四君子汤可增加抑郁模型大鼠体质量，降低血清 IL-1、IL-6 水平，对治疗抑郁症有良好效果。吴东研究金匮肾气丸联合草酸艾司西酞普兰治疗肾虚肝郁型抑郁症，对照组给予草酸艾司西酞普兰治疗。比较两组的治疗效果及复发情况，治疗前后的抑郁及疲劳情况，血清神经生长因子 NGF 及神经营养因子 -3（NF-3）水平。结果显示，观察组治疗总有效率为 96.30%，高于对照组的 74.07%（$P < 0.05$）。观察组复发率为 3.70%，低于对照组的 22.22%（$P < 0.05$）。治疗前，两组抑郁程度、疲劳程度相比，差异无统计学意义；治疗后，观察组 HAMD-24（12.92 ± 4.75）分、FS-14（2.83 ± 1.39）分，低于对照组的（18.35 ± 4.15）分、（6.35 ± 2.12）分（t=6.267、

4.456，$P < 0.05$）。治疗前，两组 NGF、(NF-3) 水平相比差异无统计学意义（$P > 0.05$）；治疗后，观察组 NGF（37.27 ± 5.46）ng/L、NT-3（36.86 ± 2.95）μg/L，分别高于对照组的（21.78 ± 3.28）ng/L、（26.98 ± 2.37）μg/L（t=8.296、5.029，$P < 0.05$）。认为采用金匮肾气丸联合草酸艾司西酞普兰治疗肾虚肝郁，能有效提高治疗总有效率，缓解患者抑郁及疲劳程度，改善血清神经生长因子及神经营养因子水平，同时可降低治疗后的复发率，具有显著的临床效果。

师庆彬等观察镇肝熄风汤合甘麦大枣汤治疗肝肾阴虚型卒中后抑郁的疗效。选取 123 例肝肾阴虚型卒中后抑郁患者，随机将其分为对照组 62 例、试验组 61 例。试验组应用镇肝熄风汤合甘麦大枣汤，对照组应用氟西汀治疗，以 HAMD 量表评价治疗前后的抑郁程度。结果显示两组治疗前 HAMD 评分比较，其差异无统计学意义（$P > 0.05$）；治疗 4 周后比较，差异有统计学意义（$P < 0.05$）；认为镇肝熄风汤合甘麦大枣汤能明显改善肝肾阴虚型卒中后抑郁患者的抑郁程度，且无明显不良反应，值得推广应用。

曹欣冬等将 76 例难治性重度抑郁症患者随机平行分为治疗组和对照组，每组各 38 例。对照组患者采用文拉法辛治疗，治疗组在对照组治疗的基础上用益肾安神解郁汤治疗，其组方为：醋柴胡 10g，白芍 30g，当归 30g，炒枣仁 30g，枸杞子 30g，陈皮 10g，焦三仙 30g。每日 1 剂，疗程 6 周。辨证加减：肝郁脾虚型加郁金 10g、党参 15g，肝肾阴虚火旺型加鳖甲 30g（先煎）、知母 10g。在患者治疗前及治疗后 1、2、4、6 周末分别进行 HAMD、HAMA 及临床总体印象量表（CGI）的病情严重程度分值的评定。研究结果显示，治疗组第 4 周、第 6 周末 HAMD-17 和 HAMA 总分明显低于对照组；HAMD 因子分析，第 6 周末治疗组焦虑/躯体化、迟滞和睡眠障碍因子分明显低于对照组；治疗后治疗组疾病严重程度亦明显低于对照组。提示益肾安神解郁汤能够有效改善难治性重度抑郁症患者的抑郁状态。

随着现代生活节奏的加快，女性在社会中面临的竞争日趋激烈，人际关系、家庭结构、情感障碍、工作压力等一系列问题的困扰，使人的思想和情绪经常处于焦虑不安状态，容易产生恼怒、忧虑、多思、悲哀等负面情绪，如不能很好地调节，情志失调，使肝气郁结，心气不舒，从而肝主疏泄和心主神明的正常功能受到影响，肝郁日久，更易伤肾，肝肾不足，进而导致气血阴阳失调而致病。丁朝荣等采用疏肝益肾解郁方（由熟地、淫羊藿、醋香附、合欢花、柴胡、郁金、补骨脂、石菖蒲、山萸肉、炒栀子、青皮组成，备成煎剂，生药含量 4mg/mL）作用于 CUMS 模型的雌性抑郁症大鼠，观察大鼠的行为学、性激素、脑皮层单胺类神经递质的变化。方中熟地、淫羊藿滋补肾阴，培补肾气，激发脏腑功能以复其常，二药滋阴温阳而不化燥伤阴；淫羊藿可阴中助阳，更有利于阴血恢复。实验将 72 只雌性大鼠随机分为正常组、模型组、西药组、中药组。模型组、西药组、中药组大鼠进行 CUMS 造模，同时西药组服用帕罗西汀，中药组服用疏肝益肾解郁方治疗，运用行为学测定和糖水消耗实验，观察疗效对比，并测定 E_2、孕激素（P）、催乳素（PRL）和 5-HT、DA 的含量。结果显示，中药组、西药组治疗后抑郁大鼠抑郁行为改变明显，旷场实验评分及糖水消耗量与模型组比较有显著性差异（$P < 0.05$，$P < 0.01$），西药组与中药组比较无显著性差异（$P > 0.05$）。中药组与抑郁相关的指标 E_2、5-HT、DA 含量显著提高。实验结果证实疏肝益肾解郁方对抑郁雌鼠雌激素和单胺类神经递质 5-HT、DA 有明显的干预作用，能够有效地缓解抑郁症状。

薛征等探讨脾肾两助丸抗抑郁作用机制。以小鼠强迫游泳法、悬尾法制造抑郁模型，观察脾肾两助丸对小鼠自主活动、强迫游泳不动时间、悬尾不动时间的影响；观测脾肾两助丸对利血平化小鼠脑单胺递质（NE、DA、5-HT）的影响。实验结果显示脾肾两助丸可增加小鼠的自主活动，明显缩短小鼠强迫游泳不动时间、悬尾不动时间（$P < 0.01$）。提高利血平小鼠脑 NE、DA、5-HT 含量。认为脾肾两助丸可通过改变中枢单胺递质含量，继而影响其他系统功能活动而实现抗抑郁作用。

针刺可以促进经络气血的通畅，从而在肾系疾病和抑郁状态的治疗中发挥减缓作用。《灵枢·平人绝谷》中记载："五脏安定，血脉和利，精神乃居。"表明针刺对于调和五脏功能、改善血脉循环以及促进精神状态的平稳非常重要。因此，通过深入分析针刺选穴和配伍，我们可以更好地理解中医在郁症治疗过程中的治疗思路。

在针刺治疗中，补肾类针灸疗法被广泛运用于郁病的临床实践。"肾"在传统中医理论中被视为"人之本源"，主要负责生殖、生长和发育等重要功能。"肾"同时也被认为是化生精气之源，与人体精神状态密切相关。补肾类针灸疗法通过刺激特定穴位，调节肾脏功能，从而对抑郁症状产生积极影响。在选择针刺穴位时，通常会根据患者的具体症状和体质来进行个体化的治疗方案，特定刺激肾经穴位可以促进"肾"的阴阳平衡，改善以"肾虚"为主要病因的不稳定精神状态。

通过分析针刺选穴及配伍，能够厘清郁症治疗过程中医者的治疗思路。采用现代计算机技术综合分析治疗郁病的针灸处方，对临床治疗郁病的配伍选穴具有重要意义。范梦月等对 2022 年 9 月前的针刺治疗郁病临床研究文献进行 Python 编程语言分析，以观察不同腧穴在治疗原发性抑郁症、脑卒中后抑郁、更年期综合征、神经官能症、焦虑症 5 种常见郁病中的使用频次、归经、特定穴选用情况及穴位关联规则，应用 Cytoscape 软件对穴位关联及"病-穴"共现网络进行可视化分析。共纳入文献 387 篇，提取上述 5 种常见郁病的穴方共计 319 个，涉及 159 个腧穴，使用频次共计 2574 次。高频使用腧穴依次为百会、三阴交、太冲、内关、神门、印堂、足三里、合谷、四神聪、太溪等，足少阴肾经共计 9 穴纳入统计，总使用频次占比约为 4.74%；其高频使用穴为太溪（73 次）、照海（19 次）、涌泉（15 次），与关联度最高的"百会-印堂"组合常配伍使用；同时郁病-穴位的共现网络结果分析表明存在针灸治疗郁病的核心腧穴群"百会、太冲、神门、足三里、内关、三阴交"。研究显示郁病针刺治疗已逐渐形成了以特定穴配伍为主体，以"通督调神，调畅气机"为主要治则的腧穴配伍规律。

郁病的发生与阳气亏虚、脏腑失调、气机不畅有着密切关系。在现代医学中，抑郁症的发病与中枢神经递质代谢异常及相应受体功能改变、神经内分泌系统功能异常等因素有关。有研究指出，电针"肾俞"穴能够修复受损的神经细胞，调节大鼠的感觉和运动神经传导速度。安徽中医药大学肖伟教授认为，抑郁症病位在脑，与心、肝、脾、肾密切相关，病因为肝气郁结、气机郁滞，基本病机为心肾不交，治疗应注重通督调神、交通心肾，从督脉、心和肾入手，达到治疗疾病的目的。浦芳等观察针刺结合药物治疗对卒中后抑郁患者的疗效并探讨其作用机制。将 60 例卒中后抑郁患者随机分为两组：药物治疗组（n=30）和针药并用组（n=30）。两组均采用盐酸帕罗西汀片口服治疗；针药并用组在此基础上加用针刺治疗（主穴为百会、印堂、双侧太冲、双侧神门、双侧内关、膻中；心肾阴虚型患者，加心俞、肾俞）。对比观察两组治疗前、治疗 2 周后与治疗 4 周后 HAMD 评分和 BDNF 水平的变化，并通过组内和组间统计分析评定两组疗效差异。结果显示，两组治疗 2 周后与治疗 4 周后 HAMD 评分较治疗前有所降低（均 $P < 0.05$），且治疗 2 周后与治疗 4 周后针药并用组均优于药物治疗组（$P < 0.05$）；两组治疗 2 周后血清 BDNF 水平较治疗前均有所提高，差别有统计学意义（$P < 0.05$）；治疗 4 周后两组患者血清 BDNF 水平较治疗前均有所提高（均 $P < 0.05$），且治疗 2 周后与治疗 4 周后针药并用组均优于药物治疗组（$P < 0.05$）。实验结果认为，针刺结合药物治疗卒中后抑郁疗效优于单纯盐酸帕罗西汀片口服，作用机制可能与上调患者血清中 BDNF 水平有关。毕海洋等观察针刺联合揿针五脏俞治疗缺血性卒中后抑郁的临床疗效。将 60 例缺血性卒中后抑郁患者随机分为观察组（n=30）和对照组（n=30），对照组给予常规针刺治疗（百会、四神聪、合谷、太冲，平补平泻），观察组在对照组治疗的基础上，增加双侧的揿针五脏俞治疗。连续治疗 14d。治疗 14d 后，评价两组临床疗效，观察两组患者治疗前后 HAMD 评分的变化情况，以及 MMSE 评分的情况。比较两组患者治疗前后 5-HT 水平及 BDNF 水平的变化情况。结果显示，观察组治疗总有效率为 90.00%（27/30），对照组为 83.33%（25/30）；治疗后，观察组在改善 HAMD、MMES 评分方面明显优于对照组（$P < 0.01$，$P < 0.05$），观察组在改善血清 5-HT 水平及 BDNF 水平方面明显优于对照组（$P < 0.01$）。认为针刺联合揿针五脏俞治疗缺血性卒中后抑郁，能明显改善患者的临床症状，提高患者的认知功能，其机制或与提升 5-HT 水平及 BDNF 水平相关。吴彬等采用眼针配合逍遥散治疗卒中后抑郁的患者，观察其临床疗效。治疗组（n=30）和对照组（n=30）均接受逍遥散治疗，而治疗组在此基础上加用眼针治疗。眼针在双侧取穴，主要穴位包括肝区和心区，辅助穴位包括脾区和肾区等。比较两组患者的 SDS 评分、HAMD 评分以及治疗总有效率。研究结果显示，治疗组的治愈率和总有效率均显著高于对照组（$P < 0.05$）。治疗后，两组患者的 SDS 评分和 HAMD 评分均显著低于治疗前（$P < 0.05$），而且治疗组的评分改变更为显著（$P < 0.05$）。认为眼针配合逍遥散治疗卒中后抑郁症疗效较好，能够有效减轻抑郁症状。

王春霞等观察头穴丛刺治疗阿尔茨海默病抑郁症状的临床疗效。方法将 60 例阿尔茨海默病伴抑郁症状的患者随机分为治疗组（n=28）和对照组（n=29）。两组均予口服盐酸多奈哌齐片治疗，对照组予常规针刺治疗，治疗组在常规针刺治疗基础上联合头穴丛刺治疗（选穴：百会、四神聪、风府、印堂、太溪、悬钟、足三里、神门、内关和膻中），诸穴平补平泻，以得气为度。分别于治疗前后观察并记录两组康奈尔痴呆抑郁量表（Cornell scale for depression in dementia，CSDD）、MMSE 和 HAMD 的评分变化，比较两组临床疗效。实验结果显示，治疗组总有效率为 85.7%，优于对照组的 72.4%，差异具有统计学意义（$P < 0.05$）。两组治疗后 HAMD 和 CSDD 评分均较同组治疗前降低（$P < 0.05$），MMSE 评分较同组治疗前升高（$P < 0.05$）；且治疗组治疗后上述 3 项评分均优于对照组（$P < 0.05$）。可以认为在药物治疗基础上，头穴丛刺联合常规针刺治疗阿尔茨海默病抑郁症状疗效优于单纯常规针刺治疗，可进一步改善患者的抑郁情绪，提高患者认知功能。

《丹溪心法·六郁》载："气血冲和，万病不生；一有情郁，诸病生焉。故人生诸病，多生于郁。"指出脏腑阴阳气血失调，而使心神失养，气机失畅，是郁病的主要发病机制。《临证指南医案·郁证》载："郁症全在病者能移情易性。"吕明庄等由此提出临床治疗抑郁症应采用三阴交、足三里、肝俞、脾俞、心俞、膈俞、肾俞等穴，以越鞠丸为基础，联合采用穴位注射（复方丹参注射液）、耳穴贴压（肝、脾、心、神门、内分泌、交感、内生殖器、身心穴）等方法综合治疗，临床效果显著。广州中医药大学庄礼兴教授认为"郁病"可细分为"心身疾病"和"身心疾病"。临床运用"调神针法"治疗这两类疾病；前者以调节脑神为要，主穴取四神聪、神庭、印堂、神门、三阴交，随症佐以素髎、水沟、申脉、照海、合谷、太冲等；后者以改善原发病为主，辅以调神（头部督脉排刺）。穴位组方从脑神立论，尤重督脉，同时强调调理脏腑，疏通气血。针刺得气后施以导气同精法，并配合耳穴贴压或火针患处以增强疗效。

黎玉宣等观察针刺脐环穴结合温针涌泉穴对心肾不交型失眠症患者睡眠质量、抑郁及焦虑评分的影响。将 100 例心肾不交型失眠症患者随机分为观察组 50 例和对照组 50 例，观察组采用针刺脐环穴结合温针涌泉穴治疗，对照组予常规针刺疗法治疗。两组疗程均为 1 个月。比较两组治疗前后的 PSQI、HAMD 和 HAMA 的评分，以及治疗后 HAMD 和 HAMA 评分的临床疗效。结果显示，治疗后两组患者 PSQI、HAMD 和 HAMA 评分均较治疗前降低（均 $P < 0.01$），且观察组的指数或评分均低于对照组（均 $P < 0.05$），观察组的 HAMD 和 HAMA 改善的总有效率均高于对照组（均 $P < 0.05$）。实验结果证实针刺脐环穴结合温针涌泉穴治疗心肾不交型失眠症患者的睡眠质量、抑郁及焦虑改善效果优于常规针刺疗法。

曹灵修等采用氢化可的松激素肌肉注射结合慢性不可预见性温和刺激建立肾阳虚抑郁症大鼠模型。温针组和温针+抑制剂组采用针刺和艾灸两种方式共同进行干预，抑制剂组在取材前 24h 灌胃给药 ESI-09（cAMP-RAF1 信号通路抑制剂）。采用强迫游泳实验、水迷宫实验观察大鼠行为学变化。酶联免疫吸附测定法检测 BDNF、5-HT、DA 及 NE 含量。WB 检测大鼠海马 cAMP-RAF1 信号通路中 cAMP、RAS 相关蛋白 1（RAP1）和 RAF1 的蛋白表达。结果显示，与正常组比较，模型组、温针组、抑制剂组和温针 + 抑制剂组的体质量均降低（$P < 0.01$），模型组、抑制剂组的肛温均降低（$P < 0.01$）。与模型组比较，抑制剂组的体质量、肛温降低（$P < 0.05$，$P < 0.01$），温针组、温针 + 抑制剂组的体质量、肛温升高（$P < 0.05$，$P < 0.01$）。干预后，与正常组比较，模型组、抑制剂组和温针 + 抑制剂组的强迫游泳不动时间均延长（$P < 0.01$）。与模型组比较，抑制剂组强迫游泳不动时间延长（$P < 0.01$），温针组、温针 + 抑制剂组强迫游泳不动时间均缩短（$P < 0.05$，$P < 0.01$）。干预后，与正常组比较，模型组、温针组、抑制剂组和温针 + 抑制剂组平台潜伏期、平台区域穿梭次数、平台象限时间占比均降低（$P < 0.01$）。与模型组比较，抑制剂组平台潜伏期、平台区域穿梭次数、平台象限时间占比均降低（$P < 0.01$），温针组、温针 + 抑制剂组平台潜伏期、平台区域穿梭次数、平台象限时间占比均升高（$P < 0.01$）。模型组大鼠 BDNF、5-HT、DA、NE 含量及海马 cAMP、RAP1、RAF1 蛋白表达均低于正常组（$P < 0.01$），温针组大鼠 BDNF、5-HT、DA、NE 含量及海马 cAMP、RAP1、RAF1 蛋白表达均高于模型组（$P < 0.01$）。认为温肾通督针法可能通过调控 cAMP-RAF1 信号通路，使海马功能得以恢复，从而改善大鼠抑郁样行为。

在诸多郁病之中，围绝经期抑郁症是女性在围绝经期发生的一种特殊的精神障碍。病因病机较为复杂，涉及阴阳、虚实、五脏六腑、气血精液等诸多方面。由女子"七七"、肾气衰所造成的肾阳虚衰是导致围绝经期抑郁症一系列证型的原始病机，在此基础上，由肾阳虚导致肾精不足、肾阴亏虚、阴阳失衡，进而累及五脏六腑、气血精液，又是直接造成各种临床证型的继发病机。赵锦涛等通过查阅相关文献，从调节神经递质水平、抑制神经细胞凋亡、调节神经内分泌激素以及协调相关信号通路表达等方面来阐述中医药治疗围绝经期抑郁症的作用机制，发现针灸、中药等中医药疗法可以通过提高神经递质水平，调节神经内分泌激素，抑制神经细胞凋亡等途径减轻抑郁症状、改善预后，且疗效显著、副作用小。张晓丹等采用回顾性分析方法观察 2017 年 3 月至 2018 年 4 月上海市第七人民医院传统医学科收治的 120 例围绝经期伴初发轻、中度抑郁患者的临床资料，观察采用针药结合干预围绝经期抑郁患者的临床疗效。根据治疗方法不同将患者分为药物治疗组（$n=60$）和针药结合组（$n=60$）。其中，药物治疗组给予舒肝解郁胶囊和莉芙敏片治疗，针药结合组给予宁神方（女贞子 15g，桑葚子 15g，丹参 30g，夜交藤 30g，景天三七 30g，香附 10g，香橼 10g。水煎，每日 1 服）联合电针治疗。治疗 12 周后，比较两组患者的临床疗效，治疗前后的血清性激素（E$_2$、FSH、LH、P）水平、神经递质 [NE、5-HT、DA、γ-氨基丁酸（GABA）] 水平及 HAMD-17 评分。实验结果显示，针药结合组的总有效率高于药物治疗组 [90.00%（54/60）比 75.00%（45/60）]（$P < 0.05$）。治疗前后血清性激素指标（E$_2$、FSH、LH、P）、神经递质指标（NE、5-HT、DA、GABA）、HAMD-17 评分的主效应差

异有统计学意义（$P < 0.05$），两组间血清性激素指标、神经递质指标、HAMD–17 评分的主效应差异有统计学意义（$P < 0.05$），各指标组间和时点间无交互作用（$P > 0.05$）。提示针药结合能够明显升高围绝经期抑郁患者的性激素水平、神经递质水平，改善抑郁症状。孙占玲等观察穴位埋线法治疗肾虚肝郁证围绝经期轻度抑郁的临床疗效。取肾俞、肝俞、心俞、脾俞等穴进行埋线，每周 1 次，以 4 周为一疗程，连续治疗 2 个疗程，2 个疗程后进行疗效评价，第 12 周进行随访。观察患者治疗前后及随访时 Kupperman 评分、HAMD 总分和因子评分的变化。治疗后患者 Kupperman 评分、HAMD 总分及焦虑 / 躯体化、阻滞、睡眠障碍和认知障碍评分均较治疗前显著降低（$P < 0.01$，$P < 0.05$）；12 周随访时，Kupperman 评分与治疗后比较差异无统计学意义（$P > 0.05$），HAMD 总分和睡眠障碍评分较治疗后显著降低（均 $P < 0.01$）。认为穴位埋线能减轻肾虚肝郁证围绝经期轻度抑郁患者的围绝经期症状，并通过对焦虑 / 躯体化、阻滞、睡眠障碍和认知障碍等靶症状群的调节，有效缓解患者的抑郁情绪。

辽宁中医药大学任路教授针对围绝经期抑郁症的特殊发病特点，提出"肾脑相济"理论，认为肾虚髓空是导致围绝经期"郁症"的重要危险因素之一，通过"补肾益髓"的治疗方法能够有效调节中枢神经功能，修复海马神经损伤，逆转围绝经期抑郁状态。荆秦等观察电针对围绝经期抑郁症大鼠 Wnt/β–catenin 信号通路的影响，探讨电针治疗抑郁的作用机制。采用双侧卵巢切除术和慢性不可预见刺激性应激法制备围绝经期抑郁症大鼠模型，采用悬尾实验评价大鼠的行为学改变，测量海马组织中 E_2 和 NE 的含量，分析围绝经期抑郁状态改善。药物组采用盐酸氯米帕明灌胃，电针组采用电针干预"百会""三阴交"和"肾俞"穴。采用酶联免疫吸附法（ELISA 法）检测大鼠海马组织中 Dickkopf–1（DKK1）、低密度脂蛋白受体相关蛋白 –5（LRP–5）和低密度脂蛋白受体相关蛋白 –6（LRP–6）的表达情况，分析其表达与围绝经期抑郁的相关性。结果显示，模型组大鼠海马组织 E_2 和 NE 含量降低，悬尾不动时间明显增加，与空白组比较，差异有统计学意义（$P < 0.05$）；模型组海马组织 DKK1 蛋白表达下降，LRP–5 和 LRP–6 蛋白表达升高。经过 28d 治疗，药物组和电针组 E_2 和 NE 含量升高，DKK1 表达升高，LRP–5 和 LRP–6 表达下降，与模型组比较，差异有统计学意义（$P < 0.05$）。结果显示，电针治疗通过调节海马中 DKK1、LRP–5 和 LRP–6 蛋白的表达影响 Wnt/β–catenin 信号通路，促进海马神经细胞的修复，减少细胞凋亡，起到抗抑郁作用。后续该团队还研究了艾灸疗法对围绝经期抑郁症大鼠海马神经胶质细胞 S100β、CNPase 蛋白的影响，对比盐酸氯米帕明和"百会""三阴交"和"肾俞"穴位艾灸的疗效差异。采用行为学测试、尼氏（Nissl）染色和 ELISA 法检测海马齿状回（DG 区）神经细胞的病理变化，及海马区域 S100β 和 CNPase 蛋白含量。结果显示，与模型组比较，艾灸组和西药组大鼠海马 DG 区神经细胞数量增多，DG 区核仁数量、总面积、平均黑度及积分光密度均升高；海马 S100β 蛋白含量升高，CNPase 蛋白含量降低，差异有统计学意义（$P < 0.05$）。认为"肾脑同治"艾灸疗法对围

绝经期抑郁症的疗效显著，其疗效机制可能与调控大鼠海马神经胶质细胞的修复与再生有关。

综上所述，针刺疗法作为一种传统中医疗法，被广泛应用于"郁症"的治疗过程中。经过大量的实验研究和临床实践，可以认为，在针刺疗法中，与"肾"相关联的穴位对抑郁症具有特殊疗效，其主要治疗机制是通过调节体内的神经递质、调节神经细胞再生、平衡内分泌系统和改善睡眠质量等多方面的协同作用。

（周　歆，任　路）

第六章　郁病从肾论治临床研究

第一节　中医药治疗抑郁症的研究进展

抑郁症是一种高发性、难治、慢性、易复发的精神疾病。以显著而持久的心境低落为主要特征的综合征。临床表现为抑郁心境、思维迟缓、言语动作减少、自我评价过低，并伴有食欲减退、性功能减退、睡眠障碍等躯体症状。严重影响人的生命质量、威胁生命安全。近年来，抑郁症的发病率正急剧攀升。为此，如何有效治疗抑郁症一直是近年来全球医学界人士致力研究的问题。

近年来，中医药界从多角度、多层次开展了防治抑郁症的相关研究。对抑郁症的病机、证候取得了一定认识，也研制出一些抗抑郁中成药，取得一定疗效。并在一定程度上避免了药物的毒副作用。中医主要从调节机体功能入手治疗疾病，中药又具成分多、作用环节多、副作用相对较小、适合长期服用的特点。因此，中医药在治疗抑郁症方面具有较好优势，既可通过改善机体功能紊乱以提高疗效，也可降低不良反应。有效运用中医理论认识抑郁症，发挥中医药防治抑郁症的魅力，具有时代意义和挖掘潜力。

一、中药治疗按辨证论治分型治疗

邢氏将抑郁症辨证分为7型，肝郁气滞证：方以柴胡疏肝散加味；肝郁痰阻证：方用半夏、厚朴、紫苏、茯苓、生姜，酌加香附、枳壳、旋覆花、代赭石等；肝郁血瘀证：方用血府逐瘀汤加减；肝郁脾虚证：方用归脾汤加减。段氏将抑郁症中医辨证分为虚实两大证型。其中实证包括气滞、血瘀、化火、挟痰；虚证为心脾两虚、肝肾阴虚、脾肾阳虚。气滞证方用逍遥散加减；血瘀证方用四物化郁汤加减；化火证方用丹栀逍遥散加减；挟痰证方用温胆汤合半夏厚朴汤加减；心脾两虚证方用归脾汤；肝肾阴虚证方用交泰丸合六味地黄丸加减；脾肾阳虚证方用赞育丹合归脾汤加减。综上可见，抑郁症中医辨证的基本证型是肝郁气滞型，在此基础上其常见证型有肝郁化火型、肝郁痰热型、心脾两虚型、肝郁脾虚型、肝肾阴虚型等。

无论是古代中医先贤，还是近现代临床医家，在本病的治疗思路上均因疾病的临床表现、病因病机的不同而各有差异。或从肝治，以理气开郁、调畅气机、怡情易性为主，或从脾治，健脾和胃，化痰散结，或从心肾治、养心安神、补益肝肾，但多由于历代中医多认为肝气郁结是抑郁症的基础病机，因此亦主张治郁先治气，调气先治肝，而将疏肝解郁作为抑郁症的重要治法，贯穿于整个辨治过程，或主以疏肝或不忘疏肝。中医医家认为，只有当肝的疏泄功能正常，发挥正常调节精神情绪的功能，才能保持全身气机疏通条达，通而不滞、散而不郁之作用。气机调达，血行通畅，肝血充盈，心神得养，髓海充足，神有所藏，魂有所舍，则精神振奋、神志清晰、思考敏捷，对外界信息的反应灵敏和正常。忧郁、焦虑、失眠、健忘、多梦等症状自可缓解。所以，疏肝解郁法是古代医家治疗抑郁症的根本治则。常用逍遥散、柴胡疏肝散或柴胡、郁金、香附、青皮、佛手等解郁方药，配于分型论治各方药中，以提高抑郁症的治疗效果。逍遥散具有疏肝解郁、健脾养血的功效，是治疗肝脾不和、气郁血虚的名方，广泛用于治疗各种类型抑郁症。用逍遥散加味（气滞血瘀加丹参、香附、乌药、川芎、赤芍；郁久化热加丹参、山栀；气血两亏加党参、黄芪、熟地；心悸加酸枣仁、生龙骨、生牡蛎、炙远志、柏子仁等；脾肾阳虚加巴戟天、仙茅、淫羊藿、干姜、制附子、鸡内金等）治疗郁症患者。若肝郁化火而伤及心阴，则当解郁疏肝，滋阴清热，黄连阿胶汤加减治疗肝郁化火型抑郁症患者，均取得较好疗效。

部分医家治脾为主。陈日亩在"忧郁证从脾肾论治"中言："忧思过度，损耗心血，不补后天之本则无以得复。反之，若脾胃健壮，化源旺盛，精血充沛，即使偶伤心阴，也能随时滋复，从而心神安定，自无忧郁之理。"主张以益气养血健脾补心之法，使用健脾药剂如人参、党参、黄芪、白术、怀山药、茯苓、酸枣仁等治疗抑郁症，这一见解得到部分医家的认可，并验之临床治疗抑郁症，疗效较好。此外，或脾虚湿滞，痰浊闭阻，则设芳香开窍，理气宁心，涤痰醒神为主要治则。如平心忘忧汤（磁石、礞石、枳实、黄柏、半夏、厚朴、茯苓、神曲、肉桂、苏叶、石菖蒲、生姜；湿盛痰多、恶心欲吐加藿香、川羌活；失眠多梦加酸枣仁、远志）、抑郁康胶囊（沉香、木香、佛手、山药、石菖蒲、牛黄、朱砂、琥珀、郁金、柴胡、酸枣仁、远志）治疗抑郁症，均是此类治法的具体运用，用药后患者抑郁情绪改善状况良好，且副作用小。由此可见，抑郁症治脾为主，亦有其临证价值。

重视心肾，亦属常用抑郁症治疗方法。精神本于心肾，化于精血，精血是神的物质基础，也是情志活动的源泉，只有肾精充足、髓海充盈、心神明静时，精神思维活动才得以正常发挥。而心血亏虚、肾精不足，则不能上济于心，以改善忧悲情志消沉等。心火亢盛，肾水不足，心肾不交，则失眠、烦躁等症无以尽去。由此，临床上常见从心、肾论治抑郁症的报道确也取得一定疗效。心主神明，郁证表现以心志症状为多，因此有医家主张以养心安神为基础治法，佐以健脾、化痰、活血、除湿、补虚等法，也取得一定疗效。如三心养心汤（莲子心、胆星、石菖蒲、郁金、青礞石、天冬、麦冬、磁石、黄连、山栀、连翘、焦三仙、灯心、竹叶心、柏子仁、酸枣仁、珍珠母、牡蛎）为主方，随证加减，用治狂躁抑郁症，效果理想。百合地黄汤加减（百合、生地黄、麦冬、五味子、甘草；阴虚火旺加牡丹皮、滑石、知母；气阴两虚加黄芪、党参、白芍）治疗本病，获得较好疗效。

二、专方治疗抑郁症

陈氏等运用忧虑康汤治疗抑郁症，结果表明忧虑康汤对郁病肝郁肾虚证具有良好的治疗作用。舒肝滋肾法是一种较理想的抗抑郁方法之一。叶实现运用越鞠丸加味治疗本病 31 例（药用香附、苍术、栀子、神曲、胆南星、枳实、远志、川芎），并设西药对照组 30 例。结果越鞠丸加味组总有效率为 93.5%，西药组总有效率为 80.8%。越鞠丸加味组疗效明显优于对照组。杨氏用解郁开窍安神汤治疗抑郁症，将患者分为研究组和对照组各 30 例，对照组用多虑平治疗，结果研究组显效率为 80%，对照组显效率为 77%，两组间显效比较差异无显著性，但解郁开窍安神汤治疗抑郁症安全性、依从性较多虑平好。可见专方治疗抑郁症有辨病治疗也有辨证治疗，且疗效肯定。

赵杰教授在多年的临床实践中，运用天仙扶阳饮治疗肾阳虚型抑郁症取得了卓然的临床疗效。认为阳气不足是抑郁症发生的根本病机，而肾阳为一身阳气之根，五脏阳气功能不足，日久皆有肾阳虚的根本病机体现。抑郁症所应对的慢性应激状态，消耗大量阳气与能量，此状态下机体不仅处于阳气亏损的虚衰状态，同时处于阳气分布不均衡，五脏阳气运行失序不平衡状态，天仙扶阳饮具有温肾阳的同时协同振奋脾阳的功效，在改善畏寒怕冷、腰膝酸软、疲乏无力等肾阳虚症状，同时改善纳呆、腹泻、便溏等脾胃虚寒功能的基础上，从整体上具有引阳气下行，把阳气分配到下焦从而调节阳气再分配的功能。天仙扶阳饮由二仙汤和理中汤加减化裁而来，赵杰教授认为巴戟天与淫羊藿是激发肾阳的要药，肾阳充足则五脏阳气生化有源。这种方式可拮抗交感神经兴奋，可抑制交感神经的过度应激，从而发挥抗抑郁的作用。

三、中西医结合治疗

南氏等用逍遥丸配合氯丙咪嗪治疗抑郁症 30 例，总有效率为 100%。肖氏采用氯丙咪嗪加丹栀逍遥散对照治疗。结果中西医结合组总有效率为 75.8%。冯氏、李氏等分别将抑郁症患者分为中西医结合组和对照组，再配中医辨证施治治疗抑郁症。结果中西医结合组疗效明显优于对照组，经卡方检验有显著差异。可见中西医结合治疗抑郁症有其优越性。

四、中成药治疗

张氏等研究白金散的抗抑郁作用并进行了机制探讨。结果证明白金散具有抗抑郁作用，其抗抑郁作用与其对中枢 5- 羟色胺能、多巴胺能系统的影响有关。郑氏等采用多种不良刺激方法观察疏肝解郁颗粒大、中、小剂量的抗抑郁作用。结果证明疏肝解郁颗粒对多种实验性抑郁动物模型具有明显的治疗和预防作用。

五、中药配合心理治疗

王氏用逍遥散合甘麦大枣汤（柴胡、当归、白术、茯苓、炙甘草、大枣、芍药、浮小麦、薄荷）随证加减，同时配以心理疗法治疗抑郁症36例，有效率为93%。李氏等观察中药合并心理治疗对抑郁症的疗效。研究组用中药宁心解郁汤合并心理支持治疗，对照组仅用中药宁心解郁汤治疗。结果中药合并心理支持治疗抑郁症的疗效显著，优于单纯中药治疗。可见配合心理治疗在抑郁症的治疗过程中非常有意义。

六、针灸治疗

（一）毫针

杜氏等首创调神疏肝针法治疗郁证，取穴百会、风府、水沟、印堂、四神聪、太冲、肝俞，总有效率为98%。任氏采用辨证分型，重用督脉经穴佐以阴经之穴，从阴引阳，从阳引阴，来平衡阴阳治疗50例抑郁症患者，总有效率为90%。

（二）电针

李氏用电针百会、印堂穴治疗抑郁症。结果按汉密尔顿抑郁量表治疗前后总分数变化与氟西汀组对比，具有显著性差异。黄氏等应用头电针治疗抑郁症30例，结果显效17例、有效11例，较对照组有显著意义，并避免了药物的毒副作用。

（三）针药结合

王氏在欧洲运用针刺治疗抑郁症，以头部腧穴为主，配用肢体穴，少数患者配合使用半量的常规抗抑郁药物。结果34例患者中总有效率为91.2%。黛力新对照组30例患者中总有效率为83.3%。说明针刺治疗对欧洲人抑郁症有明显疗效。陈氏等观察电针合用抗抑郁剂治疗难治性抑郁症63例，患者随机分为两组，电针合并抗抑郁剂组有效率为84.39%，抗抑郁剂组有效率为22.58%，两组有显著性差异。综上可见，针刺治疗抑郁症疗效肯定，能很好地达到抗抑郁效果。

（四）艾灸

灸法作为中医外治法中"平调阴阳"的典型代表，其补阳、扶阳、助阳的功效已被临床医家广为认可，基于"阳虚致郁"理论，灸法在抑郁症治疗中作用显著，相对于针刺，灸法作用温和而持久，善于透达下渗而入脏腑，其性火热起效快速，能扶阳去阴，入脏行腑，守而不留，使阳气充足，机体得以温煦，阳气充则化神化精有源，神充则祛郁除烦，耳聪目明。加以艾草之性辛香善走窜，能上巅顶入脑滋养神明，能下三阴助行脏腑气血，使周身气血没有遏制地流动和运行，循环无端，所以治百病。《本草从新》也有对艾灸功效的类似阐述，其大意为："灸火善行，力透周身经络，使形体得温而除百病"。艾灸疗法通过燃烧艾草产生的温热作用温煦肌肤腠理，使其开合有度，可以祛除外邪；而后温通经络，既治其阴病之标，又透里作用于扶阳之本，标本兼顾，疾病乃除。但灸法发挥作用须格外注重灸量，若要起效，其灸火应量足而无过，古代医家多以"火气得通"或"灸气已通"作为艾灸施术起效的关键，从现代医学来看：即要求医者在施术过程中注重患者艾灸感受，以患者局部微汗出，出现向下或向上的温热感传导为宜，切不可因艾灸量小达不到治疗效果，又要防止因灸量过大导致患者出现口干、上火、溃疡甚至易怒暴躁的热象。

七、其他

熊氏等针刺夹脊穴为主加耳穴压丸治疗抑郁症 48 例，能有效控制、减轻患者临床症状，愈显率达 81.2%，总有效率达 97.9%。

第二节　围绝经期抑郁症

"郁证"病名首次出现于《医学正传》，中医学认为郁证主要是由于情志不畅、气机郁滞，导致脏腑功能失调从而发病，临床症状多见心情抑郁，情绪不安，胸胁胀满疼痛，或善哭易激动，以及咽中如有异物阻塞、睡眠障碍等表现。郁证既是一种独立的病症，又是因气机郁滞引起气血津液运行紊乱，导致脏腑机能调衡的一类病症的综合。郁证说法源自《黄帝内经》，《素问·六元正经大论篇》中有"土郁、木郁、金郁、火郁、水郁"五郁的说法，并提出了"木郁达之，火郁发之，土郁夺之，金郁泄之，水郁折之"的治疗大法。《景岳全书·郁证》曰："凡五气之郁，则诸病皆有，此因病而郁也。至若情志之郁，则总由乎心，此因郁而病也。"指出情志之郁的发病与心相关。张仲景的《伤寒论》和《金匮要略》中虽无郁证病名记载，但根据其对"百合病""脏躁""奔豚""梅核气"的症状描述，认为当归于郁证范畴。如在《金匮要略·百合狐惑阴阳毒脉证并治第三》中有关于百合病的具体描述："……意欲食复不能食，常默默，欲卧不能卧，欲行不能行，饮食或有美时，或有不用闻食臭时，如寒无寒，如热无热"，文中较为详细地描述了百合病的主要症状，包括饮食、精神、睡眠、行为、感觉等各方面的异常，这与现代医学中抑郁症的主要临床症状相符。《金匮要略·妇人杂病脉证并治第二十二》曰："妇人脏躁，喜悲伤欲哭，象如神灵所作，数欠伸，甘麦大枣汤主之。"其中关于"脏躁""悲伤欲哭"等症状的描述与围绝经期抑郁症患者的临床症状表现出的情绪低落相似。脏躁多表现为情绪低落、呵欠频繁、善哭欲悲等心境低落症状，临床上以妇女产后及绝经后期为多见，因此针对部分围绝经期抑郁症的患者可参"肾脑相济"，电针疗法对"天癸竭"围绝经期抑郁症作用的机制研究照"脏躁"进行治疗。《金匮要略》原文中给出的甘麦大枣汤，甘缓和中、解郁安神是治疗脏躁有效方剂，也是治疗围绝经期抑郁症的良方。《金匮要略·妇人杂病脉证并治第二十二》曰："妇人咽中如有炙脔"，这是关于梅核气症状的最早记载，梅核气病名始见于明代《赤水玄珠》，其文有"生生子曰：梅核气者，喉中介介如梗状。又曰：痰结块在喉间，吐之不出，咽之不下者是也"的记载。指出了梅核气具有咽中如有异物，吐之不出、咽之不下的症状特点。此病多缘于气滞痰凝，阻于咽中而引起，临床上以女性多见，具有反复发作的特点。梅核气表现出的咽喉部位感觉异常与临床上部分围绝经期女性自觉咽部不适的症状表现相吻合。

一、围绝经期抑郁症的病因病机

中医学认为，围绝经期抑郁症是女性肝肾亏虚、功能不足，加上肝气郁结，引起脏腑功能紊乱，从而导致机体阴阳失调、气血失和、心神失养，再加之外界情志刺激等诸多因素存在进而共同引发。因此可归纳为如下几个方面：①情志抑郁，气机郁滞，脏腑气化功能失调；或肝气郁结，气机不畅，气滞血瘀；或脾肾阳虚，痰湿不化，水湿内停；或肝郁乘脾，生化不足，气血亏虚，最终导致脏腑功能失调引起情志失常。②禀赋不足，肾气虚衰，或后天房劳过度，多产堕胎，损伤肾气。妇女七七之年，天癸将绝，冲任二脉虚损，精血同源，随着人体的衰老，先天之精渐亏，精亏则化血不足，心失血养而致使情志失常。③性格内向，天性抑郁，或谋虑不遂、郁怒伤肝，或思虑过多、耗伤心脾，最终导致肝失条达，气机郁滞。若肝气郁结日久，则可火化而伤阴，导致阴阳平衡失调引起情志失常。④心藏神，为五脏之大主。心主神明，但需要其他脏腑的辅助。若肾阴不足，肾水无法上制心火，则心火独亢于上而神明受扰；若脾失健运，则湿滞内生，酿生痰浊，进而蒙蔽神窍，导致情志失常。《素问·上古天真论》："女子七岁，肾气盛，齿更发长；二七而天癸至，任脉通，太冲脉盛，月事以时下，故有子……六七，三阳脉衰于上，面皆焦，发始白；七七，肾气渐衰，任脉虚，太冲脉衰少，天癸竭，地道不通，故形坏而无子也。"可见肾与女性围绝经期关系密切。肾藏精，为先天之本，具有主生殖、发育的功能。肾中元阴元阳的偏胜偏衰对人的生长壮老已具有重要意义。《素问·六节藏象论》曰："肾者，主蛰，封藏之本，精之处也。"《素问·上古天真论》曰："肾者，主水，受五脏六腑之精而藏之。"中医学的精包括多层含义，广义之精可包括精、气、血、津液及水谷精微等多种有形的精微物质。根据精在来源、部位以及功能等方面上的差异，精又可分为不同子类。从来源上看，精分先天之精与后天之精。先天之精，源自父母，主要与肾脏密切相关。《灵枢·本神》曰："生之来谓之精，两精相搏谓之神。"先天之精是生命的本源物质；后天之精则一般是指经过脾胃运化所得的水谷精微。从部位上分析，精有五脏六腑之精与肾中之精。肾中所藏之精，源于先天，而充养于后天，即所谓的"后天养先天"。肾藏精，受五脏六腑之精而藏之。从功能来看，精又可分为生殖之精及水谷之精：生殖之精，是指肾中具有生殖功能或者有促进性腺发育成熟的精微物质；水谷之精，则来源于饮食物，通过脏腑气化功能而来的具有维持人体生命活动的精微物质。肾主骨生髓通脑，脑为元神之府，主宰人体的一切生命活动。《素问·五藏生成》说："诸髓者，皆属于脑。"《灵枢·经脉》指出："人始生，先成精，精成而脑髓生。"肾与脑以经络相通，肾精生髓以充脑。"脑为髓之海"，脑髓是脑的最基本物质，骨髓与脑同属奇恒之腑，与肾有密切联系，肾主骨、生髓、通脑，均同出于一源。"肾不生则髓不能满"，肾中所藏的五脏六腑之精，是脑髓化生的源泉。《灵枢·海论第三十三》曰："髓海不足，则脑转耳鸣，胫酸眩冒，目无所见，懈怠安卧。"肾精不足，则髓海空虚，脑髓不满，脑的主宰人生命活动的功能失常。脑为"元神之府"，是一切生命活动的最高主宰，围绝经期抑郁症和脑密切相关。天癸，来源于先天之精，藏于肾中，受到后天水谷精微的滋养作用。当人体发育到一定时期，在男为"二八之年"，在女为"二七之年"，肾气逐渐旺盛，肾中真阴不断充实，天癸日渐成熟，受到天癸的影响，男女出现生理上的变化，具有了生殖功能，这与青春期男女发育的年龄基本相吻合。肾藏精，肾中所藏之精既包含"先天之精"，又包含"后天之精"，先天之精源于父母，与生俱来，是胚胎发育过程中最重要的起始物质，这与现代生物学中哺乳动物两性繁殖的概念类似，雄性和雌性动物各自提供了子代一半的基因。子代继承了父母的特点并通过基因延续下去。后天之精包括脾胃运化，通过运化功能从水谷中提取的精微物质，藏之于肾。先天之精要通过天癸的形成才能发挥其完整的生理功能，天癸的形成必须依赖于肾内后天之精对于先天之精的不断充养，基于上述原因，天癸在一定的年龄阶段方能发挥其作用，即后天之精对于先天之精的不断充养使得肾气充足，因此天癸作用的发挥及表现形式有赖于肾中精气的充盈。从《素问·上古天真论》中可以分析出，对于"天癸至"与"天癸竭"的认识，显示出古人对肾精肾气与天癸的密切关注。

张介宾认为"地气初生，真气甚微，及其既盛，精血乃旺，故女必二七，男必二八，而后天癸至"。表明随着肾中精气的不断积累和充盈，将促使天癸的充盈。当天癸伴随肾中精气充盈旺盛到一定程度后，便可以发挥其作用。肾精充足与肾气盛可看作是天癸发挥作用的先决条件，只有在肾中精气充盈的前提下，天癸的作用方能显现出来。当肾气虚衰至一定程度，则天癸也随之消失。天癸是肾藏精的一种表现形式，受到肾中精气盛衰的影响，故肾与天癸有着密切联系。

二、中医学对围绝经期抑郁症的治疗

在临床实践中，雌激素替代和抗抑郁药物治疗均有一些不同程度的不良反应，中医治疗围绝经期抑郁症有自己独特的优势与潜力，中医辨证论治的思想使围绝经期抑郁症的中医治疗形式多样，大致总结如下。

（一）中药治疗

一般认为围绝经期抑郁症的病机是肾虚肝郁、气机瘀滞，故治疗多采用补肾疏肝理气解郁的方法，并辅以宁心安神。胡佳整理了 1993—2013 年 20 年间公开发表的医学期刊，对其中 1476 例病案中治疗围绝经期抑郁症有效的方剂进行了收集、汇总和整理，研究其组方配伍规律，发现治疗围绝经期抑郁症的方药主要以补肾为多，兼补肝心；注重疏肝理气解郁的同时还配伍清肝火、退虚热的药物；同时加上养心安神药物，兼顾镇惊宁心。以补益药配合理气药为基本结构，还辨证配伍清热药和安神药等。褚春莉等采用解郁丸配合天王补心丹治疗 70 例围绝经期职业女性失眠和抑郁，分别应用 HAMD 评分量表、CES-D 评分量表及 SPIEGEL 睡眠评分量表对患者治疗前后的抑郁情况及睡眠情况进行评价，治疗总有效率可达 88.58%，说明联合解郁丸及天王补心丹可显著提高围绝经期职业女性失眠及抑郁的治疗效果。安洪泽用参松养心胶囊治疗女性更年期抑郁症患者 35 例，总有效率为 88.57%。说明中成药治疗围绝经期抑郁症也有较好的效果。杨兰等用自拟调冲解郁汤治疗 60 例围绝经期抑郁症患者，调冲解郁汤由逍遥散合六味地黄丸加减化裁而来，具有补肝益肾、疏肝解郁、养心安神的作用，并与 60 例服用氟哌噻吨美利曲辛对照组比较，中药组在总有效率、HAMD、HAMA、PSQI 和 Kupperman 量表评分比较的结果上均好于抗抑郁药物组，且中药组的不良反应更少。孟安琪等认为虽然围绝经期抑郁症临床以肾阴虚型常见，但治疗时不应局于阴阳，应肾阴肾阳同补，临床用药常以左归丸随证加减，治疗围绝经期抑郁症有良好的疗效。沈英等认为围绝经期抑郁症主要是肾阴不足，水不涵木而致风阳上亢所致；其次为心肾不交而致心神不宁，故本病临证可见失眠多梦、潮热汗出、性情急躁易怒等症状。故以滋水涵木，养心安神法自拟更年解郁汤，药用酸枣仁、柏子仁、沙参、夜交藤、熟地黄、菟丝子、枸杞子、山药、白芍、合欢皮等。共治疗围绝经期抑郁症患者 53 例。其总有效率为 86.79%，HAMD 评分治疗后有明显下降。

1. 补肾疏肝化瘀方

本方由仙茅、淫羊藿、女贞子、旱莲草、柴胡、枳壳、川芎、地龙等药物组成。仙茅、淫羊藿取自二仙汤，达益肾助阳之功，配女贞子、旱莲草，奏滋养真阴之效。张景岳曾云"善补阳者，必于阴中求阳，则阳得阴助，而生化无穷；善补阴者，必于阳中求阴，则阴得阳升，而源泉不竭"。仙茅为补肾温阳之专药，淫羊藿又名仙灵脾，《日华子本草》中记载"治一切冷风劳气，补腰膝，强心力，丈夫绝阳不起，女子绝阴无子，筋骨挛急，四肢不任，老人昏耄，中年健忘"。女贞子性平，归肝肾经，为补肾滋阴之良药，《本草纲目》说它能"强阴，健腰膝，明目"。既有补益肝肾，又善治各种血热血瘀导致的出血证者，非旱莲草莫属。它对肝肾阴虚导致的齿摇发脱、腰膝酸软均能奏效。

诸药配合，知宜知避，共奏补肾固本之效。柴胡、枳壳来自疏肝理气经典方剂"柴胡疏肝散"，在临床上，更年期抑郁症患者常常出现胁肋疼痛、嗳气太息、腹胀满等明显的肝气郁滞的症状，柴胡、枳壳两味药合用，行气疏肝，肝气疏则疼痛自除，屡试不爽。《药品化义》中说："柴胡，性轻清，主升散，味微苦，主疏肝。"《本草经解》也说："柴胡，其主心腹肠胃中结气者，心腹肠胃，五藏六府也，藏府共十二经，凡十一藏皆取决于胆，柴胡轻清，升达胆气，胆气条达，则十一藏从之宣化，故心腹肠胃中，凡有结气，皆能散之也。"

女性到了更年期，身体里或多或少都有瘀血这种病理产物的存在，而瘀血作为一种顽固的致病因素，则会进一步影响肝的生理功能，结合活血药物治疗郁证的理论，因此在治疗本病时常佐以活血化瘀之品，一方面去除血瘀之病理产物，同时使补药补而不滞，滋而不腻，有利于诸药的运行，以达病所，最大限度发挥药效。川芎辛温香燥，走而不守，既能行散，上行可达巅顶；又入血分，下行可达血海，活血祛瘀作用广泛，又可行气，为血中之气药，亦能通行十二经，通达四肢，能较好地改善抑郁症患者四肢麻木等躯体表现。地龙这一虫类药物，早在李时珍时期就被其收入《本草纲目》，作为活血通络、清热熄风的要药。补肾疏肝化瘀方以补肾固本、活血理气之功，且副作用小，安全性好，在治疗肾虚肝郁型女性更年期抑郁症方面取得了良好的疗效，尤其能很好地改善躯体症状，缓解患者的抑郁状态，具有广阔的前景。

2. 加味二仙汤加减来治疗围绝经期抑郁症

二仙汤加减方组成：仙茅，淫羊藿，巴戟天，刺五加，当归，黄柏，知母，白芍，柴胡，郁金，甘草。其主要作用是温肾阳，补肾精，泻肾火，调冲任。

君药：仙茅，性辛、温，入肾经、肝经。具有温肾阳、强筋骨、散寒湿的作用。《海药本草》："主风，补暖腰脚，清安五脏，强筋骨，消食。宣而复补，主丈夫七伤，明耳目，益筋力，填骨髓，益阳。"淫羊藿，味辛甘，性温。归肝、肾经，具有补肾阳、强筋骨、祛风湿的作用。《医学入门》："补肾虚，助阳。治偏风手足不遂，四肢皮肤不仁。"《本草经疏》："淫羊藿，其气温而无毒。"《本经》言："寒者，误也。辛以润肾，甘温益阳气，故主阴痿绝阳，益气力，强志。茎中痛者，肝肾虚也，补益二经，痛自止矣。"

臣药：知母，性寒味苦、甘。归肺、胃、肾经。具有清热泻火，生津润燥的作用。《本草通玄》："知母苦寒，气味俱厚，沉而下降，为肾经本药。兼能清肺者，为其肃清龙雷，勿使僭上，则手太阴无销烁之虞也。泻有余之相火，理消渴之烦蒸，凡止咳安胎，莫非清火之用。"《本草正》："古书言知母佐黄柏滋阴降火，有金水相生之义。盖谓黄柏能制膀胱、命门阴中之火，知母能消肺金，制肾水化源之火，去火可以保阴，是即所谓滋阴也。黄柏，性寒味苦，归肾、大肠、膀胱经，具有清热燥湿、泻火除蒸、退火解毒的作用，主要除下焦湿热。"《本草经疏》曰："肾虚天明作泄；上热下寒，小便不禁。巴戟天，味辛微温。主大风邪气，阴痿不起，强筋骨，安五脏，补中，增志，益气。"《本草经疏》中《经》曰："邪之所凑，其气必虚，巴戟天性能补助元阳，而兼散邪。甘、微苦，温，归脾、肺、心、肾经。功善益气健脾，补肾安神。"《本草经疏》："其主益精强志者，肾藏精与志也。"《别录》："其缓虚赢，补中益精，坚筋骨，强志意。"《本草纲目》："治风湿痿痹，壮筋骨。刺五加，甘、微苦，温，归脾、肺、心、肾经。功善益气健脾，补肾安神。"《本草经疏》："其主益精强志者，肾藏精与志也。"《别录》："其缓虚赢，补中益精，坚筋骨，强志意。"《本草纲目》："治风湿痿痹，壮筋骨。"制首乌：补益精血，养血安神，四者相互配伍，温肾阳补肾精，阴阳平衡，阴平阳秘，精神乃治。

佐药：当归，性温，味甘、辛、苦。归肝、脾、心经。具有补血、活血、调经止痛，润燥滑肠的作用。明代张介宾撰《本草正》："当归，其味甘而重，故专能补血，其气轻而辛，故又能行血，补中有动，行中有补，诚血中之气药，亦血中之圣药也。郁金，性辛，味苦、寒，无毒。归肝、心、肺经。功善行气化瘀，清心解郁，利胆退黄；血积下气，生肌止血。治疗胸腹胁肋诸痛，失心癫狂，热病神昏等。"《珍珠囊》："凉心。"《本草衍义补遗》："治郁遏不能散。"《本草纲目》："治血气心腹痛，产后败血冲心欲死，失心颠狂。"《本草述》："治发热，郁，咳嗽，齿衄，咳嗽血，溲血，头痛眩晕，狂痫等证。"《本草备要》："行气，解郁；泄血，破瘀。凉心热，散肝郁，治妇人经脉逆行；柴胡，性平，味苦，无毒，和解表里，疏肝，升阳。"《本草经疏》："柴胡，为少阳经表药。其性升而散，居阳，故能达表散邪也，邪结则心下烦热，邪散则烦热自解，柴胡苦平而微寒，能除热散结而解表。"《药品化义》："柴胡，性轻清，主升散，味微苦，主疏肝。"用柴胡清肝散以疏肝胆之气，诸症悉愈。白芍，性凉，味苦酸，微寒，入肝、脾经，功善补血柔肝、平肝止痛。敛阴收汗。《本草经疏》张隐庵："芍药，气味苦平。芍药疏通经脉，则邪气在腹而痛者可治也。"心主血，肝藏血；芍药禀木气而治肝，禀火气而治心。郁金清心行气解郁，柴胡疏肝理气，平肝胆之郁，白芍补血柔肝，三者相须为用，以达疏肝气、行气解郁之功。

使药：甘草，性平味甘，入脾、胃、肺经，调和诸药，使诸药相得益彰。诸药合用，全方具有助肾阳、益肾精、泻相火、坚肾阴之功，调理冲任、平衡阴阳之用。

本方以二仙汤为主，加以活血化瘀及理气之药来治疗更年期抑郁症，体现了中医的"有是证，用是药"的临床用药灵活原则。研究证实更年期抑郁症是由于卵巢萎缩，功能减退，雌激素分泌减少，进而导致肾上腺皮质分泌的雌二醇减少，对下丘脑－垂体－性腺轴的负反馈调节作用降低，从而使下丘脑所分泌的神经递质，如5-羟色胺、去甲肾上腺素、多巴胺减少，同时神经肽分泌也随之下降，对情感控制作用紊乱，产生抑郁。经有关实验方面研究，二仙汤具有调节雌激素的作用，王大伟、邓秀兰等研究证实了这一点，在实验中，通过测定外来激素对动物的子宫生长的促进作用来评价雌激素的活性，实验证明，二仙汤组可以增加小鼠的子宫内膜厚度，间接证明，二仙汤组可以提高小鼠的雌激素水平。方氏通过研究二仙汤及其加减对老年大鼠的下丘脑作用，证明二仙汤可以延缓老年大鼠的弓状核退化作用，而性激素的分泌受弓状核的影响，所以间接证明了二仙汤具有调节老年大鼠的性激素分泌作用。据药理研究，二仙汤可以调节并延缓"下丘脑－垂体－性腺轴"，从而调节并延缓卵巢的衰老、改善并提高雌激素水平的作用，除此之外，研究证明，二仙汤可以提高老年大鼠的各脏腑器官的超氧化物歧化酶的活性，降低器官组织的过氧化脂质的含量，从而延缓大鼠的衰老。二仙汤可以改善骨质疏松，年氏通过实验对去卵巢大鼠的骨小梁面积比和骨小梁厚度的研究，证实二仙汤可以抑制骨质的吸收、提高骨小梁的密度和增加骨小梁的面积，因此二仙汤具有改善去卵巢大鼠骨质疏松的作用。

在本方中，仙茅：实验研究，具有抗惊、镇静、抗炎、免疫作用；淫羊藿：实验证明，具有改善性功能、抗炎、抗衰老、促进免疫力的作用；知母：实验证实，知母具有调节免疫、抗炎、改善骨质疏松、改善学习记忆力障碍、抗抑郁作用，当归所含萨尔萨皂苷元可以明显提高下丘脑和海马区的去甲肾上腺素、5- 羟色胺的水平，具有抗抑郁的作用。黄柏：研究证明，具有降血压、抗炎、解热、调节免疫力的作用；巴戟天：实验研究发现，巴戟天具有增强（5-HT）神经传递功能。刺五加：经药理实验研究，刺五加所含成分刺五加皂苷可以增强大鼠海马脑片长时程，可提高大脑学习、思维、记忆、情感能力。黄德彬等在对喹啉酸致衰老模型大鼠学习记忆力及脑海马匀浆中单胺类神经递质（AchE、NE、5-HT）的影响的实验中也发现，刺五加能够改善并提高衰老模型大鼠的记忆能力。郁金：药理实验显示，表现出了较强的抗抑郁作用。柴胡：柴胡所含柴胡皂苷 A 是柴胡的主要有效成分。戈宏炎等认为柴胡中含有大量的柴胡皂苷 A，它可以使降低的单胺物质逆转性升高，从而保护神经元细胞不受损害，并减小其损害程度。除此之外，柴胡还可以降低大脑情感区域额叶内所分泌的 5- 羟色胺、多巴胺等物质的释放，从而减少抑郁情绪，改善抑郁。白芍：研究显示，白芍提取物能减轻 scop 诱导的小鼠学习障碍，增强中枢神经 acetylch-dine 受体的功能，促进脑内 AchE、NA、DA 和 5-HT 的合成，恢复海马和大脑皮质的功能。整方从药理研究方面证实，加味二仙汤可能是通过调节通过改善递质进而调节"应激 – 下丘脑 – 垂体 – 肾上腺轴 – 递质"途径改善抑郁。当机体进入更年期时，人体的雌激素水平下降，随之出现的潮热、盗汗、腰膝酸软、疲乏无力、胸胁胀痛、食欲减退、焦虑烦躁、多虑等一系列的表现，导师利用二仙汤结合西医的药理作用来治疗更年期抑郁症，得到了很好的临床效果，采用仙茅、淫羊藿、巴戟天、刺五加来补肾阳、滋肾阴、当归养血和血、调节冲任，黄柏、知母泻相火，使肾阳不亢、肾阴不亏、肾气充足，阴阳平衡，最终达到调节肾虚的作用，改善患者的潮热、盗汗、腰膝酸软等肾虚的表现。用柴胡、白芍、郁金调理肝气、柔肝养阴、活血化瘀，使肝木条达，肝血肝阴充盈。肾为肝之母，肝为肾之子，整方配伍，使得肾之先天不亏，肝之木气不郁，气血运行通畅，气顺血和，症状得以改善。

3. 消更解郁汤治疗围绝经期抑郁症

方药组成：熟地、山萸肉 、当归、牡丹皮、柴胡、郁金、陈皮、白芍、莲子、石菖蒲、生龙骨、生牡蛎、炒酸枣仁、茯苓、炙甘草，共 15 味药。

方中熟地养血滋阴，补精益髓，为本方之君药。山茱萸味酸、涩、微温，其性温而不燥，补而不峻，既能补肾益精，又能温肾助阳，助熟地补益肝肾。牡丹皮清热凉血，与山萸肉相伍以泻肝火。柴胡味苦辛，性微寒，其气味俱薄，轻清升散，入肝经善于条达肝气而解郁；白芍性味苦酸，养血调经，平肝止痛。二者同入肝经，柴胡辛散，主入气分；白芍酸收，主入血分。柴胡疏泄肝气，和肝之用；白芍养肝血，补肝之体。二者配伍，一散一收，一上一下，柴胡得白芍之收，疏肝气不致太过而耗肝阴；白芍得柴胡之散，补肝体不致郁阻气机、碍肝之用，合用可具疏肝养肝之用。当归辛甘而温，质体润，长补肝血而活血调经，而熟地甘温味厚，质柔润，善滋肾阴而养血调经。两者相伍，正如焦树德《用药心得十讲》所言："熟地黄补血其性静，当归补血其性动，熟地黄滋阴精而养血，当归生新血而补血，两药合用能互补长短。"两者有补而不滞，温而不燥，滋而不腻之特点。陈皮理气健脾、燥湿化痰；郁金行气化瘀、清心解郁。以上七味共为臣药，协君药以滋肾疏肝解郁。龙骨主入心、肝经，镇惊安神为所长，牡蛎主入肝、肾经，有益阴退虚热之功。二药配对，相须为用，镇潜固涩，养阴摄目，阴精得敛可固，阳得潜而不浮越。两药与滋阴之熟地、山茱萸等相配伍，达到滋阴潜阳之目的，从而虚火不上冲，阴阳调和，阴平阳秘。石菖蒲味辛，苦，性温，归心、胃经，功能开窍豁痰、醒神益智、化湿开胃。酸枣仁、茯苓、莲子，养心益肾，宁心安神，共奏交通心肾之功。以上六味共为佐药。甘草调和诸药，为使药。

中药功效溯源。方中熟地，其味甘性微温，归肝、肾经。功能养血滋阴，补精益髓。《珍珠囊》谓其："主补血气，滋肾水，益真阴。"《本草纲目》曰："填骨髓，长肌肉，生精血，补五脏内伤不足，通血脉，利耳目，黑须发。"《本草正》："阴虚而神散者，非熟地之守，不足以聚之；阴虚而火升者，非熟地之重，不足以降之；阴虚而躁动，非熟地之静，不足以镇之；阴虚而刚急者，非熟地之甘，不足以缓之。"《本草从新》云："滋肾水，长肌肉，生精血，主五脏，……一切肝肾阴亏，虚损百病，为补水之主药。"山茱萸：味酸、涩、微温，归肝、肾经，《本草经疏》言："此药温能通行，辛能辛散，酸能入肝，而敛虚热。"《古今药方纵横》："能补益肝肾"，"补力平和，补肾阳而无助火之忧，滋肾阴而无腻胃之虑，为平补阴阳之妙品"。山萸肉味酸性微温，归肝、肾经。功能补益肝肾。《药性论》："止月水不定，补肾气，兴阳道，添精髓，疗耳鸣……"《日华子本草》："暖腰膝，助水脏。"《珍珠囊》："温肝。"牡丹皮：味苦辛性微寒，归心、肝、肾经。功能清热凉血。《本草纲目》云："活血，生血，凉血，治血中伏火，除烦热。"柴胡：味苦、辛，性微寒。归肝、胆经。功能疏肝解郁，升举阳气。《名医别录》："微寒，无毒。主除伤寒，心下烦热，诸痰热结实，胸中邪逆，五藏间游气，大肠停积水胀，及湿痹拘挛。亦可作浴汤。"《日华子本草》："味甘，补五劳七伤，除烦，止惊，益气力，消痰，止嗽，润心肺，添精，补髓，天行温疾，狂热乏绝，胃胁气满，健忘。"《药性赋》："味苦，平，气微寒，无毒。升也，阴中之阳也。其用有四：左右两傍胁下痛，日晡潮热往来生。在脏调经内主血，在肌主气上行经。手足少阳表里四经之药也。"陈皮：味苦、辛，性温。归肺、脾经。功效理气健脾、燥湿化痰。《神农本草经》："气味苦辛平无毒，主治胸中瘕热，逆气，水谷。久服去臭，下气通神。"《开宝本草》："味辛，温，无毒。下气，止呕吐，除膀胱留热，下停水，五淋，利小便。主脾不能消谷，气冲胸中吐逆，霍乱，止泄，去寸白。"白芍：苦、酸，微寒，功效养血调经，平肝止痛。《本草备要》言其能"补血，泻肝，益脾，敛肝阴"。《药品化义》曰："白芍药微苦能补阴，略酸能收敛。因酸走肝，暂用之生肝。肝性欲散恶敛，又取酸以抑肝。故谓白芍能补复能泻，专行血海，女人调经胎产，男子一切肝病，悉宜用之调和血气。"当归：性甘、辛，温。归肝、心、脾经。补血活血，调经止痛，润肠。《本草经疏》云："当归禀土之甘味，天之温气，《别录》兼辛，大温，无毒。甘以缓之，辛以散之，润之，温以通之畅之，入手少阴、足厥阴，亦入足太阴，活血、补血之要药。"《本草正》曰："当归，其味甘而重，故专能补血，其气轻而辛，故又能行血，补中有动，行中有补，诚血中之气药，亦血中之圣药也。大约佐之以补则补，故能养荣养血，补气生精，安五藏，强形体，益神志，凡有形虚损之病，无所不宜。佐之以攻则通，故能祛痛通便，利筋骨，治拘挛、瘫痪、燥、涩等证。"《轩岐救正论·药性微蕴》："当归气辛味甘而性主动，补中有行，行中得补，虽非纯补，亦赞行功也；盖血属阴，体属静，静中寓动，动静得平，庶无患耳。静太过则血滞，动有余则血溢。当归固云益血，然辛温主动，亦须配合得宜。"郁金：味苦、辛，性寒。入肝、心、肺经。功效行气化瘀、清心解郁。《本草衍义补遗》："本草无香，属土与水。性轻扬，能致达酒气于高远也。正如龙涎无香，能散达诸香之气耳。因轻扬之性，古人用以治郁遏不能散者，恐命名因于此始。"《本草备要》："宣，行气解郁；泻，泄血破瘀。"龙骨：性甘涩，平，主入心、肝经。功能镇惊安神。《名医别录》："疗心腹烦满，四肢痿枯，汗出，夜卧自惊，恚怒，伏气在心下不得喘息，肠痈内疽，阴蚀，止汗，缩小便，尿血，养精神，定魂魄，安五藏。"《药性论》："逐邪气，安心神，止冷痢及下脓血，女子崩中带下，止梦泄精，梦交，治尿血，虚而多梦纷纭加而用之。"《本草纲目》："益肾镇惊，止阴疟，收湿气，脱肛，生肌敛疮。"牡蛎：性咸涩，微寒，主入肝、肾经，有益阴退虚热之功。《海药本草》："主男子遗精，虚劳乏损，补肾正气，止盗汗，去烦热，治伤寒热痰，能补养安神，治孩子惊痫。"石菖蒲：味辛，苦，性温。归心、胃经。功效开窍豁痰、醒神益智、化湿开胃。《开宝本草》："味辛，温，无毒。主耳聋，痈疮，温肠胃，止小便利，四肢湿痹，不得屈伸，小儿温疟，身积热不解，可作浴汤。聪耳目，益心智，高志不老。"《本草备要》："宣通窍，补心。"炒酸枣仁：性味甘平，归心、肝经。功效养心安神，敛汗。《名医别录》："主久泄，虚汗烦渴，补中，益肝气，坚筋骨，助阴气。"《本草图经》："睡多，生使；不得睡，炒熟。"《本草纲目》："……其仁甘而润，故熟用疗胆虚不得眠，烦渴虚汗之症。"《开宝本草》："烦心不得眠，脐上下痛，血转久泄，虚汗，烦渴。补中益肝气，坚筋大骨，助阴气，令人肥健。"《景岳全书》："味微甘，气平。其色赤，其肉味酸，故名酸枣。其仁居中，故性主收敛而入心。多眠者生用，不眠者炒用。宁心志，止虚汗，解渴去烦，安神养血，益肝补中，收敛魂魄。"茯苓：性甘、淡，平。归心、脾、肾经。利水渗湿，健脾安神。《本草正》："茯苓，能利窍去湿，利窍则开心益智，导浊生津；去湿则逐水燥脾，补中健胃；祛惊痫，厚肠藏，治痰之本，助药之降。"《本草纲目》："茯苓，本草又言利小便，伐肾邪，至东垣、王海藏乃言小便多者能止，涩者能通，同朱砂能秘真元。"莲子：甘涩，平。入心、脾、肾经。《神农本草经》："主补中、养神、益气力。"《本草纲目》："交心肾，厚肠胃，固精气，强筋骨，补虚损，利耳目，除寒湿，止脾泄久痢，赤白浊，女人带下崩中诸血病。"《本草备要》："清心除烦，开胃进食，专治噤口痢、淋浊诸证。"《重庆堂随笔》："莲子，交心肾，不可去心，然能滞气。"甘草：甘、平，入脾、胃、肺经。补气健脾，和中缓急，调和诸药。《医学启源》说："能补三焦元气，调和诸药相协，共为力而不争，性缓，善解诸急。"《药性论》："主腹中冷痛，治惊痫，除腹胀满；补益五脏；制诸药毒；养肾气内伤，令人阴（不）痿；主妇人血沥腰痛；虚而多热；加而用之。"《日华子本草》："安魂定魄。"本品药性平和，通行十二经脉，可升可降，能和能缓，又解又补，有调和药物之功，且具有补中的作用，用以佐使之药。

（二）针刺治疗

王洪彬等通过研究针灸治疗女性更年期抑郁症临床文献，发现临床上治疗围绝经期抑郁症选取穴位中，百会、三阴交、太冲、心俞使用的频率最高；督脉、膀胱经、经外奇穴和脾经的使用最为广泛。卞利军采用调冲任滋肾阴法，探讨针刺冲、任（督、带）脉经穴治疗女性围绝经期综合征临床疗效，将66例患者随机分为治疗组36例，对照组30例。治疗组采用针刺冲、任（督、带）脉，主要穴有承浆、关元、曲骨、中极、百会。对照组采用普通辨证加减穴，尺泽、三阴交、肝俞、肾俞、神门。两组均隔日治疗一次。结论是针刺冲、任（督、带）脉穴疗效好于普通辨证取穴，且疗程短。电针疗法是在传统针灸疗法基础上，采用微量电流代替手工捻针的发展型疗法，在精神疾患的治疗中经过了一定时期的使用。目前电针的使用是从20世纪80年代以后开始的，这个时期电针进入了现代医学科学研究轨道和长足进步阶段，从临床观察进展到实验研究，电针治疗抑郁症也就开始于这个阶段。用电针治疗围绝经期抑郁症的疗效好，不良反应少，操作简便安全，已被众多临床医生和患者接受。近年来，电针治疗抑郁症的机制研究，多中心大样本重复实验验证临床疗效的结果，促进了电针在精神疾病治疗的广泛应用，巩固了电针的治疗地位，弥补了药物治疗上的不足，为电针疗法在国内外精神疾病治疗领域的推广奠定了基础。史晓岚等应用电针治疗60例围绝经期抑郁症患者，将患者随机分为关元组和内关组，关元组选择双侧关元、三阴交穴，内关组选择双侧内关、足三里穴，电针治疗1个月后，两组Kupperman和HAMD评分均下降，全血促肾上腺皮质激素、血清皮质醇均有下降，且关元组变化优于内关组，说明电针可有效改善围绝经期抑郁症患者的临床症状，调节患者的激素水平，提高围绝经期抑郁症患者的生存质量和机体代偿功能。王聪等将105例围绝经期抑郁症患者随机分为奇经针刺组、药物对照组和假针刺组，奇经针刺组采用针刺奇经四穴（列缺、照海、内关、公孙），药物对照组予以乌灵胶囊口服，假针刺组选穴同奇经针刺组，浅刺不留针。采用围绝经期生存质量量表（MENQOL）和抑郁自评量表（SDS）分别在治疗第4周时和治疗结束的第8周时进行疗效评定，并在治疗结束后第12周时进行随访。结果奇经针刺组有效率为91%，高于药物对照组有效率67.6%及假针刺组有效率24.2%；奇经针刺组治疗后SDS和MENQOL总评分均较治疗前降低，且较药物对照组和假针刺组低。说明针刺奇经四穴治疗围绝经期妇女抑郁状态安全有效，并能够改善患者的生存质量，其疗效优于乌灵胶囊。黄叶飞等搜集整理了针灸治疗围绝经期抑郁症临床研究随机对照试验文献，对文献进行了偏倚风险和质量评估，结果是针灸结合西药治疗的有效率和痊愈率都优于单纯西药治疗，但针灸和西药相比较，无论在有效率、痊愈率还是HAMD评分方面，均无统计学差异，提示针灸与西药疗效相当。安全性方面，针灸组和针灸结合西药治疗组出现不良事件的概率小于西药对照组，提示针灸的安全性优于西药。该实验得出的结论是针灸是相对安全的治疗方法，不良反应较少，在结合西药治疗围绝经期抑郁症的降低HAMD评分上显示出可能有效的趋势，单纯针灸和西药疗效相当。

针药并举治疗围绝经期抑郁症：取穴：四神聪，百会，印堂，神门，内关，三阴交，膻中，太冲，太溪。注意事项：①针刺治病要有严格的无菌观念，切实做好消毒工作。②针刺时采用适宜的体位既利于腧穴的正确定位，又便于针灸的施术操作和较长时间的留针不会致患者疲劳。③针刺的深度应根据患者体质、年龄、病情、部位进行调整。④皮肤有感染、溃疡、瘢痕或肿瘤部位，不宜针刺。疗程为周一至周五每日针刺一次，连续5d后休息2d，2周为1疗程，连续治疗4周。

四神聪：为经外奇穴，出自《太平圣惠方》，位于头顶，在百会穴前后左右各一寸处，为阳气之居。现代医学研究表明针刺该穴具有双向调节作用，既可以安神，又可以疏肝解郁，在治疗情感相关疾病有独特的疗效。百会：属督脉，督脉统诸阳，为阳脉之海，针刺可引阳入阴，使昼夜阴阳运转得以正常；同时该穴位于脑府，脑为元神之府，针刺还可以壮阳气，益精髓，补脑养心，镇静安神之功。两穴相配可提阳气、镇静安神。印堂：为经外奇穴，在督脉循行线路上，脑为髓海，为元神之府，针刺可疏肝补髓。研究者通过实验表明针刺印堂具有安神、活血通络功效，对治疗抑郁症、焦虑症具有良好的效果。神门：心藏神，神门为心之输穴、原穴，主心之脏病；刺之可宁心安神、消除烦躁。内关：为心包之络穴，又为八脉交会穴，通于阴维，维络诸阴，又循行过胸部，与任脉交会，针刺可宁心除烦、宽胸理气。与四神聪相配，增强其宁心安神之效果；三阴交：脾之络穴，又为足三阴经之会穴，针刺具有补三阴，益脑髓，调气血，安神之功效。膻中：为心包募穴，是脏腑之气输注和汇聚于胸腹部，又为八会穴之气会，宗气汇聚之处，主一身之气；属任脉，总任诸阳，为阴脉之海，针刺可疏肝理气，调神解郁。太冲：肝经原穴，可疏肝理气；与太溪相配，有育阴潜阳之功，滋水涵木之效；研究表明针刺太冲穴对治疗抑郁症起关键作用的额叶有调节作用，故知针刺可治疗神志疾病。太溪：肾经原穴、输穴，输主体重节痛，循行"上贯肝膈，入肺中，循喉咙，挟舌本；其支者，从肺出络心，注胸中"，故针刺具有培补元精元气，行气止痛，宽胸功效。

中药汤组成：熟地、山萸肉、泽泻、牡丹皮、柴胡、芍药、青陈皮、香附、枳实、制远志、石菖蒲、首乌藤、茯神、合欢花、珍珠母、川芎、酸枣仁、紫苏子、炙甘草。疗程：每日1剂，水煎3次，分早餐前、晚饭后半小时2次服用，忌辛辣刺激性食物；2周为1疗程，连续服用4周。

方解：肾藏精为先天之本，肝为藏血之脏，精血可互相转化，肝肾阴血不足又常互相影响。脑为髓海，肾阴不足，不能生髓充脑，不能上荣头目，故头晕目眩；肾开窍于耳，肾阴不足，精不上承，故耳鸣；忧愁思虑过多，则肝失疏泄；而肝肾同源，肾精不足则肝失所养，失于柔和，致肝郁血虚，故心烦易怒、善叹息、乏力、月经不调。则阴血耗伤，阴虚血少，阴虚生热，故五心烦热、盗汗；虚火内扰心神，则失眠多梦、心悸。治宜滋阴清热、解郁疏肝为主，临证加减。方中熟地、山萸肉并用，为"肝肾同源"之用意；泽泻以防熟地之滋腻，牡丹皮清泄虚热，制约山萸肉之温涩；首乌藤、茯神宁心安神；石菖蒲开窍醒神，宁神益智；酸枣仁养血安神，合欢花、远志养心安神，珍珠母镇静安神，互相配伍共奏养血宁心安神之效；配伍调气活血川芎，有养血调肝之妙；柴胡入肝胆经，使肝气调达，透邪外出；芍药养血柔肝，与柴胡相配伍以疏肝解郁、补养肝血，以防柴胡升散而耗伤阴血；青陈皮、香附、枳实理气宽胸，行气活血、泄热破结，与柴胡配伍，一升一降，提高调畅气机之效；紫苏子理气宽胸，助香附、青陈皮、枳实行气宽胸，宣通郁结之气；服后肝气调达，血脉通畅，营卫自和，则诸症自除；炙甘草调和诸药。

治疗结束后，经统计学分析可知，针药并举在改善抑郁症状围绝经期抑郁症的治疗有一定疗效，且见效快、安全可靠、无依赖性的优点，为日后抑郁症的临床治疗提供一定的参考价值。

（三）艾灸治疗

艾灸是用点燃后的艾条温灼和熏熨体表穴位，给人体热刺激的治疗方法。历代医家对艾灸疗法都极为推崇，《名医别录》云："灸治百病。"说明艾灸适应证广泛。艾灸有温经散寒、扶阳固脱、消瘀散结、防病保健的功效。并且灸法有针刺、药物所不能达到的独特疗效，《医学入门·针灸》记载："药之不及，针之不到，必须灸之。"晋代医家葛洪倡导灸法，主张"灸以补阳"，常用灸法治疗虚症。艾灸燃烧产生的热量能够到达腧穴局部皮下甚至肌层，热刺激还可沿着经络传递，能疏通气血，补虚助阳。热刺激还能使局部的毛细血管扩张，加快局部血液循环，使表皮组织代谢增强，抑制大脑皮质层扩散，发挥镇静、抗抑郁的作用。艾灸疗法为传统医学特色疗法，操作安全简便，可以自己在家施灸，价格便宜，不良反应小，患者易于接受，且艾灸的作用途径多、靶点广，具有广阔的研究与应用前景。

三、现代医学对于围绝经期抑郁症的认识

围绝经期（perimenopause）指围绕绝经（natural menopause）的一段时期，世界卫生

组织对围绝经期的定义是：包括接近绝经（menopause）前出现与绝经有关的内分泌、生物学和临床特征起，至绝经后也就是末次月经后连续 1 年的一段时间。围绝经期是女性生殖功能从有到无的转变时期，在此期间卵巢功能下降甚至消失，体内激素大幅度波动，会出现情绪不稳、易激动、易疲劳、食欲下降、睡眠障碍、注意力不集中、记忆力下降等症状，加之外界各种刺激，家庭工作生活的压力，就容易导致围绝经期抑郁症的发生。围绝经期抑郁症包括围绝经期首次发作的抑郁症和既往有抑郁症病史者在围绝经期复发的抑郁症，患者常以焦虑不安和情绪低落为主要临床表现，患者没有智力障碍，大多数患者有睡眠障碍和自主神经功能紊乱（潮热、盗汗）等症状，并有内分泌功能尤其是性腺功能减退等问题。根据流行病学研究显示：女性抑郁症的发病率是男性的 1.7 ~ 2.7 倍。其中产后和围绝经期等激素变化迅速的时期为女性抑郁症的高发阶段。有研究称在围绝经期妇女中有 50% ~ 60% 的人有轻度抑郁症，1% ~ 3% 有严重抑郁症。Bromberger JT 等在一项基于社区的队列研究中，对 3296 例绝经前和早期围绝经期女性进行长达 8 年的随访，抑郁发病率为 24.4%，且随患者年龄增长，患病风险增加。冯永林等对上海市普陀区社区居民进行调查，在随机抽样的 452 例围绝经期妇女中，发现 33.8% 的人有不同程度的焦虑或抑郁感受，7.5% 的人存在各类焦虑或抑郁障碍。王伟炳等对北京、上海和成都 3 个地区总计 4 家三级医院妇科门诊的调查显示，参加心理测评的 306 例更年期综合征妇女中，有抑郁和（或）焦虑疑似症状的占到 17.3%，确定抑郁和（或）焦虑症状的占到 10.8%。徐泰等用 Meta 分析的方法系统性评价中国女性围绝经期抑郁症状患病率。检索中文常用数据库 1998—2012 年关于中国女性围绝经期抑郁患病现状的文献。得出中国女性围绝经期抑郁症状患病率较高，约为 20%，与欧美人群报告结果相当。围绝经期是女性抑郁症的高发期，与围绝经期抑郁症相关的研究较多，目前的研究倾向于围绝经期抑郁症，是由于多种发病因素共同作用的结果。

四、围绝经期抑郁症的西医治疗

（一）抗抑郁药物治疗

围绝经期抑郁症虽然是发生在围绝经期女性群体中，且伴有围绝经期的相关症状，但其仍然是一种神经生理功能紊乱疾病，故应采用抗抑郁药物治疗。目前较常用的抗抑郁药物有：①三环类抗抑郁药（TCA），如丙咪嗪、氯米帕明、多塞平、阿米替林。②选择性 5- 羟色胺（5-HT）再摄取抑制剂（SSRI），如氟西汀（商品名百忧解）、帕罗西汀、西酞普兰、舍曲林、艾司西酞普兰等。③ 5- 羟色胺并去甲肾上腺素再摄取抑制剂（SNRI），如度洛西汀、文拉法辛。④ 5-HT2 受体拮抗及再摄取抑制剂（SARI），如曲唑酮。⑤去甲肾上腺素能并特异性 5- 羟色胺能抗抑郁药（NASSA），如米氮平。⑥去甲肾上腺素再摄取抑制剂（NARI），如瑞波西汀、马普替林。⑦其他类，如黛力新、安非他酮、噻奈普汀等。美国精神病协会的治疗指南推荐轻度、中度以及除计划进行 ECT 治疗外的所有抑郁障碍患者均应该使用抗抑郁药物。抗抑郁药物的不良反应较多，主要有恶心、呕吐、头痛、头晕、乏力、失眠、厌食、体重下降、震颤、惊败、性欲减退等。临床上治疗围绝经期抑郁症使用抗抑郁药物同时也可给予雌激素，雌激素可以缓解围绝经期妇女身体不适症状。

（二）雌激素

目前的研究认为雌激素替代治疗是治疗围绝经期抑郁症的有效方法，对重度抑郁症患者，抗抑郁药联合雌激素治疗效果更佳。Soares 等使用雌激素替代疗法治疗围绝经期抑郁症，治疗效果显著，停药后 4 周仍然存在抗抑郁的作用。吴逢霞等应用戊酸雌二醇配合补充叶酸和维生素 B_{12}，治疗 102 例围绝经期抑郁症妇女，用汉密尔顿抑郁量表（HAMD）评价治疗效果，经过 21d 的治疗后，患者 HAMD 得分下降，治疗结束后 8 周回访无复发，提示小剂量雌激素对围绝经期抑郁症有良好的治疗作用。Kornstein 等研究发现单独使用雌激素对患重度抑郁症的围绝经期妇女有良好的治疗效果，相对于抗抑郁药物，降低了恐惧并发症的出现概率。Graziottin 等的研究认为目前围绝经期抑郁症的最佳治疗方案是雌激素联合抗抑郁药物，该方案不仅能缓解抑郁症状，还能改善因雌激素不足出现的身热潮红、泌尿生殖道萎缩，雌激素还能降低围绝经期妇女的心血管疾病风险及治疗骨质疏松症。陆竹梅等的研究表明，低剂量雌激素联合舍曲林治疗围绝经期抑郁症，治疗效果要好于单一运用雌激素或舍曲林。王兰银等的研究说明，雌激素对更年期血管和运动症状的疗效好于抗抑郁药组，雌激素能部分缓解抑郁及焦虑症状，但在抑郁症状的改善方面抗抑郁药物明显好于雌激素。

（三）心理干预

围绝经期妇女抑郁症的发生受到社会、心理原因的，所以心理治疗是必要的。如果病因明确，症状较轻，可以考虑单纯心理治疗；如果症状较重，则还是应使用抗抑郁药物治疗。随着对抑郁症发病的社会心理因素的重视，心理干预与社会支持越来越多地被运用于围绝经期抑郁症的治疗中。通过给予心理辅导，提高患者对疾病的正确认识，调动患者的自身力量，提高患者心理健康状况；社会支持则促进社会和家人对患者的理解与关心，使患者能感受到社会和家人的理解与支持，树立患者的信心，改善患者抑郁状态。围绝经期抑郁症在常规药物抗抑郁治疗的同时给予患者认知行为护理干预能树立患者的信心，改善围绝经期患者的抑郁症状，促进康复，且远期疗效肯定、复发率低，具有较好社会效益，值得推广。

第三节　老年期抑郁症

老年期抑郁障碍是老年人群中患病率相当高的精神障碍。临床特征以情绪低落、孤独感、自卑感突出伴有焦虑、激惹、认知功能障碍、迟滞、妄想观念和繁多的躯体不适症状。躯体疾患伴发率高、自杀率高等为主。在概念上，有人认为老年期抑郁障碍是指老年期首次发病的原发性抑郁障碍（抑郁症）。一般病程较长，具有易反复倾向，部分病例预后不良。

也有人将其分为广义与狭义两种。广义的老年期抑郁障碍指见于老年期（大于 60 岁），这一特定人群的抑郁症，既包括老年期首次发病的抑郁症，也包括老年期前发病持续到老年期或老年期复发的抑郁症，还包括见之于老年期的各种继发性抑郁障碍，又称症状性抑郁。在精神病学分类中，被分别归属于器质性精神障碍、躯体疾病所致精神障碍、抑郁症、心境恶劣、抑郁性适应障碍、创伤后应激障碍等。狭义的即特指老年期首次发病的抑郁症。在老年人群中，抑郁症状与躯体疾病和躯体不适主诉经常共存。老年期抑郁症常在患有躯体疾病的情况下发生，躯体疾病既可以导致抑郁障碍，也可以与抑郁障碍共病，很难区分抑郁障碍为原发或继发，部分躯体疾病患者中的抑郁障碍发病率极高，社区老年患者自评的健康状况过低，更多地与抑郁症状有关。而与客观存在的躯体疾病的联系较少。往往对自己健康状况过分关心，对各种轻度躯体疾病过度反应的患者，均应考虑老年抑郁症的可能。有研究发现，老年期抑郁症患者中伴有各类躯体疾病者高达 63.52%。其中以心脑血管病、糖尿病和帕金森病多见，还有部分患者同时罹患几种躯体疾病。老年期抑郁症的躯体不适主诉也显著高于非老年组，以心血管系统症状、自主神经系统、神经系统及消化系统症状为多见。

一、老年期抑郁症理论的形成与发展

中医虽无"抑郁症"的病名，但《内经》认为人的精神意识、思维活动以喜、怒、忧、思、悲、恐、惊七种情志的变化为其表现形式。外有所触则情有所变，内有所动，并阐释了木郁、火郁、土郁、金郁、水郁及情志内郁之说，相关治则也有"木郁达之、火郁发之、土郁夺之、金郁泄之、水郁折之"之说。继《内经》之后的历代医家也认为郁证乃情志不遂所致。"癫证""脏躁""百合病""郁证"等均与抑郁症的表现相类似。《灵枢·癫狂》曰："狂始生，先自悲也。"这可能是抑郁症双相障碍的最早记载。《灵枢·癫狂》还有记载："喜怒，善忘，善恐者，得之忧饥。"《金匮要略》中涉及此类症状的病症主要有"百合病""脏躁"等。《金匮要略·百合狐惑阴阳毒病脉证治》："百合病者，百脉一宗，悉致其病也。意欲食，复不能食，常默然，欲卧不能卧，欲行不能行，饮食或有美时，或有不用闻食臭时，如寒无寒，如热无热……"形象地描述了患者的焦虑状态。"脏躁"首见于《金匮要略·妇人杂病脉证并治第二十二》："妇人脏躁，喜悲伤欲哭，象如神灵所作，数欠伸，甘麦大枣汤主之。"由此可见，抑郁症不仅属于中医学的"郁证"它与中医的"癫证""脏躁""百合病"等有密切联系。

二、老年期抑郁症病位的认识

(一) 抑郁症的病位在"肾"

《素问·阴阳应象大论》曰："肾主骨生髓。"《灵枢·海论》曰："脑为髓之海。"故肾中精气充盈，则骨髓充盛，髓海得养，若因年老体弱等因素而致肾中精气化生不足，则骨髓失充，髓海失养，继而会影响脑的功能，而脑之为病，引发抑郁，则与西医学病机研究有一定的相似性。正如《灵枢·海论》曰："髓海不足，则脑转耳鸣，胫酸眩冒，目无所见，懈怠安卧。"即肾精亏虚可出现头晕耳鸣，精神萎靡，记忆力下降等抑郁症的症状。汪昂在《本草备要》中也有"小儿善忘者，脑未满也，老人健忘者，脑渐空也"。这是说肾精先天不足与后天亏虚对记忆的影响，这与西医学所说抑郁症与遗传有关相一致。这些论述都说明脑与人的精神活动有关。肾精亏虚临床上可见精神萎靡、精力减退、疲乏、失眠或嗜睡、记忆力下降、性欲减退等抑郁症的表现。所以抑郁症的病位在"肾"。

(二) 抑郁症的病位在"心"

《灵枢·牙卜客》曰："心者，五脏六腑之大主也，精神之所舍也。"即言心具有主神明、精神之功，为人体之主宰，故精神、情志伤人首伤心。如《灵枢·牙卜气脏腑病形》："愁忧恐惧则伤心。"《灵枢·口问》曰"悲哀愁忧则心动，心动则五脏六腑皆摇"；这里将心作为人体精神心理活动的主要调节者与主宰者。自李时珍提出脑为元神之府后，心、脑共主神志之说便流传至今，心主神志指狭义的神，是广义神的一部分，是在心主血脉的基础上派生出来的。脑是人体耗氧量最多的组织，它对血液的需求也非常多。所以脑功能的正常发挥与心主血，上输于脑密切相关。心伤则会导致精神失常，出现精神、意志、思维活动的异常。临床上常见的抑郁症表现为精神萎靡、思维迟钝、应变力低下等。即抑郁症的病位在于"心"。

(三) 抑郁症的病位在"肝"

《素问·灵兰秘典论》曰："肝者，将军之官，谋虑出焉。"以将军有勇有谋之品质喻肝脏之性质和其生理功能。肝主疏泄，肝喜条达，且能调畅情志，因此，肝主疏泄功能正常，则气机调畅，气血调和，情志活动就正常。情绪的异常，会直接影响人的思维，反复持久的精神刺激，影响了肝主疏泄的功能，则会导致肝气郁结，临床上可见情志抑郁、胸闷、善太息、时时欠伸等。因此，抑郁症的部分临床表现涉及的病位在"肝"。

(四) 抑郁症的病位在"胆"

《素问·灵兰秘典论》曰："胆者，中正之官，决断出焉。"本句以中正之官比喻胆具有不偏不倚的特性，有稳定情绪、不使偏激的作用，情绪稳定才能有助于正确判断事物、做出决定。《素问·奇病论》云："肝者，中之将也，取决于胆。"《灵枢·本输》说："胆者，中精之府。"皆以持中守正作为胆的特性。当七情内伤，气郁化火，火灼津液为痰，痰火扰胆，则胆的功能失常，其正常的决断能力随之失常，不能控制自己的意识和行为，表现为精神运动性迟滞、动作迟缓等。此时抑郁症的病位在"胆"。

通过以上分析，抑郁症的病位在肾、心、肝、胆、脾胃这些脏腑。但是，不能孤立地看待抑郁症的病位在某个脏腑，因各脏腑间是相互依存、相互影响的。因此中医学在对抑郁症进行辨证论治时并不局限于一脏一腑，而是以某脏腑为主兼及其他脏腑。

三、肾与老年人神志活动的生理关系

脑为精神活动的枢纽。脑的功能正常与否，与肾有着密切的关联。首先，肾精充足是人的精神活动正常的物质基础，《素问·六节藏象论》言："肾者，主蛰，封藏之本，精之处也。"《灵枢·海论》曰："脑为髓之海。"《素问·五脏生成》曰："诸髓者，皆属于脑。"肾精充足，髓海得以充养，方能思维敏捷，精力充沛。其次，肾藏志与神志活动具有密切关系，《素问·宣明五气》曰："心藏神，肺藏魄，肝藏魂，脾藏意，肾藏志。""肾藏志"是肾与人精神意识活动关系的高度概括，《灵枢·本神》云："意之所存为之志。"广义的"志"泛指各种神志活动；狭义的"志"一指记忆，二指有着明确目标的意向性心理过程，即为现代心理学所谓的意志。意志即决断力，是情志活动的枢纽和关键。只有"肾藏志"功能正常，神志活动才能有条不紊地进行。再次，肾为先天之本，"五脏阴阳之本"，肝肾同源，肝为肾之子，肝之阴血需要肾精滋养，方能更好地发挥其调畅气机、调节血量以及调畅情志的功能，肝木条达，气机通畅，人的精神意识方能活动正常；脾为后天之本，肾为先天之本，先后天互滋，肾气的蒸化及肾阳的温煦作用正常则脾得以运化水谷精微充养四肢百骸，脏腑功能才能正常运行，情志活动才得以正常进行；心藏神，肾精为神的物质基础，肾精充足则心有所主，神有所归；肾为水之下源，肺主通调水道，肺肾相互配合，水液正常运行，而不阻滞气机，从而郁病不生。所以，肾中精气阴阳充足，五脏方定，气机升降出入有度，外邪不得入侵，老年人情志活动才能正常运行。

《素问·上古天真论》言："女子七七，任脉虚，太冲脉衰少，天癸竭，地道不通，故形坏而无子"，"丈夫八八，则齿发去"。随着年龄的增长，人体脏腑的生理功能也发生了极大的变化，五脏渐衰、易伤七情、易感外邪和易生积滞是老年人肾虚所表现的四大特点。人至老年，肾精气渐衰，肾中阴阳渐亏，五脏之气随之衰败，气血运行失常而导致痰凝血瘀等内生之邪；或是脏腑功能虚衰，抗邪无力，外邪易于侵袭且留滞体内，从而导致虚实夹杂之症。究其根本，皆源于肾气虚衰。叶天士有云"男子向老，下元先亏"，人至老年首先出现肾气的亏虚，肾虚则髓海不充，神机失用，脑主神明功能减退，精神思维活动能力下降而出现思维迟钝、心情低落、意志减退等症状。肾为五脏之本，肾脏功能衰败会影响其他四脏，使五脏整体功能减退。肝肾同源，肾精不足则肝木失养，疏泄失司，气机郁滞，影响五脏可导致五脏气郁；脾肾先后天互补，脾的运化功能，又依赖于肾气和肾阴肾阳的资助促进，肾衰则脾失健运，痰湿内生，上蒙清窍，而影响情志；"心者，生之本，神之变也"，肾充则水火既济、精神互用、君相安位，肾衰则水不济火、心神受

扰或肾精与心神失调而精亏神逸；金水相生，肾气亏虚，肺气必不足，少气懒言，而生倦怠，以上皆可导致情志病的产生。同时，老年抑郁症由于社会环境影响及自身认识不足等原因，就诊时大多病程较长。《类证治裁·郁证》曰："七情内起久郁，始而伤气，继必及血，终乃成劳。"久郁必有虚损，"久病必虚，穷必及肾"，病机为久病脏腑功能失调，肾精亏虚，气机不调，元神失养，病性属本虚标实。综上所述，老年抑郁症以肾虚为本。

四、从肾论治在老年抑郁症中的临床应用

肾虚贯穿于老年人抑郁症的整个过程中，决定疾病的发生、发展和转归。在治疗上，以补肾为基，辨证灵活选配疏肝、健脾、养心、补肺、化痰、通络等法，可获良效。

（一）现代临床药理对补肾中药治疗抑郁症的认识

目前认为慢性应激刺激是抑郁症的诱因之一，长期负性情绪和不良生活处境，会引起下丘脑-腺垂体-肾上腺皮质轴功能亢进，导致糖皮质激素持续高分泌，继而引发神经、内分泌、免疫、循环和生殖等多系统病变。陈家旭团队认为在慢性应激的开始阶段补肾法可起到重要的调节作用，通过研究发现补肾中药金匮肾气丸能逆转慢性束缚应激大鼠中枢糖皮质激素受体下降趋势，下调慢性束缚应激大鼠体内β-内啡肽的水平，保持糖皮质激素受体免疫活性反应，增强机体抵抗力、保持和恢复内稳态，从而减轻糖皮质激素高分泌对各系统的损害。此外，抑郁症反复发作会造成中枢结构出现不可逆性损伤，如大脑萎缩，特别是海马、杏仁核和额叶皮质等部分，从而引起情感障碍、认知功能下降和机体调控失常。因此长期抑郁症的治疗根本在于修复受损的中枢结构。有研究发现含有枸杞多糖、鹿茸精、龟板以及地黄多糖的含药血清及中药复方地黄饮子等均能在体外诱导骨髓间充质干细胞（bone marrow mesenchymalstem cells，BMSCs）在体外向神经元样细胞分化，并形成一定网络。人参皂苷 Rg1 和 Rb1 能够提高海马区新生细胞的存活率。左归丸能够显著促进神经干细胞（neural stem cells，NSCs）增殖，促进其向神经元、神经胶质细胞分化，提高细胞存活率，促进海马区突触的重建，并且增强突触传递效能，修复长期抑郁导致的中枢结构损害。这些发现为补肾中药治疗抑郁症提供了理论依据。

（二）从肾论治大大提高老年抑郁症的疗效

"肾虚"是老年抑郁症发生发展的重要病机，在治疗中以补肾为主、灵活辨证，可以取得较好的疗效。临床上，许多医家从肾虚着手治疗老年抑郁症都取得了不错的效果。薛耀等运用益肾舒郁汤治疗老年抑郁症 102 例，总有效率为 71.57%，与氟西汀组疗效相当（72.82%），但在汉密尔顿抑郁量表（HAMD）总分，HAMD 阻滞、焦虑/躯体化、认知障碍、绝望感 4 类因子的评分的减分方面，治疗组明显优于对照组，且经 Asberg 氏抗抑郁药副反应量表（SERS）评测药物的不良反应，两组的差异有统计学意义（$P < 0.05$），治疗组显著优于对照组。王越等采用治疗补肾通阳法治疗老年抑郁症患者 30 例，有效率

为 86.67%，对照组（舍曲林组）有效率为 83.33%，两组差异无统计学意义，同样，在 HAMD 总分及上述 HAMD 4 类因子的各项评分的减分方面，明显优于对照组。王霞莹用补肾活血汤联合中医情志疗法治疗老年肾虚肝郁型抑郁症 94 例，治疗组总有效率治疗组为 95.74%，明显高于对照组（多虑平组）78.72%（$P < 0.01$），且在 HAMD 评分方面，治疗组优于对照组（$P < 0.01$），值得临床推广应用。

（三）当代中医名家对于补肾之法治疗老年抑郁症的认识

国医大师阮士怡教授认为抑郁之源在于肾，抑郁之调在于肝，抑郁之本在于心。在治疗老年抑郁症时，强调应滋肾阴、益肾气、养精血为本，达到柔肝养心，直击抑郁之源的目的。临证时，多用枸杞子、玄参、天冬、女贞子、巴戟天等。王彦恒教授认为老年抑郁症发生的关键病机在于肾不生髓充脑，肾气、肾阳不足导致人体气机不畅、脑神不舒。证型均以肾气、肾阳不足为基础，病位主要在脑、肾，病机是肾精不足，元神失养或见肾虚先天不足影响其他四脏的功能和整体气机以及气血运行和水液代谢。治疗上以温阳开郁为法，临床上多用四逆散、交泰丸，较大剂量使用淫羊藿、肉苁蓉、巴戟天以补肾温阳，通滞解郁。王健教授在治疗老年人血管性抑郁时，认为本病的发生以肾虚为本，痰瘀为标，痰瘀蒙窍，气虚无力，肾虚损本，缠绵难愈，从而出现表情呆滞、情绪低落、郁郁寡欢，不喜与人亲近及多疑等症状。在治疗上，多以地黄饮子为主方，气虚者，酌加黄芪、人参以补气；血虚者，酌加白芍、当归以养血和营；阳虚偏重者，酌减麦冬、石斛；阴虚偏重者，酌减附子、肉桂；配合针刺太溪、照海、太冲、三阴交、神门、膻中等穴。

综上所述，老年抑郁症病因病机虽然复杂，临床表现繁多，但究其根本，无外乎是由于肾精气阴阳亏虚、脏腑功能虚衰引起。在此基础上出现肝失所养而致肝气郁结，脾失健运而痰浊内生，心无所主而神思不定，气血阻滞不通而出现痰浊瘀血等病理产物，病性属于本虚标实。在治疗上应秉持"宜通其常知其变"的原则，以补肾为基，偏于肾阴虚者，可选用一贯煎、六味地黄丸、左归丸；偏于肾阳虚者，可选用右归丸、肾气丸，大剂量使用淫羊藿、肉苁蓉、巴戟天；阴阳俱损者，可选用地黄引子；肾虚肝郁者，治宜滋肾养肝，方用滋水清肝饮加减；脾肾两虚者，治宜补脾益肾，方用金匮肾气丸合归脾汤加减；心肾不交者，治宜交通心神，方用黄连阿胶合交泰丸加减；气滞甚者，加柴胡、枳壳、香附；痰甚者，加陈皮、半夏；血瘀者，加桃仁、红花、川芎；郁火盛者，加栀子、知母；失眠多梦者，可配伍合欢皮、酸枣仁、茯神；胸胁脘腹胀痛者，可配伍佛手、香橼；肢体麻木疼痛者，可配伍桑枝、伸筋草、怀牛膝。审因论治，结合辨证，随证加减，灵活施治。如此，滞散郁解，病自向愈。

第四节　糖尿病合并抑郁症

糖尿病的主要临床表现是多饮、多尿、多食及体重减轻，因此可将本病归属于"消渴"病范畴。消渴之病名首见于《素问·奇病论》，根据病机及症状不同，《内经》还有消瘅、肺消、膈消、消肿等名称的记载。《内经》中提到："此人必数食甘美而多肥也，肥者令人内热，甘者令人中满故其气上溢，转为消渴。"

抑郁症归属于中医的"郁证"。在中医文献中有"郁病""梅核气""脏躁""躁郁""百合病"等病名的记载。明代《医学正传》首先采用"郁证"这一病证名称。在《内经》中有木郁、火郁、土郁、金郁、水郁之说。郁病在祖国医学中有广义、狭义之分，广义的郁病是指由于各种致病原因所致的精气郁结血脉不通。《景岳全书·郁病》："凡气血一有不调而致病者，皆得谓之郁病""凡诸郁滞，为气血食痰风湿寒热或表或里或脏或腑，一有滞逆，皆为之郁"。而狭义的郁病，是指情志不舒为主因，气郁为病机。张景岳在《景岳全书》中将情志之郁总结为："一曰怒郁，二曰思郁，三曰忧郁"，特别指出情志之郁与五郁的不同在于"凡五气之郁则诸病皆有，此因病而郁也。至若情志之郁则总由乎心，此因郁而病也"。

一、中医学对糖尿病伴发抑郁症病因病机的认识

祖国医学认为消渴病的病因包括先天禀赋不足、饮食失节、情志失调、劳欲过度。《灵枢·五变》："五脏皆柔弱者，善病消瘅。"消渴病的主要病机是阴津亏损、燥热偏盛，病位在肺、脾、肾，而以肺燥、胃热、肾虚的不同而分上、中、下三消。

郁病的主要病因为情志失调，其发生正是由于情志所伤，肝气郁结，逐渐引起五脏气机不和所致。《丹溪心法·六郁》曰："气血冲和，万病不生。一有佛郁，诸病生焉。"《医偏》中说："郁则不舒，则皆肝木之病矣。"本病的病位在肝。《素问·本病论》曰："人或患怒，气逆上而不下，即伤肝也"。

二、消渴病伴发郁病的相互演变

消渴病病情日久，则会影响多个脏腑，出现雀目、痈疽、水肿、肺痨等并发症。消渴病人，悲哀憔悴。日久则出现肝气郁滞，逐渐发展为郁病。《景岳全书·杂证谟·郁症》中指出："大抵诸病多有兼郁者，或郁久而成病，或病久而成郁，或用药杂乱而成郁，故凡病必参郁治。"明确提出了"因病而郁"和"因郁而病"理论。《临证指南医案·三消》中有论述："心境愁郁，内火自燃，乃消渴大病。"这也说明情绪刺激亦会加重消渴病。

三、现代医学对糖尿病抑郁症的认识

糖尿病是胰岛素缺乏和（或）胰岛素抵抗导致的，以慢性血糖水平增高为特征的代谢性疾病。抑郁症主要临床特征是情绪低落、兴趣低下，缺乏愉快的经验，严重者可出现自杀念头和行为。症状长时间不能缓解会使患者的社会、职业功能都受到损害。临床表现

可分为：核心症状，精神症状，身体症状。核心症状包括精神抑郁，缺乏兴趣，失去乐趣；心理症状包括焦虑认知，责备和内疚，发育迟滞，运动激越，自杀企图和行为；身体症状包括睡眠障碍，饮食不节，性功能障碍，表现为晨重夜轻。糖尿病抑郁症的症状：抑郁，悲伤，沮丧和缺乏精神，疲劳，睡眠障碍（难以入睡或清醒），认知功能障碍，甚至有自杀倾向。抑郁症会加重糖尿病病情，增加治疗费用，降低治疗依从性，导致患者的生活质量下降。

关于糖尿病伴发抑郁症的患病率，国内外做了很多相关的研究。张明远研究发现，糖尿病人群中出现抑郁症状的发病率为32.4%。赵凤英等在最新的糖尿病患病率的研究发现，通过结构化面试的诊断，对照研究中，抑郁症患病率平均为14%，非对照研究中概率为平均11%～12.9%（平均为15%），至少是美国普通人群抑郁症患病率的3倍。量表中对照研究，抑郁症阳性率平均为32.4%，非对照的研究中临床患病率平均为19.6%。抑郁症普通人明显低于糖尿病人。悦荟等报道糖尿病患者抑郁症的发病率是36%，高于高血压、哮喘、关节炎三者（24%）的慢性抑郁症的发病率。李春贵等对30案例的糖尿病患者和30案例患其他疾病的患者，以评估采用汉密尔顿抑郁量表抑郁症的患病率分别为：糖尿病组是28.6%，高血压组是9.8%，阻塞性疾病慢性肺疾病组是7.8%，甲状腺功能组是9.4%，缺铁性贫血组是11.5%，糖尿病组抑郁症的患病率高于其他躯体疾病组，由此可见糖尿病和抑郁症之间存在着紧密的关系。

四、中医学对糖尿病伴发抑郁症的辨证论治

抑郁症是糖尿病的合并症之一，因为它的高发病率和不良的预后影响着患者的生活质量，引起医学界越来越多的关注。现代医学研究发现，抑郁症可促进糖尿病的产生和发展，长期的糖尿病患者容易出现抑郁情感症状，形成恶性循环。有学者认为，其病位主要在肾、肝、脾。中医传统治疗方法，主要是安神疏肝行气。西医治疗主要是降糖药物加抗抑郁药治疗的，但是副作用大，疗效不明显，起效慢。

中医治疗要根据主症及次症施治，有些学者根据自己的临床经验以某种治法为主，同时根据相应的伴随症状进行药物加减治疗本病。章伟明等用调肝健脾补肾法治疗糖尿病合并抑郁症，将108例糖尿病合并抑郁症患者随机分成两组。治疗组56例在西药治疗糖尿病的同时，给予清消解郁汤治疗；对照组52例在西药治疗糖尿病同时给予抗抑郁药舍曲林治疗，两组治疗后FBG、PBG、HbA1c、汉密尔顿（HAMD）评分的下降较治疗前有显著差异，但两组组间无明显差异，调肝健脾补肾法治疗糖尿病合并抑郁症的总体疗效与舍曲林相当。朱伟等长期的临床实践中总结出一套采用中医药治疗糖尿病伴发抑郁症的方法，主要是对其进行辨证分型，将其分为肝气郁结型、心肺阴虚型、痰气交阻型、气滞血瘀型、心阴亏虚型、心脾两虚型、肝肾阴虚型，根据不同证型予以相应方药治疗，同时对患者进行糖尿病基本知识的宣教，规范降糖治疗，配合心理开导。此外还有在辨证的基础

上运用成方及经验方进行加减治疗的，如养阴清郁汤、消渴解郁方、解郁方、四逆散加味、丹栀逍遥散等治疗糖尿病伴发抑郁症均取得良好效果。

（一）滋肾清肝饮治疗糖尿病与抑郁症中医机制

1. 滋养肝肾固其本

该方治疗糖尿病伴发抑郁症主要是从肝肾论治。中医理论认为无论是糖尿病还是抑郁症均与肝肾有着密切的关系。因此，糖尿病伴发抑郁症，其发生和发展亦与肝肾有着必然的联系。作为元神之府之脑，只有在得到肾精充养的情况下才能发挥其正常的功能，表现为精力旺盛、思维敏捷、反应迅速、情绪稳定、记忆力及理解力良好。如果肾精不足，髓海失养则出现情绪低落、悲观失望、兴趣索然、疏懒退缩、意志减退等脑功能低下之症状。

2. 清肝解郁治其标

郁证从肝论治，是古今医家的共识。因肝属木喜调达而恶抑郁，主疏泄畅情志。若郁怒不畅使肝失调达及疏泄则致肝气郁结。肝的疏泄功能失常，气机不畅，可见郁闷烦躁、情绪低下、胸胁胀痛、月经不调等症状。肝的疏泄功能正常亦有赖于肾的滋养。首先在五行中，肾属水肝属木，水生木，肾生肝，二者是母子相生的关系；其次肾藏精肝藏血，精聚为髓，精髓化生为血，在治疗原则上则应肝肾同治。糖尿病患者肾阴不足，水不涵木，最易引起肝阴不足而导致肝气郁结或肝肾阴虚并见。故本病病机为肾精亏虚为本、肝气郁结为标。因此，对糖尿病抑郁症的治疗必须肝肾同治，一方面滋补肾阴，另一方面疏肝解郁，方能取得较好疗效。

（二）中成药治疗

现在已有报道使用中成药治疗本病。张丽等用补肾安神胶囊治疗糖尿病合并抑郁症将伴有抑郁症的糖尿病患者60例，随机分为治疗组与对照组，在糖尿病常规治疗基础上，对照组予氟西汀，治疗组予补肾安神胶囊服用。治疗组与对照组均能改善患者抑郁症状及血糖水平，其中餐后2h血糖治疗效果治疗组优于对照组，表明补肾安神胶囊可有效改善糖尿病合并抑郁患者的抑郁症状及血糖水平。雷燕妮等运用合欢颗粒治疗抑郁症，以减分率评定疗效，总有效率为90%，提示合欢颗粒具有抗抑郁、改善睡眠的作用。

（三）针灸治疗

近来针灸疗法越来越多地应用于抑郁症的治疗，也有很多临床报道。罗仁馀等以脏腑经络理论为指导，选取太冲、合谷、神门、百会、印堂治疗抑郁症，对照组用盐酸氟西汀片，治疗前后采用HAMD量表评分观察疗效，结果治疗组有效率同对照组有效率相比较明显差异。临床上也有将针刺及中药结合运用治疗抑郁症，赵凤英等用帕罗西汀加心舒汤（旋覆花、代赭石、丹参、远志等）配合心理疏导治疗抑郁症，采用抑郁自评量表（SDS）评价疗效，总有效率达94.7%。愧綦等治疗更年期抑郁症，对照组用尼尔雌醇加氟西汀配以心理疏导，治疗组加用解郁滋肾汤：醋柴胡、朱茯神、酸枣仁、熟地黄等，结果治疗组HAMD减分率明显优于对照组，提示解郁滋肾汤与盐酸氟西汀在改善抑郁状态方面具有协同作用。

（四）其他

中国特有的民族音乐治疗法是根据中医学认为"宫对脾，商对肺，角对肝，徵对心，羽对肾"，即人体脾、肺、肝、心、肾五脏，都可以与五音的特性相对应，作用于人体的情绪感知和脏腑运行。治疗是根据患者的不同心理状态，利用民族音乐的特性，还有五脏运行的关系来挑选曲目。

第五节 血管性抑郁症

一、历代医家对于血管性抑郁症的认识

血管性抑郁症是现代医学病名，传统的中医学对此并没有系统的论述。对于抑郁症的认识《素问》"五郁之发，乃因五运之气，有太过不及，逐有胜复之变由此观之，天地且有郁，而况于人乎"，说明情志因素可以直接导致抑郁症。明代张景岳提出了"因郁致病"和"因病致郁"的观点。清代陈士铎《辨证录·卷之四·五郁门六则》中按木火土金水5个方面详细地阐述了五脏六腑"因病致郁"的症状以及与其对应的方药"人有心腹饱满作胀，时或肠鸣，数欲大便，甚则心疼……以至两足面肿，渐渐身亦重大……谁知乃是土郁之病乎？土郁者脾胃之气郁也……方用善夺汤""人有咳嗽气逆，心胁胀满，……面陈色白，喘不能卧……人以为肺之燥也，而不知乃是肺气之郁……方用善泄汤""遇寒心痛，腰沉重，关节不利，难于屈伸，有时厥逆，痞坚腹满，面色黑黄……水郁之症……方用补火解郁汤""人有少气……心热烦闷，懊善暴死，汗濡皮毛，痰多稠浊……火郁之病……方用发火汤""人有畏寒畏热，似风非风，头疼颊疼……甚则耳鸣如沸，昏眩欲仆，目不识人，人以为风邪之病，谁知木郁之症也……方用开郁至神汤""人之郁病妇女最多，而又苦最不能解，倘有困卧终日，痴痴不语，人以为呆病之将成也……方用解郁开结汤"。

总体而言，古代医家认为情志因素引发的郁病，多会由于气血不畅，津液失衡，从而导致脏腑功能失调引发证候变化，而方则因症不同分别对之。对于善忘的认识《医经原旨》"人之善忘者，上气不足，下气有余，肠胃实而心肺虚，虚则营卫留于下，久之不以时上，故善忘也"。《本草备要》"人之记忆，皆在于脑，小儿善忘者，脑未满也，老之健忘，脑渐空也"。两者皆强调：脑因肾精空虚，气血不畅上行无力，而失所养，从而导致健忘。清代陈士铎在《辨证录》中也提出"肾虚和痰疲是形成健忘的关键"。

总的来说，历代医家认为善忘是由于心神失养气血郁滞而导致脉失所养不能上荣所引起的一系列脑部疾病。

二、血管性抑郁症的病因病机

血管性抑郁症是近10年来提出的新概念，为一组与脑血管病或血管危险因素密切相

关的一种老年期抑郁综合征。具有血管病和抑郁状态共病的临床特征。血管性抑郁症发病年龄多在 50 岁以上，血管疾病包括动脉硬化及脑供血不足的相关疾病，如高血压、高血脂、糖尿病、冠心病、脑梗死等。

血管性抑郁症属于"精神情志疾病"。其病因病机的根本在于肾虚和痰瘀两个方面。在《一得集·卷上诸论·痰症随宜施治论》里阐述了肾、痰、郁、痴、呆的关系："人之痰病甚多……不知古人以肾为生痰之本……因郁而化痰……又痰郁久而化火，其升于上则怔忡眩晕……入于胞络，则又痰厥癫痫痴呆昏迷。"在《医学心悟》中说"肾主智，肾虚则智不足"，肾乃先天之根本，肾气虚，则固摄作用减弱。而肾又主五液，入肺为涕，而涕与痰皆为津液，上升肺而下输脾，痰因气而周历四肢巅顶，无所不到。血管性抑郁症多发生于脑部，痰至巅顶而蒙蔽清窍，上扰神庭，而致神、行皆异于常人，久之则体虚怯懦，从而虚证愈虚，肾气愈弱，周而复始，百病生焉。有学者认为血管性抑郁症的发病主因在肾虚和痰瘀上，但其发病与人体的五脏六腑皆有关系，这与中医的整体观点相一致。《医林改错·脑髓说》"灵机记性在脑者，因饮食生气血，长肌肉，精汁之清者，化而为髓，由脊骨上行入脑，名曰脑髓。盛脑髓者，名曰髓海"。可见脑对人体的重要性。脑在藏象学说中归于心而分属五脏与人的情感情绪改变有直接关系，脑的功能与五脏有着密切的联系。但是与心、肝、脾、肾的关系最为密切。

首先，《灵枢·海论》言："脑为髓之海。"又有《素问·脉要精微论》："头者精明之府。"李时珍曰："脑为元神之府。"金正希曰："人之记性皆在于脑中。"王切庵曰："今人每记忆往事，必闭目上瞪而思索之。"可见人的情感记忆和脑有着莫大的联系。而脑髓之精源于肾，肾气不足，则脑海空虚，反应迟钝，精神萎靡，情绪低落，心悸失眠。反之，肾精充足则反应迅速，耳聪目明，骨骼坚固。所以，肾精充盈与否是血管性抑郁症的根本所在。

其次，《临证指南医案》"郁损心阳……心藏神，神耗如馈，诸窍失司。"心为君主之官，神明出焉，在志为喜乐。血管性抑郁症，心智不明，无有君主，不喜就是其突出的特征。主不明则十二宫危矣，将会波及各个方面。心虚可致兑之布政不济，阳明经兑泽的失调不济是血管性抑郁症的潜在原因。《诸病源候论·结气候》说："结气病者，忧思所生也。心有所存，神有所止，气留而不行，故结于内。"指出忧思会导致气机郁结。

再次，心包经之厥阴以肝经为其源，肝木侮郁，心包同体。治湿土之横，解厥阴之郁，关键是肝。且心不足，虚则补母，故肝木才为治郁之枢机。《素问·本病论》"人或患怒，气逆上而不下，即伤肝也"。而肝肾同源，肝藏血，肾藏精。肝郁则气滞，气滞则血不行，气血不行则津液不能疏布，从而导致肾精不足，肾精不足则不能濡养于脑髓，从而易得此症。

最后，脾主运化，是气血生化之源，气血化源充足，则清阳出上窍而上达于脑，李杲言："脾胃虚则九窍不通。"开升发脾胃清阳之气以治脑的先河。脾为后天之本，而肾为先天之本，两者互相资生，互相促进。先天温养激发后天，后天补充培育先天。可见脾为治郁的先决条件。脾精不足，则肾精不足、肾气亏虚、命门火衰，出现五心烦热、饥不欲食等症状。而痰由湿生，则湿主要源之于脾，故脾为生痰之源，痰为阴邪，赖气以动，气雍则痰滞，痰滞则扰神，致使脑部思维混乱或者迟钝。

有学者认为血管性抑郁症属于老年抑郁症的一种，主要是以虚证为主，以肾虚为本，痰瘀为标，痰癖蒙窍，气虚无力，肾虚损本，缠绵难愈，从而出现面部表情呆滞、郁郁寡欢、不爱与人亲近、多疑等临床症状。

三、辨证施治，针药并用

血管性抑郁症主要是由于肾虚和痰瘀两方面所致，所以在治疗上以补肾益气和行气化痰为主，同时结合中医治未病的原则，在治疗用药上采取未病先防，既病防变和愈后防复的原则。

（一）未病先防

血管性抑郁症多是老年人，在生活和工作当中因为疾病的困扰而产生情绪低落、精神压抑、郁闷或沮丧，伴有自卑、自责、不愿与人交流，常感精力疲惫、活动吃力等症状。所以患者在血管病的初期，就应该配合防止抑郁的药物和针灸共同治疗，达到未病先防的目的。

血管病多是由于痰阻经络所致，而在治疗血管病的同时为防止血管性抑郁的产生，就应该以祛痰化瘀、调节情志、补肝益气为主。所以临床上多采用羚角钩藤汤和清开灵注射液静脉滴注等临床中药制剂。同时按照中医理论，主张运用食疗预防，多吃疏肝导气和清淡的食物，比如枸杞子、黑米粥、西芹或者百合等。

治疗特点：血管病的老年人由于年岁已高，肾气不足，则脾气虚弱，水土运化不利，津液疏布受阻，久留体内而形成痰瘀，痰瘀则气血不通，脉络得不到津液濡养，日久则骨髓、脑髓、脊髓和关节干枯，可出现精神委顿、皮肤干涩等症。严重者气随津泄，出现面色苍白，脉微欲绝的危象。而痰、虚、癖互相影响，浊生秽气，上扰清神，腐蚀髓海，导致神情呆滞、耳目混浊、记忆减退、反应迟钝。所以在治疗上，宜用羚角钩藤汤主之。本方凉肝熄风，增液舒筋，清热化痰。方中羚羊角清热凉肝熄风，钩藤清热平肝，熄风定惊，共为君药。桑叶、菊花清热平肝，为臣药。生地清热滋阴，白芍、甘草酸甘化阴，竹茹、贝母清热化痰，茯神木平肝安神宁心，共为佐药。生甘草又可调和药性，为使。因病情尚未形成血管性抑郁症，应偏重理气化痰，安神除烦。针刺上选择：①肺经的八脉交会穴列缺和肺经原穴太渊，以行气化痰。《古今医统大全》"咳嗽风痰，太渊，列缺宜刺"。②肾经原穴太溪，补太溪，可以滋养肾水，涵养肝木。③针刺百会，头维以疏通头部经络气血，清利头目。④膻中穴刺法，使得全身气机通畅。

（二）既病防变

血管性抑郁近年已成为国际关注的焦点。于1997年提出并发展了血管性抑郁的概念，认为脑血管疾病会引起患者主管情绪调节和认知的额—皮质下通路的血管性损害及神经递质代谢的异常，从而导致抑郁症的发生。《素问·阴阳应象大论》言："人有五脏，化五气，以生喜怒悲忧恐。"所以说人的情感变化和五脏六腑都有着关联。而其中又以心、肝与情志联系最为密切。七情为病。首伤心神，而累及他脏，肝失疏泄，则情志异常，进而产生抑郁情绪。在治疗血管性抑郁症时，虽标为痰瘀气滞，本为肾虚所致，但心藏神和肝的疏达也尤为重要。有学者在治疗血管性抑郁症时采用了地黄饮子加减作为治疗此类病症的主方。

治疗特点：血管性抑郁症是一类与血管疾病相关的抑郁症，其特殊性决定了其多发人群，为中老年患者，特别是老年人，身体的各藏器趋于衰弱，先后天之本不足，疏泄功能减退，六淫之气外侵，浊气壅脉，气滞痰瘀，上扰神明，而致郁郁寡欢，耳目混淆，不能明辨是非。治疗上，可采用熟地黄、山茱萸滋补肾阴，肉苁蓉、巴戟天温养肾阳，四药共为君药，阴阳并补，臣药附子、肉桂温助真元，麦冬、五味、石斛滋阴敛液同为臣药。石菖蒲、远志、茯苓交通心肾、开窍化痰佐以薄荷，解郁开窍，生姜、大枣和气血。诸药合用，滋补肾气，开窍化痰，交通心肾，疏达解郁。因为血管病的发病原因和症状不尽相同，根据"因人，因时，因地"的原则，在原有方剂的基础上，针对个人酌情加减，若阳虚偏重者宜酌减石斛、麦冬。阴虚偏重者，宜酌减肉桂、附子。若兼有气虚者，附加人参、黄芪以补气。兼血虚者，可加当归、白芍以养血和营。此段病情已经入络入里，所以在诊疗上应该运用整体的观点。全身脏腑有机调和治疗，所以在取穴上偏重各脏腑之间的配穴。①取肾之原穴太溪和肾经八脉交会穴照海，滋养肾气。②取肝之原穴太冲，肝主疏泄，与肾经配合，通达气机助脾养肾。③取三阴交，三经交会，统筹三脏。④胃经络穴丰隆，健脾化痰。⑤心经原穴神门，安神除烦。⑥气之会穴膻中，调周身之气。

（三）愈后防复

血管性抑郁症因为病位在脑，所以虽然临床终点事件结束，但是其痰瘀肾虚的病理因素仍然存在。对于血管性抑郁症的预后应该更加关注，否则复发的可能性极大。但是，其后期调理，不能一味地补气养肾，否则可能导致补过而致阴虚，或灼伤津液。而应该以化痰祛癖，清除余邪，疏肝健脾，养固元神为主。

治疗特点：患者虽然病愈出院，但是因血管性抑郁症的不稳定因素居多，所以应该定期到医院进行一定的康复治疗，而且在出院后应该再坚持服药和针刺一段时间，以达到"养，补，祛三效合一的效果"。用药上宜以石菖蒲、冰片开窍醒神。以珍珠母镇静开郁。而针刺手法上以百会、强间、膻中为主，疏通经络气，升清阳，调气血，安神养心。通过阻断血管病的脾肾两虚，痰浊内停的体质，来达到愈后防复的目的。在运用药物和针刺治疗的同时，也不应该轻视心理辅导对于治疗血管性抑郁症的重要作用，应该在抑郁患者表现出无力感或者烦躁时采用精神分析法、认知疗法、心灵重塑法、暗示疗法等心理学的治疗方法，引导患者进行认知的改变和心灵的重建，化解不良认知使他们消除悲观与失望的情绪，唤起患者对自己积极的信念。

总之，在治疗血管性抑郁症时，本着中医"治未病"原则，结合现代中医药和针刺疗法，从"痰瘀"和"肾虚"两个方面入手，调理心肝肾脾，行气解郁，清利头脑，阴阳双补。辨证论治和整体观念相结合，为血管性抑郁症未来的发展开辟一个疗效好、副作用小、安全经济的新方法。

第六节　肝肾阴虚型类风湿关节炎合并抑郁症

类风湿关节炎是一种病因不明的自身免疫性疾病，主要表现为对称性、慢性、进行性多关节炎，甚至导致关节畸形和功能丧失。由于不能早期诊断及治疗，常造成严重的残疾。发病 2 年内即可出现不可逆的骨关节破坏，并且 2 年致残率为 50%，3 年致残率为 70%，是导致残疾的主要原因之一。类风湿关节炎不仅能影响患者的躯体健康而且可影响患者的心理健康，引起心理障碍。研究发现类风湿关节炎患者常伴发有抑郁症表现。早在 1969 年，英国医学杂志发表文章提出抑郁症是类风湿关节炎的特征之一。以后一系列的资料证实，患者的抑郁发病率在 14% ～ 41.2%，是正常人群的 2～3 倍。抑郁症作为一种精神、心理疾患，使患者产生消极情绪，影响并降低患者的生活质量，伴有抑郁的患者往往将病情程度夸大，尤其在老年、长期治疗的患者中更为常见。中晚期由于素体肾虚，痹病，日久，癖血痰浊等实邪迁延，久病及肾，肾精亏虚，肾虚则不能生髓填精充骨，出现的关节变形、骨质损伤和肝肾亏虚关系最为密切。又因肝肾同源，肾虚日久肝失所养，失于疏泄，气机不畅，肝气郁结，加重郁证表现。同时伴瘀阻脉络痹阻脑络，则加重脑神失养，虚实相因，共致郁病。

一、类风湿关节炎伴抑郁症中医病因病机

《内经》强调情志内郁，巢元方专论忧思积虑，心气内结，朱丹溪认为郁有气、血、痰、火、食、湿 6 种，而气郁又是诸郁之首。汉代医家华佗在《中藏经》中对痹证的认识敢于创新继《内经》之后第一次提出七情致痹说。"气痹者，愁忧思喜怒过多，则气结于上，久而不消则伤肺，肺伤则生气渐衰，则邪气愈胜。留于上，则胸腹痹而不能食注于下，则腰脚重而不能行"。肺主一身之气，情志抑郁或过亢，皆可致脏腑过用越时，气机不畅，从而发生痹证。清代医家罗美在《内经博议》中也曾提出"凡七情过用，则亦能伤气而为痹，不必三气入舍于其合"。叶天氏在《临证指南医案·痹》所言"从来痹证，每以风寒湿之气杂感主治。召恙不同，由于暑外加之湿热，水谷内蕴之湿热，外来之邪，着于经络，内受之邪着于腑络"。并且注意到在痹证的病因病机上除了外邪的内侵以外，还

有情志过极导致的内生邪气致病。

朱跃兰、侯秀娟研究发现，类风湿关节炎伴发抑郁症多发生于病程相对较长的患者，其病机为素体肾虚，又加病久忧虑不解等因素，加重肾精受损，且痹病日久，癥血痰浊等实邪迁延，久病及肾，肾精亏虚，为发病之根本。肾主骨生髓，肾虚主骨功能不利，合外邪入侵，流于关节肌肉，则发为关节疼痛、畸形等。脑为精明之府，脑髓为元神之物质基础，肾虚不能上充脑髓，脑神失养，则脑神功能低下，可见情绪低落、悲观失望、意志减退等表现。肝肾同源，肾虚，日久肝失所养，失于疏泄，气机不畅，肝气郁结，加重郁证表现。同时伴癥阻脉络，痹阻脑络，则加重脑神失养，虚实相因，共致郁病。

二、类风湿关节炎伴抑郁症西医病因病机

病理过程中分泌大量的细胞因子，它们通过自分泌、旁分泌以自身受体结合的方式在自身细胞、邻近细胞（旁分泌）及远处细胞（内在分泌）之间的信息网络中起信息传递递质的作用。在类风湿关节炎的发病中细胞因子具有促炎、抑炎或刺激、抑制的正负反馈的免疫调控作用。当免疫调节功能失调，致炎细胞因子占优势时，可诱导关节炎症发生或迁延发展。这些细胞因子除通过炎症反应、免疫反应的调节影响关节局部基质代谢，导致局部关节软骨和骨质的破坏出现关节功能障碍外，可能通过其在脑内特定脑区高表达受体作用于中枢，主要是在海马和下丘脑。作用于下丘脑，可激活 HPA 轴，进而影响脑内去甲肾上腺素（NE）和 5- 羟色胺（5-HT）功能导致单胺递质功能降低，而海马是糖皮质激素受体的高表达区，激活的 HPA 轴导致糖皮质激素的高分泌，可作用于海马，影响海马功能，最终共同导致抑郁的发生。抗抑郁药物治疗通过使激活的炎症反应系统标志物正常化，减少前炎性细胞因子的释放，减弱前炎症因子对中枢神经递质的作用以及细胞因子对神经内分泌的作用达到抗抑郁作用。亦有助于类风湿关节炎病情的控制。

Cadena 等对哥伦比亚麦德林的 79 名类风湿关节炎患者进行 Zung 抑郁自评量表的测定，结果发现抑郁的发生率高达 58%，与对照组相比有显著差异，而且抑郁和焦虑同时发病比单独抑郁多见，焦虑与抑郁症状有显著相关。推测在类风湿关节炎患者中，关节疼痛、晨僵、肿胀及畸形限制了身体活动，慢性疲乏又可进一步引起身体的功能障碍，生活需要有人帮助，使患者感到自主心和自尊心受损，继而易出现情绪抑郁。有的患者因长期服用皮质类固醇引起的满月脸、体重增加、脱发，也会影响患者的自我形象和自尊心，从而导致抑郁情绪障碍。

三、类风湿关节炎伴发抑郁症的中医治疗

祖国医学在治疗伴抑郁症有着独特的优势。《三因极一病证方论篇》曰："凡治病，先须识因，不知其因，病源无目。"《素问·至真大要论》说："必伏其所主，而先其所因。"故在治疗类风湿关节炎伴发抑郁症患者还应以治疗类风湿关节炎为主。华佗的《青

囊秘录》云："……是以善医者先医其心，而后医其身，其次则医其病……"充分阐明了注意情志的调节在人类防病治病中的重要作用。《内经》云："精神不进、志意不治，故病不可愈。"吴岜《医方考》云："情志过极，非药可愈，顺从情胜。"

有学者利用高效液相库仑阵列电化学检测法测定大脑皮质中 5-HT 及其代谢产物 5-HIAA 的水平时显示拘束应激负荷小鼠大脑皮质内 5-HT 水平与正常对照组相比显著下降，而 5-HIAA 水平相对增加，说明拘束应激负荷改变小鼠中枢神经递质水平，影响了 HPA 轴的平衡，引发抑郁症状的发生。当给予逍遥丸后可以改善拘束小鼠大脑皮质 5-HT 水平，提示逍遥丸可通过影响中枢单胺神经递质水平来改善抑郁症状。

薛鸳等将伴有抑郁症状的 60 例患者随机分为治疗组与对照组，以 SDS 评分结果、健康评估（HAQ）评分结果及类风湿关节炎临床指标（晨僵、肿胀指数、压痛指数等）作为观察指标。两组均使用抗炎镇痛药及慢作用药，研究期间治疗剂量和方法不变。治疗组加用中药治疗（逍遥散加减），随访 3 个月。治疗后两组疼痛度改善，压痛、肿胀指数下降，晨僵时间减少。经统计学检验，组内各项指标治疗后的差异有显著性变化，组间比较，治疗组患者 SDS 评分、HAQ 评分、疼痛度、压痛等方面优于对照组。

综上所述，类风湿关节炎是多关节对称性、进行性受损为特点的慢性炎性疾病。该病的标志为外周多关节持续性和进行性的滑膜炎，继而引起软骨破坏和侵蚀造成关节畸形。其致残率较高，且病因病机复杂尚不明确，治疗较为棘手。类风湿关节炎严重影响了患者的躯体健康、心理健康及生活质量。随着新的医学疾病模式的提出，患者疾病中所表现的心理障碍和痛苦，已越来越受到人们的关注。使人们在治疗类风湿关节炎患者达到治病与治人的统一。

类风湿关节炎中医属于"痹病"范畴。其病机主要是素体肾虚，且痹病日久，瘀血痰浊等实邪迁延，久病及肾，肾精亏虚，为发病之根本。又加肝肾同源，肾虚日久肝失所养，失于疏泄，气机不畅，肝气郁结，加重郁证表现，同时伴瘀阻脉络，痹阻脑络，则加重脑神失养，虚实相因，共致郁病。肝肾阴虚型类风湿关节炎患者多属于病程长，病情的中晚期，从而给患者造成较大的躯体、心理及经济负担。

中医药治疗类风湿关节炎历史悠久，积累了丰富的经验，并逐渐形成了独特的理论体系。近年来，随着研究的深入，人们发现中药治疗类风湿关节炎的活性成分的药理作用复杂而多样，同时具有抗炎、免疫调节等作用，疗效显著，副作用小，所以一直受到国内外学者的关注。中药治疗类风湿关节炎的研究初见成效，而且部分单味药及其复方制剂已在临床上得到应用，但还有待提高中医药治疗类风湿关节炎的临床研究多为回顾性研究，前瞻性、大样本、多中心随机对照的临床试验相对较少，辨证分型不规范，各流派主张不一，治疗方法未能统一，临床疗效评价标准不一致，影响实验结果的判断，研究结论可重复性差。因此能否在传统中医理论指导下寻找疗效更好的中医疗法仍然是研究的重点和难点。随着研究的不断深入，相信中医药治疗类风湿关节炎将具有更广阔的前景。

以恢复类风湿关节炎患者失调的心理、生理功能，可以增强其疗效，促进类风湿关节炎患者症状的改善、病情的恢复，提高患者的生存质量，降低医疗费用，真正达到"标本兼治"。

第七节　原发性高血压合并抑郁症

一、原发性高血压伴抑郁症的现代医学研究

高血压伴抑郁症的现代医学研究，在改革开放的年代，生活节奏日益加快，竞争环境日趋激烈，人们所承受的各种压力越来越大，因此抑郁情绪及抑郁症的发病率也逐步上升。有相关报道显示，目前国内一般人群中抑郁症的患病率为 5%～10%，但是到专业机构接受治疗的抑郁症患者不到其中 10%，其中被其他疾病掩盖和临床医生缺乏相关方面的知识基础是两个重要原因。原发性高血压是常见的心血管疾病，与脑卒中、冠心病等心脑血管方面疾病的发生发展有密切的联系。而抑郁症并不属于传统内科疾病的范畴，而是心理学研究的问题，与原发性高血压似乎没有联系，但随着现代医学对疾病研究的深入及医学模式的转变以及流行病学调查和各种基础、临床研究表明，它们有着密切的联系。

现代医学认为，原发性高血压是躯体因素、心理应激、遗传因素等多方共同作用的结果，具有原发性高血压遗传素质的人处于心理应激或情绪激惹状态时，大脑皮质与边缘系统功能失调，经由自主神经及内分泌途径，可导致细小动脉痉挛，进而血压升高。许多研究资料表明，焦虑抑郁是原发性高血压的促发因素，原发性高血压也容易使焦虑抑郁加重。已有多个随访资料表明焦虑抑郁和随后的原发性高血压发生率之间相关。Markovitz JH 等对多达 3000 例本无原发性高血压者进行了多年的观察，结果显示焦虑和抑郁是预测原发性高血压发生的独立预测因子。赵小丽等对心血管疾病合并焦虑抑郁症状患者的调查显示，64.5% 的原发性高血压患者对血压升高耐受性差，头昏、头痛是血压升高的敏感症状，降压药的降压效果也明显低于无伴焦虑抑郁患者；动态血压检查表明，只有 35.5% 的原发性高血压患者合并抑郁症血压昼夜模式为勺形改变，余皆为非勺形改变；同时容易被忽视的是此类患者出现的症状经常与心血管病躯体症状相似，为识别和治疗带来了障碍。对抑郁症的病因病理生理学及发生机制目前尚未完全了解，可能是生理、心理、社会等多种因素共同作用的结果。近几年对抑郁症的研究发现抑郁症具有一定的遗传倾向，可能是某些特定基因位点与抑郁症的发生相关，但结果有待进一步的证实；在免疫研究方面，免疫功能的改变可能是抑郁症的病因，部分研究显示抑郁症患者的免疫呈抑制性改变，淋巴细胞总数下降，T 淋巴细胞和 B 淋巴细胞增殖抑制，Th/Ts 下降、NK 功能降低等，但也有部分学者认为抑郁症患者的免疫功能处于激活状态；神经生化的研究是抑郁

症机制研究的集中点：立足于单胺假说和受体假说，临床常用的抗抑郁药物主要是通过提高单胺递质水平和下调 β 肾上腺素受体和 5-HT2 受体敏感性而达到治疗目的；神经内分泌对下丘脑垂体甲状腺（HPT）轴和下丘脑 – 垂体 – 肾上腺（HPA）轴的研究发现下丘脑 – 垂体 – 甲状腺（HPT）轴的异常，主要为 T3、T4、FT3、FT4 的降低和 TSH 水平的升高。抑郁症患者血浆皮质醇含量高，分泌节律也有改变，尿皮质醇及代谢物排出也高。皮质醇的长期分泌可引起原发性高血压、高胆固醇血症、钠潴留等一系列的病理改变。杜玉凤对原发性高血压伴抑郁症患者采用硝苯地平加氟西汀和心理干预的综合疗法治疗，效果明显。通过对原发性高血压合并抑郁症患者的随访发现，有效的抗抑郁治疗能显著降低此类患者的各种心脑血管事件。同时也有研究表明加用抗抑郁药物治疗能提高原发性高血压合并抑郁症患者的血压达标率和依从性。王文清等在常规降压的基础上配合抗抑郁药物和合理的康复治疗，能明显缓解抑郁状态，同时针对性进行心理治疗和有氧运动疗法后，收缩压和舒张压的降低均明显优于对照组，且伴有糖尿病和高脂血症患者的血糖与血脂综合治疗后亦有明显改善，急性心脑血管事件的发生率也明显减少。王安杏等的研究发现，在降压治疗的基础上给予黛力新和心理治疗可明显改善伴抑郁症的原发性高血压患者的血压控制率和生活质量。

二、中医对原发性高血压伴抑郁症的认识

"原发性高血压""抑郁症"中医学并无此病名及概念，据其临床表现，相当于"头痛""眩晕"和"郁证""梅核气""藏躁""百合病""健忘"等病。《素问·至真大要论》病机十九条曰："诸风掉眩，皆属于肝。"从肝立论；《诸病源候论》有"中风"的记载，如"风之为病，当半身不遂"，这是较早地从外风对本病进行论述。而内风学说随着后代医家的实践深入和理论的衍化，慢慢地为多数医家所认可，朱丹溪主张"湿生痰，痰生热，热生风"；李东垣则认同"非外来风邪，乃本气自病也"；明代张景岳提出"皆内伤积损，颓败而然"，主张内伤积损导致的阴虚及肝肾功能失调是本病病机之根本。临床上原发性高血压的病因病机主要有肝阳上亢，气血亏虚，肾精不足，痰浊中阻，瘀血内阻。凡此种种，或相互作用，互为影响，兼夹为患，形成气血、阴阳同病，脏腑虚实并见的复杂局面。

中医学也没有抑郁症病名，但古代文献中已有不少关于类似症状的描述，从病因、症状、治疗方面也提出了一些主张，《素问·灵兰秘典论》言："心者君主之官，神明出焉。"而如果长期忧愁思虑太过忧郁不解就会损伤心神，即《素问·本病论》所说"人忧愁思虑即伤心"；《素问·疏五过论》"尝贵后贱……病从内生，名曰脱营。尝富后贫，名曰失精……暴乐暴苦，始乐后苦，……形体毁沮……故贵脱势，虽不中邪，精神内伤，身必败亡……"从社会学的角度描述了不良生活习惯及生活经历对精神和躯体健康的影响。与现代心理疾病关于人的性格与其生长背景及经历密切相关的结论高度相似。甚至在《灵

枢·癫狂篇》记载"狂始生，先自悲也"，说明在 2000 多年前我国古代医家已经观察到了类似躁狂抑郁双相障碍的表现。张仲景亦言"至若情志之郁，则总由乎心，此因郁而病也"。《伤寒杂病论》百合病描述的症状"……意欲食复不能食，常默默，……或有美食，或有不闻食臭时，如寒无寒，如热无热"，从中可以看到与抑郁症的表现有很多相似的地方，由此而创立的百合地黄汤在抑郁症的治疗中仍具有一定临床意义。此外，《伤寒杂病论》中的半夏厚朴汤、甘麦大枣汤、小柴胡汤仍是现在中医药治疗抑郁症辨证治疗中的常用方。

中医临床辨证治疗抑郁症多从肝郁入手，周启昌等则认为可以分为肝气郁结、气郁化火、气滞痰郁、气血亏虚、肝肾阴虚、脾肾阳虚 6 种证型。彭丽莉、史大卓等对 395 例原发性高血压合并抑郁症患者进行中医证候要素的分布规律及特点的研究发现：原发性高血压伴抑郁的患者中医证候要素具有多样性，以血瘀、火（热）、气滞、湿浊、血虚、气虚、痰浊、阴虚、阳虚组合出现较为多见，血瘀出现频率最高；原发性高血压不伴抑郁患者火热、痰浊、阴虚、阳虚、气滞、血瘀、湿浊、气虚、血虚组合较为常见，火（热）为最常见。和原发性高血压不伴抑郁患者相比，原发性高血压伴抑郁患者辨证以气滞血瘀型最为常见。黄世敬在关于血管性抑郁症的治疗方面提出以培元开郁贯穿始终，以益气开郁、温阳开郁、养血开郁、滋阴开郁为 4 个主要方面，取得了一定的疗效。针刺治疗卒中后抑郁症在临床上也进行了一系列的研究，赵氏以醒脑开窍、调神解郁为治则治疗本症，取穴水沟、内关、三阴交等。内关应用提插捻转泻法 1min，水沟应用雀啄灸泻法 1min，三阴交提插补法 1min，每日针刺 2 次。治疗 50 例，治愈 8 例，显效 13 例，有效 22 例，无效 7 例，总有效 43 例。申鹏飞等将脑卒中后抑郁患者分为口服西药对照组和醒脑开窍针法针刺组，针刺组选穴内关、水沟、百会、印堂、阴交。同时设置对照组口服阿咪替林。结果针刺组有效率为 72.8%，西药组有效率为 56.6%。表明针刺治疗脑卒中后抑郁能醒神开窍、调神解郁。一方面促进受损脑组织的修复；另一方面促进脑内 5- 羟色胺（5-HT）和脊髓内去甲肾上腺素的大量释放。丁舟等自拟安神解郁汤，治疗 28 例脑卒中后抑郁症，也取得较满意的效果。马云枝等发现卒中后抑郁症以种证型多见，方选柴胡疏肝散、顺气导痰汤、归脾汤合甘麦大枣汤化裁、右归饮加减，煎汁分上下午温服，治疗脑卒中后抑郁病人 100 例，总有效率为 57.8%，体现了中医辨证施治的重要性。

三、化瘀浊益肝肾治疗原发性高血压伴抑郁症

化瘀浊益肝肾思想是根据中医理论结合临床经验提出的治疗原发性高血压的中医治则。祖国医学并没有"原发性高血压"这一病名，但根据临床中原发性高血压的常见证候表现以及转归，可以将其归属到中医学的"头痛""眩晕""中风""肝风"等证候范畴内。而这些症状的产生主要是由于肝经或肾经的阴阳平衡失调所导致的。其病机演变的规律是早期多因情志所伤，肝气郁结，久之则郁而化火，火盛伤阴精，继而肝阳偏盛，

浮动上允，是为原发性高血压；中期火盛伤阴明显，因肝肾同源，肝阴依赖于肾阴的滋养，肝阴亏，久则必殃及肾阴，致肝肾阴亏，阳允于上，阴亏于下；后期则阴损及阳，阴阳两虚。此外尚有痰浊瘀血之因。痰浊为病，病机复杂，病程缠绵，难治难愈，故有"百病皆由痰作祟""怪病多责之于痰"之说。瘀血之形成是血液运行失调的病理产物，而瘀血形成后又反过来影响血液的运行代谢。痰与瘀血交错为患，相互影响，形成顽疾。痰瘀兼夹之为病，早在《灵枢百病始生》曾言："若内伤于忧怒……，湿气不行，凝血蕴里而不散，津液湿渗，著而不去，而积皆成矣。"在20世纪80年代，经过历代医家的实践和总结，痰瘀理论越来越得到完善，形成了较系统的"痰瘀相关学说"，对痰瘀的形成、兼夹为病、临床治疗提出了相关理念。此外痰瘀与气机运化也有着密切相关，津血不能正常敷布则聚而成痰成瘀，而气的运动又对于津血的正常敷布有着至关重要的调节作用，气虚、气滞等气机的运动失常会导致津血的敷布代谢失常，或凝或停形成瘀血痰浊，此外气的温煦、固摄作用正常与否与津血的敷布代谢、痰瘀的形成也息息相关。随着当代中医临床研究的深入，临证时发现痰证瘀证相互兼夹，痰瘀相互胶结，而对疾病的发生发展与转归产生不可忽视的影响。甚至有人提出了"痰瘀互结、毒损心络"的学说，认为病久导致正气亏虚，或外邪入侵，或情志郁怒，邪气由气及血，终致津血敷布失常或停滞，进而化浊生毒，浊毒、痰瘀痹阻络脉而致病。痰瘀致病除了与气血津液的运行代谢密切相关外，对人体的多个脏腑功能都有影响，特别是对肝肾的影响。肝体阴而用阳，肝气主疏泄，肝体藏血，对人体血液的调节起着重要的作用，与心主血脉一起维护者全身血液的正常运行及代谢。同时，心主神志，乃心神之舍。肝气的疏泄又协调着全身气机的调达，肝气得疏则情志畅，二者同时调节着人的情志精神方面的活动。肝气失疏也可致脾胃不和，运化不利，则生痰湿。肾乃先天之本，其主水、藏精及主生殖、生长、发育的功能与西医的肾的概念不大相同，可以说中医的是个"大肾脏"，其功能除了现代医学众所周知的泌尿系统，还囊括了内分泌、免疫、生殖，乃至心血管系统及遗传学等方面内容。久病及肾，特别是肾与肝"乙癸同源"，若肾主水、藏精等功能失调，又会进一步影响津血的正常代谢，加重痰湿瘀血的形成。张景岳言："虚邪之至，害必归阴，五脏之伤，穷必及肾。"很多疾病最后的转归都与肾的功能有关。综上可知痰与瘀阻络、肝肾不足在原发性高血压发生发展的过程中是密切相关的，是该病的核心病机，针对主要病机，治疗上常遵循以下模式：初期疏肝清肝为主；中期滋阴潜阳为要；后期补益肝肾之中佐以化瘀祛痰。化瘀浊、益肝肾使精气充盛，阴阳平复，瘀浊除而病乃愈。

中医治疗抑郁症大多从肝论治，多重在疏肝解郁，柴胡疏肝散、逍遥散就是此类方的代表。原发性高血压的病机主要在肝肾阴虚、痰瘀内阻，而抑郁患者大多肝郁已久，极易化火而伤及阴血，如以常法疏肝理气，往往导致阴血亏虚更甚而肝气瘀滞，造成"疏肝不应"的局面。有鉴于此，在化瘀浊益肝肾的基础上，加以疏肝之药，"水中疏木"，即化瘀祛浊益肾疏肝法治疗原发性高血压伴有抑郁症的患者，临床疗效较好。水蛭、远志、巴戟天、决明子、枸杞子、肉苁蓉、柴胡、郁金、川芎、泽泻等药物组成，使用的是中药颗粒制剂，开水冲服，每日 1 剂。方中水蛭咸、苦、平，归肝经，破血通经，为君药。臣以远志祛痰化浊安神，郁金解郁活血化瘀，与君药配合以达祛瘀浊之功效；柴胡疏肝解郁，巴戟天、肉苁蓉补肾阳而不燥，肉苁蓉还可益精血，枸杞子益精滋补肝肾，同为臣药。佐以决明子，入肝经而性润益肝阴，清肝火，抑肝阳；泽泻入肾、膀胱经，通利小便，泻肾火，《本草纲目》言："渗湿热，行痰饮……"，治痰饮停聚、清阳不升之头目昏眩效佳。川芎活血行气，善治头痛，上行头目引药上行而为使药。总之，方中诸药合用则攻补兼施，寒热并用，升降有序，共奏活血化瘀、祛痰化浊，调补肝肾、疏解肝气之功效，使精气充盛，阴阳复平，瘀浊祛，肝气疏。现代药理研究也表明本方中不少药含有治疗原发性高血压、高脂血症、冠心病等疾病的有效成分，可作为治疗心脑血管疾病及相同病机合并症的有效方剂。

第八节　慢性肾病合并抑郁症

慢性肾脏病（Chronic kidney disease，CKD）指的是各种原因引起的肾脏结构和功能障碍超过 3 个月的肾脏疾病的总称，近年来慢性肾脏病患病率逐年攀升，但其知晓率并未随之增高，相当数量患者未进行系统诊治，导致病情延误，危害健康。慢性肾脏病 4 期是患者进入血液透析前的关键期，针对此期的治疗对于延缓疾病进展，推迟血液透析时间，改善预后有重要意义。抑郁症是以显著而持久的心境低落为临床特征的疾病，有 21.4% ~ 26.5% 的慢性肾脏病患者合并抑郁症，并且有研究显示慢性肾脏病发展至 4 期时患抑郁症的风险显著提高。慢性肾脏病由于病程长、预后差及其因病情发展所出现的体内代谢产物的蓄积、肾脏血液动力学改变、蛋白质 - 能量消耗是慢性肾脏病合并抑郁症发生的重要原因，同时抑郁症所导致内分泌功能紊乱、免疫力下降以及对于疾病治疗的依从性下降也是加重慢性肾脏病的因素，故在治疗时兼顾患者心理状态对改善疾病预后缓解患者抑郁情绪、提高生存质量具有重要意义。

现代医家经临床反复验证、推敲，将慢性肾脏病归为"水肿""虚劳"等范畴，认为其病机总属本虚标实，在不同的分期本虚所涉及的脏腑虚损不同，所产生的标实侧重也有所不同，但总体而言不外乎脾肾虚损及痰浊、湿邪、瘀血、浊毒等病理产物积滞。抑郁症于中医中属于"郁证""脏躁""百合病"等范畴，是为脏腑虚损、郁滞不通之证。虚损多以脾肾虚损为主，郁滞多以气滞、痰湿、血瘀、浊毒等郁滞不通为主。国医大师张大宁教授在中医学理论以及多年临床经验的指导下，通过整合分析，精确辨证，提出了"肾虚血瘀"理论，认为肾脏病的发生多与肾虚血瘀相关，肾脏虚损是疾病进程的主导，血瘀是在肾虚主导下出现的必然结果，且又会加重肾脏虚损，并提出慢性肾脏病的病机的 4 个关键点，即"虚、瘀、湿、逆"，为慢性肾脏病临床的诊断和治疗奠定了扎实的基础。在张教授思想的指导下，综合现代医家认识，慢性肾脏病 4 期疾病日久，病机本证多以脾肾阳虚为主，久病必瘀，瘀久化毒，故标实以瘀血、浊毒为先。故慢性肾脏病 4 期合并抑郁症的本证为脾肾阳虚，标证浊毒瘀阻。

古今医家对慢性肾脏病、抑郁症以及慢性肾脏病合并抑郁症的认识，病情发展至慢性肾脏病 4 期已迁延日久，久病必瘀，瘀久化毒，慢性肾脏病 4 期的病机为脾肾阳虚兼浊毒瘀阻，抑郁症的病机以脾肾亏虚为本，气滞、血瘀、痰湿、浊毒郁滞于内为标，故在慢性肾脏病 4 期合并抑郁症其病机本虚以脾肾阳虚为主，标实尤以瘀血和浊毒为先，故根据归纳总结得出慢性肾脏病 4 期合并抑郁症的病机为脾肾阳虚兼浊毒瘀阻。慢性肾脏病 4 期合并抑郁症是中国古代哲学思想物质与精神之间关系的重要体现，是中医学整体观念中形神一体观的具体表现。中医学认为世界是物质的"人以天地之气生"，气的运动是一切物质的根本，物质是第一性，精神为第二性，物质产生精神，精神影响物质。形神一体观是物质与精神的关系在中医学中的延伸，形指的是人体，是为物质，神指的是神志活动，是为精神，形与神是一个整体，形乱则神乱，神乱加重形乱。肾藏精，肾精亏虚则髓无以化生，致髓海不足，脑失所养。脑调节人的情志活动，脑髓不足则神明失养，情志失调，此为形乱导致神乱。肾为先天精血之海，脾为后天水谷精微之海，《医述》云："先天为后天之根。"先天生后天，后天养先天，肾精不足则无以滋养后天精微，肾阳虚则肾之真火不能蒸化脾之运化，脾失健运；脾阳虚则推动无力，脾虚失运，无力化精，水谷之精匮乏，无以滋养肾精，肾精空虚，先天失养。脾肾阳虚，肾之濡养功能及脾之运化功能失调，精伤血少，运行无力，血脉郁滞，瘀血形成，加重郁滞，浊毒内生，郁滞于内，贯穿始终。反之，长期情志失常也可影响人体正常生理功能，造成阴阳失调，气血运行失司，加重脏腑虚损，助长瘀毒之势，疾病恶化，此为神乱而至形乱。

西医将慢性肾脏病 4 期合并抑郁症分别治疗，治疗慢性肾脏病 4 期主要通过清除因肾功不全而蓄积体内的毒素和代谢废物，给予正确的生活方式指导，防治并发症，及某些对症治疗，可以有效控制患者病情进展，改善临床症状；治疗抑郁症主要通过某些抗抑郁药物、心理疗法、认知行为疗法等，疗效确切。中医学讲求治病求本，牢牢把握整体观念和辨证论治这一优势理论，剖析疾病的本质，寻找其中共同点，抓住精髓，异病同治，将治疗方法精确延伸，效果显著，在本病治疗上体现出独特优势。

"补肾活血法"是张大宁教授创立治疗肾脏病和其他慢性病的基本方法。"肾虚"和"血瘀"之间是相互加重的恶性循环，而"补肾"和"活血"则是相互促进的良性循环，二者共同改善"肾虚血瘀"的状态。补肾为治本，肾精充沛则机体健旺，脉道通利则瘀血渐去。活血为治标，瘀去则全身气机通畅，气血运行正常，气能载精，血能化精，气血达则肾精充，补肾与活血协同互用，标本同治，以治本为先、治标为辅，"举重则旁轻，抓本则标明"，标本兼顾，紧扣中医学辨证论治原则，对改善肾脏疾病预后及延缓多种慢性病进程有重要意义。

补肾活血法治疗慢性肾脏病合并抑郁症药方：生黄芪、赤芍、丹参、大黄炭、茵陈、蒲黄炭、土茯苓、太子参、补骨脂、茯苓、炒白术。在以整体观念为核心的思想指导下，以异病同治为纲领，治病求本，慢性肾脏病合并抑郁症病情千变万化，但万变不离其本。本病以脾肾阳虚为本，治疗以补肾健脾为法；浊毒瘀阻为标，治疗以活血化瘀，降浊排毒治标，在立足于补肾健脾大法的基础上，同时兼顾标证，达到形神同治，标本兼顾的目的。

黄芪已有 2000 多年的历史，首次出现在《本经》，黄芪补肾气的作用早在古代就有所研究，张元素指出黄芪可以益元气，元气即为肾气，在补虚作用中以补肾气为先。慢性肾脏病患者肾气不足，应用黄芪补肾气，使肾气充足，则肾脏化生、固摄肾精的功能恢复正常。此外，黄芪还可以补肺脾之气，滋助后天之精的化生，从而也可补充肾精的目的。肾气肾精充足则髓海充足，脑功能恢复正常，抑郁症也随之好转。黄芪对肾脏、神经系统、免疫系统均有调节作用，黄芪甲苷能够延缓肾脏纤维化，并可通过调节自噬改善肾功能。

丹参归心、肝二经，可活血化瘀，除烦安神。丹参还可增加肾脏血流，清除肌酐及尿素氮，减轻肾脏损害还可调节神经递质水平，进一步调节 5-HT 系统、色氨酸代谢过程，起到抗抑郁的作用。除此之外，还可以保护心血管系统，防止动脉硬化。赤芍清热凉血散瘀，丹参能散能行，赤芍能收能敛，二者散中有收，行中寓敛，共同起到活血化瘀的作用。炒白术具有补脾益气的作用，《医学启源》载："和中益气，强脾胃。"说明了白术补脾胃之功效。黄芪与白术合用，黄芪补先天之元气，白术补后天之谷气，二者相互为用，共同达到补肾健脾之功效。其中白术多糖可以增强黏膜上皮屏障作用，对免疫系统也具有调节作用，可以促进淋巴细胞转化，增强机体免疫力。白术内酯具有抗炎，抗肿瘤，且能降低 Akt 和 p38MAPK 分子的磷酸化水平，从而达到抗血小板聚集的作用。土茯苓归肝、胃经，功效解毒祛湿，亦通经络且不伤正气，清除患者体内的湿邪及湿毒。研究表明土茯苓可以保护心血管、抗炎，还可以明显降低患者的血尿酸。蒲黄炭和大黄炭同用，共同起到降浊的作用，碳类药可以吸附有害物质，延缓病情进展。气虚者，常在肾衰方的基础上加用党参、太子参等增加补气的力量；阳虚患者加用补骨脂、菟丝子、淫羊藿等温补肾阳；阴虚症状突出的患者加用生地、龟板、鳖甲等滋阴潜阳；脾胃虚寒的患者加用高良姜、干姜等固护脾胃；伴有失眠多梦的患者加用石菖蒲、酸枣仁等安神助眠；伴有心神不宁的患者加用石菖蒲、远志等宁心益智；伴有水肿者加用茯苓皮、冬瓜皮等利尿消肿。应用补肾活血法可明显改善慢性肾脏病 4 期合并抑郁症脾肾阳虚兼浊毒瘀阻证患者中医临床症状。改善患者肾功能以及抑郁状态，且安全性高，值得临床研究及推广。

（王　玥）

第七章　郁病发病的心理学研究

郁病以心情抑郁、情绪不宁、胸部满闷、胁肋胀痛，或易怒善哭，昼夜不眠，咽中如有异物梗阻等症为主要临床表现，情志不舒既是郁病的重要致病因素，也是郁病的典型症状，因此中医素来重视情志因素在郁病发病及治疗中的重要作用。如李德新教授认为五志过极、七情内伤是郁病的主要原因。李春华教授认为郁证的总病机是"情志怫郁，气机郁滞"。臧佩林教授认为情志所伤是导致抑郁症的主要原因。董建华教授认为郁证的病因在于情志不遂，解除患者的情志因素是治疗的途径之一。陈苏生教授认为郁证，或因病致郁，或因郁致病，开拓情怀、疏通气机、疏肝活络、宁心安神是方法。

中医所说的"情志"，是"七情"和"五志"的合称，所谓"七情"即为"喜、怒、忧、思、悲、恐、惊"，所谓"五志"即为"喜、怒、忧、思、恐"。情志是机体对内外环境刺激做出的复杂反应，包括生理和心理两个方面。从现代心理学的视角看，情志就是情绪过程，是人在认识世界的过程中所产生的态度体验和行为反应，包括个体独特的主观体验、外部表现和相应的生理唤醒。无论是中医学视角还是心理学视角，情志和情绪都是人正常心理过程的一部分。下面从现代心理学的视角介绍对情志及与情志紧密相关的郁病问题的看法。

第一节　心理学的情绪理论

人在认识世界改造世界的过程中，会产生对事物的态度，出现满意或不满意，喜欢或厌恶，愉悦或悲伤等主观感受和体验，这就是情绪和情感。情绪情感是以个体的愿望和需要为中介的一种心理活动，是客观事物是否符合人的需要和愿望而产生的态度体验及相应的行为反应。当客观事物或情境符合主体的需要和愿望时，就能引起个体积极的、正性的情绪情感；当客观事物或情境不符合主体的需要和愿望时，个体就会产生消极的、负性的情绪情感。

情绪情感首先是一种主观体验，是个体对不同的情绪情感状态的自我感受。同时情绪情感伴随着相应的表情和动作，如"喜笑颜开""手舞足蹈"，这些面部表情、肢体语言、语音语调等都是情绪的外部表现。情绪还伴随着相应的生理唤醒，如心率、血压、呼吸等指标的变化。

情绪情感是人正常的心理过程，不良情绪则会损害个体的身心健康。情绪是如何产生的，受到哪些因素的影响，不同的情绪理论给出了不同解释。

一、情绪的早期理论

（一）詹姆斯－兰格的情绪外周理论

人是感到难过才哭的，还是哭了之后才感到难过的？通常人们都认为是先产生了情绪体验，之后才会诱发有机体的生理变化和行为反应，即人首先是感到难过然后才会哭泣，感到开心才会笑。然而美国心理学家詹姆斯（William James）和丹麦生理学家兰格（Carl Lange）却给出了相反的解释，他们认为不是情绪感受引发了躯体反应，而是躯体反应引发了情绪感受，情绪的产生是自主神经系统活动的产物，当一个情绪刺激物作用于感官时，立刻引起了有机体的生理变化（内脏的、姿势的、表情的），情绪就是对这些身体变化的觉知，情绪是源于躯体的反馈而来的，因此他们的理论被称为情绪的外周理论。

可以用这样的方式来理解詹姆斯－兰格情绪理论，悲伤是由哭泣导致，愤怒是由打斗引起，恐惧是因身体的战栗而来，高兴是由发笑而生。

面部反馈假设（Facial Feedback Hypothesis，FFH）支持了詹姆斯－兰格的情绪外周理论。面部反馈假设认为人为表现的面部表情对情绪体验具有反馈效果，即人为地表现某种面部表情，能导致与其相应的情绪体验的产生或增强。Strack、Niedenthal 等的实验也验证了面部动作反馈在很大程度上影响着我们对情绪的判断和体验。Strack（1988）等通过咬着铅笔接近微笑表情和含着铅笔接近嘴角向下表情观看卡通片，实验结果发现，和接近嘴角向下表情的"含笔组"相比，接近微笑表情的"咬笔组"觉得卡通更好笑。之后Lobmaier、Neal、Oberman 等通过操纵面部肌肉活动控制表情，让被试用牙齿或嘴唇固定铅笔，或控制微笑、皱眉肌肉的收缩等方法，并给被试呈现情绪性刺激，如搞笑或悲伤的图片、故事、视频等，均证实了面部操控对情绪的调节作用。

情绪外周理论也被运用于情绪调节和心理治疗中，如呼吸放松法、肌肉放松法、大笑疗法、舞蹈疗法等。

（二）坎农－巴德的丘脑情绪理论

美国生理学家坎农（Walter Cannon）和巴德（Philip Bard）不认同詹姆斯－兰格的情绪外周理论，认为肌肉和脏器的反应太慢不足以产生情绪体验。坎农和巴德认为情绪表达的神经生物学基础在于丘脑，而情绪体验和生理反应是同时发生的。躯体的感受器感受到周围环境的刺激，产生兴奋并将兴奋传至大脑皮层，大脑皮层再将兴奋传至丘脑，丘脑中特定的神经元兴奋，同时把信息传送大脑及机体其他部分。传递到大脑皮层的信息引起情绪体验，而传送到内脏和骨骼肌的信息激活生理反应。

例如在路上个体遇到一起斗殴事件，由视觉感官引起的冲动经内导神经传至丘脑处，在此更换神经元后，同时发出两种冲动：一是经体干神经系统和自主神经系统达到骨骼肌和内脏，引起生理应激状态。二是传至大脑，使个体意识到打斗事件的存在。此时人的大脑中可能出现两种意识活动：其一认为打斗与自己不相关，没有危险，因此大脑即将神经冲动传至丘脑，并转而控制自主神经系统的活动，使活动状态受到压抑。其二，认为打斗很可怕，可能波及自身，有危险，大脑解除对丘脑的抑制，使自主神经系统活跃起来，加强身体的应激生理反应，并采取逃跑的行动，产生了恐惧，随着逃跑的生理变化的加剧，恐惧的情绪也会加强。

二、情绪的认知理论

（一）阿诺德的"评定－兴奋"说

美国心理学家阿诺德（M.Arnoid）于 20 世纪 50 年代提出了情绪的评定－兴奋学说，该学说强调情绪的来源是对情境的评估。情绪并不是由刺激情景直接决定的，刺激情景出现后，个体会对此进行评估和衡量，评估结果可能是危险、有利或者无关紧要等。如果评估结果是危险，个体就会出现恐惧、焦虑等负面情绪体验，并出现回避、逃跑等行为；如果评估结果是有利，个体就会出现喜悦、幸福等积极情绪体验，并出现接近、趋向等行为。

阿诺德认为个体对刺激情景的评估是在大脑皮层产生的。情绪刺激作用于感官器产生的神经冲动上传至丘脑，在丘脑更换神经元后再传到大脑皮层。在皮层上产生对情境的评估。这时只要情境被评估为对有机体有足够重要的意义，皮层兴奋即下行激活丘脑系统，并影响自主神经系统而发生器官的变化。这时外周变化的反馈信息又通过丘脑传到大脑皮层，并与皮层最初的估价相结合，纯粹的认识经验即转化为情绪体验。

我们在野外看到蛇会产生恐惧，而在动物园看到盒子里面的蛇却不产生恐惧，情绪产生取决于人对情境的认知和估价，通过评价来确定刺激情景对人的意义。

（二）沙赫特－辛格的认知激活理论

美国心理学家沙赫特（S.Schachter）和辛格（J.Singer）提出影响情绪产生的因素有 3 个：环境因素、生理因素和认知因素，情绪状态是由认知过程、生理状态和环境因素在大脑皮层中整合的结果。环境中刺激因素，通过感受器向大脑皮层输入外界信息；生理因素通过内部器官、骨骼肌的活动，向大脑输入生理状态变化的信息；认知过程是对过去经验的回忆和对当前情境的评估。来自这 3 个方面的信息经过大脑皮层的整合作用，才产生了某种情绪体验。关于这 3 个因素如何作用，沙赫特和辛格做了情绪唤醒实验。

沙赫特和辛格把自愿当被试的若干大学生分为 3 组，给他们注射同一种药物，并告诉被试注射的是一种维生素，目的是研究这种维生素对视觉可能发生的作用。但实际上注射的是肾上腺素，一种对情绪具有广泛影响的激素。因此 3 组被试都处于一种典型的生理激活状态。然后，主试向 3 组被试说明注射后可能产生的反应，并做了不同的解释：告诉第一组被试，注射后将会出现心悸、手颤抖、脸发烧等现象（这是注射肾上腺素的反应）；

告诉第二组被试，注射后身上会发抖、手脚有些发麻，没有别的反应；对第三组被试不做任何说明。接着把注射药物以后的 3 组被试各分一半，让其分别进入预先设计好的两种实验环境里休息：一种令人发笑的愉快环境（让人做滑稽表演），另一种是令人发怒的情境（强迫被试回答琐碎问题，并横加指责）。根据主试的观察和被试的自我报告结果，第二组和第三组被试，在愉快的环境中显示愉快情绪，在愤怒情境中显示出愤怒情绪；而第一组被试则没有愉快或愤怒的表现和体验。

如果情绪体验是由内部刺激引起的生理激活状态决定的，那么 3 组被试注射的都是肾上腺素，引起的生理状态应该相同，情绪表现和体验也应该相同；如果情绪是由环境因素决定的，那么不论哪组被试，进入愉快环境中就应该表现出愉快情绪，进入愤怒环境中就应该表现出愤怒情绪。

实验证明，生理和环境都对个体的情绪起到唤醒作用，但是个体的认知过程对这种情绪唤醒做了不同的解读和归因，导致个体出现不同的情绪体验。在这个实验中，认知因素主导了对刺激情景的评价和解释，主导了对唤醒原因的理解和解释，也主导了对情绪的命名及对所命名情绪的再评价。

沙赫特、辛伯的情绪激活实验表达了生理唤醒、环境刺激、认知评价都是影响情绪产生的因素，但是环境刺激和生理唤醒并不是情绪产生的根本原因，情绪产生的根本在于个体对于生理唤醒和环境刺激的认知解读，人对生理反应的认知和了解决定了最后的情绪体验。

（三）艾利斯的情绪 ABC 理论

人们通常认为是因为发生了某些事情或遭遇了某些状况，人才会出现各种各样的情绪反应，例如沮丧是因为高考失利，悲伤是因为亲人去世……即是某一诱发事件 A（activating event）导致了相应的情绪和行为后果 C（consequence）。但是美国心理学家艾利斯（Albert Ellis）却认为人的情绪来自人对所遭遇的事情的信念、评价、解释，而非来自事情本身。每个个体都拥有着对世界的独特的认知和理解方式，这就是个体的信念 B（belief）。当事件发生时，个体会运用自己的信念对事情进行解释和评价，不同的解读就产生了不同的情绪和行为。因此艾利斯认为诱发事件 A 只是引发情绪和行为 C 的间接原因，引起情绪行为 C 的直接原因是个体对激发事件 A 的认知和评价而产生的信念 B。如沮丧不是因为高考失利这件事情，而是源于个体对高考失利这件事情的理解和评价；悲伤不是因为亲人去世，而是源于对亲人去世的认知解读。

信念有正确的，也有错误的，人的消极情绪和行为障碍结果 C，不是由于某一激发事件 A 直接引发的，而是由于经受这一事件的个体对它不正确的认知和评价所产生的错误信念 B 所直接引起。要想解决情绪和行为问题，核心在于改变个体错误的信念，用理性的认知替代非理性的认知。

（四）贝克的认知情绪理论

和艾利斯的想法一致，美国心理学家贝克（Aaron T. Beck）也认为认知是情感和行为的中介变量，认知产生了情绪及行为，异常的认知产生了异常的情绪及行为，情绪问题和行为问题的产生解决都与歪曲的认知有关。

在贝克的认知体系中，人的认知可以分为3个层次：自动思维、中间信念与核心信念。

自动思维是具体情境中的具体认知。自动思维在特定的情景或事件中自动产生，个体通常没有觉察，往往是非理性的、不符合逻辑规则，貌似符合事实，但常常对客观现实产生歪曲的认知，伴随较强的情绪。

中间信念是某个心理领域的一些心理策略，是自动思维产生的心理基础，是承上启下的，在发展与成长过程中产生，包括态度、假设和规则。

核心信念是关于自我、他人和世界的最一般、最概括性的认识，决定了个体如何看待自己、看待他人，如何与他人或世界互动，如何对待自己生活中所发生的一切事情。负性核心概念的人认为自我是无能的、不可爱的，或者是没价值的。正性核心信念的人则认为自己是有能力的、有爱的、有价值的。核心信念是人们早期经验形成的，成为支配人们行为的准则，而不为人们所察觉，即存在于潜意识中。一旦这些图式为某种严峻的生活实践所激活，则有大量的"负性自动想法"在脑中出现，即上升到意识界，进而导致情绪抑郁、焦虑和行为障碍。

第二节　郁病发病的心理学机制

广义的郁是"因病致郁"，是对多种病证的总结，凡是外感邪气入体，或情志怫郁内着脏腑，致使气机阻滞，出现血瘀、痰结、食滞、火郁等症状，均可认为是郁。狭义的郁是"因郁致病"，主要是由于情志不舒导致脏腑气机郁滞、气血津液运行紊乱而引起的病证的总称。西医学中的抑郁状态、焦虑状态、双相情感障碍、神经症、更年期综合征等归属于郁证范畴。

在心理学发展历史上出现过众多的心理学流派：精神分析学派、行为主义、人本主义、认知学派……每个流派从不同视角解读人，因此对抑郁、焦虑等神经症的病因及治疗也有不同的看法。下面从不同流派出发介绍郁病发病的心理学机制。

一、精神分析的观点

精神分析是19世纪20年代奥地利精神科医生弗洛伊德创立的心理学流派。弗洛伊德在大量神经症临床治疗过程中发现了"潜意识"的心理冲突对人的心理行为有着重要的影响，在此基础上提出了"心理结构""本能论""焦虑论""自我防御机制""梦论"等一套精神分析的观点，他解释说精神分析就是他研究和治疗癔症的方法。在弗洛伊德经典精神分析思想的基础上，阿德勒、荣格、安娜·弗洛伊德、霍妮、沙利文、克莱因、科胡特等人又修正发展了精神分析的思想，形成了新的精神分析理论和心理动力学理论。精神分析学派最初的建立就是基于神经症的治疗，因此其学说中有大量关于对于焦虑、抑郁、癔症等相关问题的解读。

（一）弗洛伊德学说

弗洛伊德认为所有的神经症都源于焦虑，所有心理疾病皆是源于对焦虑的不成功防御，因此焦虑是神经症的核心症状。为了更好理解弗洛伊德的焦虑及其与其他神经症的关系，首先得澄清他的潜意识、人格结构、心理防御机制等概念。

人们通常认为心理就是个体的所思所感，是能够自我觉察的。弗洛伊德在临床工作中却发现人的心理结构中有一部分是自己并不了解的，但是这部分却决定了我们有意识的生活，弗洛伊德把这部分心理结构称之为"潜意识"或"无意识"。人的心理包含 3 个部分，意识、前意识和潜意识。意识就是个体能够觉察和感知的那部分心理；潜意识是心理结构中深藏不露的潜隐部分，个体对此一无所知；前意识则是介于意识与潜意识之间，通常个体没有觉察，但是在某种条件下却可以进入意识层面的心理内容。

潜意识中充斥着人类原始的欲望和本能冲动，诸如性、攻击等内容，除此之外潜意识中还存放着生命早期的一些由创伤事件造成的被压抑的情感和欲望。因此潜意识隐含着巨大的能量。人的心理结构中，意识只是冰山一角，绝大部分都是潜意识的部分，潜意识中包含了人类所用行为的驱力，是人所有行为的根本原因。

个体人格由本我、自我和超我构成。本我是人格中与生俱来的潜意识部分，它蕴藏着人性中最接近动物性的一些本能冲动，大部分与性和攻击性有关。本我是最纯粹的能量，时刻寻求着欲望的满足，遵循"快乐原则"。超我表征的是个体的良心和自我理想，是人格的管制者，遵循"道德原则"。自我则是人格中理智而又现实的部分，它既要满足本我的欲望，也要得到超我的认同，还得满足现实要求，因此自我服从"现实原则"。

弗洛伊德认为，当本能得不到满足，自我没有办法很好地调节来自本我的性和攻击的驱力与来自超我的控制驱力的冲突时，个体就会产生焦虑。为了缓解焦虑，个体就会使用心埋防御机制来应对，诸如压抑、投射、替代、反向、升华、合理化、否定、退行等方式。心理防御机制是个体自我保护的一种方式，但是并不一定会达到效果，当防御机制不足以抵御或缓解焦虑时，神经症性冲突就产生了，由于本我中的本能冲动和欲望在个体的潜意识层面，自我很难意识和捕捉到冲突的真正对象，故而体验到莫名的恐惧和焦虑。

在弗洛伊德看来，如果焦虑转换到生理层面，用躯体症状的方式表达出来的时候，就成了癔症的转换障碍；当焦虑被分离出意识层面时，就成了癔症的分离障碍；当焦虑转向外部世界的对象时，就表现出恐惧障碍；当焦虑转向自身内部时，就表现出抑郁障碍；当焦虑被隔离开时，就表现出强迫障碍；当焦虑被直接体验时，就是焦虑障碍。因此在弗洛伊德的理论中，神经症的核心和根源就是焦虑，而焦虑则是不强大、不足够的自我在协调本我的欲望、超我的压制和现实的规则过程中呈现的不适应的结果。

（二）社会文化学说

弗洛伊德之后，一些精神分析取向的心理学家对其心理学思想修正继承，其中霍妮、沙利文、弗洛姆等人继承了弗洛伊德的潜意识动机理论和人格的动力学观点，重视童年经验或亲子关系的作用，认同焦虑是神经症的根源，但是他们抛弃了弗洛伊德的本能决定论、婴儿性欲论和人格结构理论，提出社会文化因素在个体生命中具有重要价值和意义，这些人被称为精神分析的社会文化学派。

与弗洛伊德一样，社会文化学说也重视焦虑的研究，不同的是，弗洛伊德是将焦虑与本能连接在一起，认为焦虑产生的根本原因是本能张力增加的结果。社会文化学说则将焦虑的产生与社会文化因素连接在一起，从家庭环境、人际关系角度来阐述焦虑的产生。

心理学家霍妮认为焦虑是由于人们在充满敌意和危险的世界中产生的无助感、孤独感、不安全感而导致的。敌意源于人际关系失调或人际关系障碍，可以追溯到个体早年的亲子关系中：儿童时期，个体必须依赖于成人而生活。如果父母不能给予孩子真正的爱与关怀，诸如偏爱、不公平的责骂、喜怒无常、过分控制等都会导致孩子缺乏足够的安全感，认为自己无能为力，害怕父母也害怕失去父母的爱，也由此产生了对父母的怨恨，这就是个体的基本敌意（basic hostility）。对父母的敌意又导致儿童产生深深的恐惧感和内疚感，儿童不得不压抑这种敌意从而产生了焦虑，这种焦虑被霍妮称为"基本焦虑"（basic anxiety）。敌意和焦虑都会投射、泛化到外部世界上，儿童就感到自己置身于一个充满敌意的世界中，内心呈现无助感、孤独感和威胁感。为了逃避焦虑，人们经常采用一些防御机制，例如合理化、否认、自我麻醉、躲避等，在人际关系中表现出依从、攻击、逃避等模式，但是某些行为方式不仅没有减轻焦虑，反而使自我陷入更强烈的焦虑和更深的冲突之中。于是个体又为了解决矛盾和冲突创造了理想化自我，理想化自我又导致新的冲突和矛盾产生，恶性循环的结果是个体越来越偏离正常的发展轨道。因此尽管焦虑的表现形式及对抗焦虑的防御性措施可能多种多样，但是不能否认的是在对焦虑的调控过程中神经症的过程得以运作。

美国心理学家沙利文同样认为焦虑是产生神经症的基础。他认为人是以人际的方式存在的，是由社会文化因素所塑造的，焦虑和神经症同样根源于人际关系。焦虑是人际关系分裂的表现；人际关系分裂是焦虑的根源。沙利文认为在成长过程中，个体是通过重要他人对自己的反馈来界定和评价自己的，当个体受到或可能受到来自重要他人的谴责时就会产生焦虑，因此这会让其认为自己并没有被社会接受，还是个"不充分的人"，丧失了人际安全感。

个体感受到的焦虑强度与他人的重要性以及态度的严厉性有关，越是重要的人谴责越严厉，产生的焦虑越大。

（三）依恋学说

依恋理论首先由英国精神分析学家约翰·鲍尔比（John Bowlby）提出，他认为"婴儿一出生就有参与社会交往的倾向"，个体从出生到死亡始终围绕着各种亲密的依恋开展，个体与外界世界所形成的依恋模式是否安全决定了个体是否能够适应环境，是保持心理健康的关键。

鲍尔比把依恋看成是个终生建构的过程，个体的依恋模式始于婴儿时期，持续影响到成年后的亲密关系以及婚恋中的依恋类型。婴儿在出生之后的很长一段时间里，都是非常需要父母特别是母亲给予关照和呵护的，但是由于母亲给予的关照呵护的程度的差异，孩子出现了不同的对母亲的反应，呈现出不同的依恋类型。心理学家艾斯沃斯（Ainsworth）认为依恋关系中个体间的重要差异在于依恋的安全性或不安全性，她通过"陌生情景实验"，即把母亲和 12 个月大的婴儿放置于一个陌生但充满玩具的、让人开心的房间，让妈妈两次离开婴儿，观察妈妈离开后婴儿的反应，妈妈和婴儿重聚时婴儿的反应，陌生人出现时婴儿的反应，发现婴儿的依恋关系分为 3 类：

安全依恋（secure），婴儿既能自由探索，又能被重聚后的亲子联结所安慰。这类儿童与母亲在一起时能舒心地玩玩具，并不总是依附母亲；当母亲离去时，明显地表现出苦恼。当母亲回来，会立即寻求与母亲的接触，很快平静下来并继续玩游戏。

不安全依恋—回避型（insecure-avoidant），婴儿只有探索，回避联结。这类儿童在母亲离去时并无紧张或忧虑；母亲回来，他们亦不予理会或短暂接近一下又走开，表现出忽视及躲避行为。这类儿童接受陌生人的安慰与母亲的安慰没有差别。

不安全依恋—反抗型（insecure-ambivalent），又叫矛盾型。此类儿童对母亲的离去表示强烈反抗；母亲回来，寻求与母亲的接触，但同时又显示出反抗，甚至发怒，不能再去玩游戏。

鲍尔比认为，在早期的亲子关系联结中，婴儿会形成一种人际关系的"内部工作模式"。如果孩子在早期的关系中体验到爱和信任，他就会觉得自己是可爱的、值得信赖的。然而，如果孩子的依恋需要没得到满足，他就会对自己形成一个不好的印象："一个不受欢迎的孩子不只觉得自己不受父母欢迎，而且相信自己基本上不被任何人欢迎。相反，一个得到爱的孩子长大后不仅相信父母爱他，而且相信别人也觉得他可爱。"

在 Ainsworth 的研究中，安全依恋儿童约占 65%，不安全依恋回避型占 21%，不安全依恋反抗型占 14%。安全型依恋预示着这些人成长后与周围环境的互动是比较健康的，而不安全型依恋成长后这些人与环境的关系可能是"适应不良"的，可能会发展出焦虑、抑郁、强迫、逃避等很多神经症的特征。很多研究支持了这样的看法：Weinfield 在研究中发现不安全型依恋的儿童总是喜怒无常，同伴关系差，会出现抑郁症状与攻击行为；Warren 认为青春期焦虑障碍很有可能与婴儿期形成矛盾型依恋相关；Ogawa 认为回避型依恋能预测个体在 17 岁与 19 岁是否会出现分离性症状。

二、行为主义的观点

行为主义心理学流派是由美国心理学家华生所创立的，代表人物有斯金纳、班杜拉等人。行为主义心理学家把视线放在人的行为上，认为人就是所有行为的总和，行为是在刺激—反应之间建立起的条件反射。人的心理发展是行为的发展成长过程，人的心理问题也是行为的问题，因此焦虑、抑郁等神经症性心理障碍也是条件反射所形成的。

在行为主义发展历史上，有3种不同的对"刺激—反应"之间的条件反射解读，也因此对郁病有不同的看法。

（一）经典条件反射理论

经典条件反射理论始于俄国生理学家巴甫洛夫。他对狗的唾液分泌实验说明了经典条件反射的过程。狗看到食物会分泌唾液，这是狗的本能，也叫先天条件反射。实验中巴甫洛夫设计了"铃声"和"食物"结合的过程：先呈现铃声刺激，然后呈现食物刺激，两者多次反复结合后，狗听到铃声就会分泌唾液。因此巴甫洛夫解释，个体的行为是在先天条件反射的基础上，条件刺激物（铃声）和无条件刺激（食物）联结而形成的。在巴甫洛夫的实验和观点中，铃声和食物的多次的、反复的"结合"是行为形成的关键。

行为主义创始人华生就是用经典条件反射理论解释人的行为，包括焦虑、抑郁等异常行为的。他曾经做过有名的"可怜的小阿尔伯特"实验，用经典条件反射的方式成功使小阿尔伯特获得了对小兔子的恐惧。小阿尔伯特是个 11 个月大的小男孩，在实验开始之前，男孩阿尔伯特不害怕老鼠、兔子、猴子、狗、棉絮等东西，但是铁锤敲打的巨大声响会让阿尔伯特产生恐惧。为了使大阿尔伯特对老鼠产生恐惧，华生在每次小阿尔伯特接近小兔子的时候都会让铁锤敲打的巨大声响同时出现，小兔子和巨大声响在一段时间内多次反复结合，也就是小兔子和恐惧的情绪多次反复结合，之后小阿尔伯特成功出现了对小兔子恐惧和逃避，并且这种恐惧出现了泛化，小阿尔伯特开始害怕老鼠、猴子、狗、棉絮等有毛或者柔软的东西，至此神经症性的症状就出现了。

（二）操作性条件反射理论

美国心理学家斯金纳并没有否定经典条件反射在行为形成中的作用，但是他认为这种方式只是少部分行为形成的方式，人类大部分的行为是通过操作性条件反射的方式形成的。他设计了一种名为斯金纳箱的动物实验仪器，在"斯金纳箱"中放有一根杠杆和一个食物盘，只要按压杠杆，就有食物落入食物盘中。实验时，把一只饥饿的白鼠放在箱中，开始时它盲目乱跑寻找食物，偶然按压杠杆而获得食物，经过几次反复，白鼠就学会了按压杠杆来获得食物。在这个实验中，白鼠首先做出了压动杠杆的操作，然后行为的结果受到了强化，这种行为获得方式就叫操作性条件反射。在操作性条件反射理论中，行为后的结果反馈对个体非常重要，可以通过控制行为后的结果来控制行为形成的方向。

操作性条件反射理论是从两个角度来解释焦虑、抑郁等郁病形成的。一是行为后惩罚的过度使用会导致出现焦虑、抑郁、逃避等负面情绪和行为反应；二是某些神经症性的症状出现后得到了强化所以症状会持续下去，例如抑郁症本身在生活中容易得到强化，个体没有出现抑郁症状的时候可能不被注意，但是出现了抑郁症状后，亲人、朋友等就把注意力更多投注到个体身上，给予其更多的关怀和照顾，这个时候个体抑郁的症状就不断被强化，摆脱抑郁的动机就会降低。还有神经症中的一些躯体化症状，当个体出现症状时可能会得到更多的关注，可能会免于批评和惩罚，也可能会逃离某种困境，总之在某种程度上，个体会因为躯体症状的存在而产生某种"获益"，因此都成了症状持续强化的过程，问题和症状就保留下来。

（三）社会观察学习理论

美国心理学家班杜拉则认为个体的行为更多地通过社会观察学习而获得的。他做了儿童模仿攻击的实验。实验中，实验者先要求儿童观看成人攻击性行为的视频。一组儿童观看的视频中攻击性行为受到了赞赏，被称为英雄；另一组儿童观看的视频中攻击性行为受到了惩罚，被大家批评暴力。之后把儿童带到与视频中环境道具相同的房间，观察儿童的攻击性行为。结果发现观看攻击性行为被奖赏的儿童表现出的攻击性行为远远高于观看攻击性行为被惩罚的儿童。但是如果用糖果为奖励，让儿童展示刚刚在视频中看到的攻击性行为时，所有的儿童，不管其观看的视频中攻击性行为是被奖励还是被惩罚的，都能复述出之前看到的攻击性行为。这个实验结果表明，在社会中，个体通过观察、模仿、学习他人行为获得新的行为，直接强化或间接强化只是影响行为的表现而已。

按照社会观察学习理论的观点，神经症性的行为也是通过模仿学习获得的。很多神经症的发病都具有家族性，但是目前没有清晰的证据证明其发病存在遗传性，因此最可能的解释就是儿童模拟或者效仿父母神经症的行为模式。儿童在模仿他们的父母的神经症形式时，由于这些不良的观察和模仿进入儿童的生活而成为儿童的产生焦虑的一个基础。这就导致儿童可能会在没有具体焦虑的刺激的情况下做出焦虑的情绪反应。

三、人本主义的观点

人本主义在心理学发展历史上被称为"第三势力""第三思潮"，是基于对精神分析和行为主义的批判基础上的心理学理论。人本主义心理学家反对弗洛伊德将人看成是由性本能驱使的，趋利避害的个体；也反对华生只关注行为训练，忽视人的内在心理过程，他们重视对人的需要、尊严、价值、创造力进行关注，强调人的成长和发展。人本主义心理学代表人物有美国心理学家罗杰斯、马斯洛、罗洛梅等人。

人本主义心理学家对人性的看法是积极的，虽然他们的理论不尽相同，但是他们都认为人天生有一种成长、向上的力量，这种力量驱使个体自我发展自我完善。焦虑、抑郁及其他神经症其根源都是自我发展与自我完善受阻所导致的。

（一）马斯洛的观点

马斯洛重视人的需要及个体的自我实现，他是从需要及其满足的角度来谈焦虑等心理障碍的成因。马斯洛认为需要是人行为的原动力，人的需要是多样的，根据这些需要在个体生命中出现的次序，马斯洛将人的需要建立了一个等级系统。由低到高需要的种类包括：生理需要、安全需要、归属与爱的需要、尊重需要、自我实现需要。

（1）生理需要，是维持个体生存的需要，如食物、水、空气、性等需要。

（2）安全需要，是寻求保护，免受生理、心理伤害的需要。

（3）归属与爱需要，是被人接纳、爱护、关注的需要，如结交朋友、参加团体等。

（4）尊重需要，是希望被重视和渴望自我有价值的需要，如希望获得社会地位、认可、关注和自我价值感、成就感等。

（5）自我实现需要，是追求个人能力极限、成长发展的需要。

在人的需要层次中，自我实现的需要是高级需要，是满足生命意义的成长需要，它是个体发展的最高境界。每个人都有自我实现的需要，对个体而言，那似乎是一种生而具有的本能：把自己的潜能最大化地发挥出来，力求变成他能够变成的样子，扩展经验，充实生命。当人达到自我实现时，就可以体验到极大的幸福感和内心生活的丰富感。当自我实现受挫时，则会产生心理上的病态：孤独、沮丧和失望等。

马斯洛认为需要是人正常的心理结构，个体有责任、有义务去满足不同的需要。当需要得不到满足时，个体就会产生焦虑情绪，如果需要长期得不到满足，焦虑就可能成为病态的焦虑情绪，各种神经症性的问题就随之产生。

（二）罗杰斯的观点

与弗洛伊德一样，罗杰斯是相信本能的存在的，认同本能是人生的最原始、最基本的动机，这些本能的满足关系着个体是否心理健康。但是罗杰斯认为本能不是性，而是一种推动人成长的，具有建设性的，关联创造性与积极关系的正性力量，罗杰斯把其称之为"实现趋向"。在这一点上，罗杰斯的实现趋向与马斯洛的自我实现理论是一致的。

罗杰斯这种实现趋向是个体自我的功能，而自我的健康发展与正向的关怀和价值的条件化有密不可分的联系。

在罗杰斯看来，每个人都存在两种价值评价过程，一种是先天具有的有机体评价过程，另一种是价值的条件化过程。价值条件化是建立在别人的评价的基础之上。个体在早期就存在来自他人积极评价的需要，即关怀和尊重的需要。当他的行为受到别人的好评时，这种需要就会得到满足；当他对自己的行为满意，而他人没有感觉满意时，他的自我概念和经验之间就会出现不协调，个体为了保持自我对环境的适应，可能为了符合别人的期望而否认和改变自己的价值，但这种改变不符合自己的意愿，人可能会出现焦虑，进而运用各种防御机制，心理问题就能出现。

所以按照罗杰斯的观点，在关系中获得的爱、无条件的积极关注都是自我健康发展的重要条件。自我不能健康成长，不能有效发挥功能，实现趋向无法实现，个体就会出现焦虑等神经症性问题。

四、认知学派的观点

认知学派心理学家认为人的情绪和行为是受其认知所决定的，每个人都有自己独特的认识世界的模式，在个体对事物独特模式的解读下产生相应的情绪和行为反应，因此在认知学派看来，郁病的发病是由于认知发生障碍所导致的。美国心理学家艾利斯、贝克、梅肯鲍姆都是认知学派的代表人物。

（一）艾利斯的理论

上节介绍过艾利斯的情绪 ABC 理论，该理论认为情绪和行为结果（C）并不是由诱发事件（A）所导致的，而是源于个体采用信念系统（B）对诱发事件进行的解读。因此按照艾利斯的观点，个体出现焦虑、抑郁等郁病性问题是因为存在认知的偏差。

艾利斯认为虽然每个人都有着自己对世界的信念系统，但是这些信念并不一定是理性的。生活中我们常有一些不合理的信念，恰恰是这些不合理的信念导致我们出现情绪障碍。

人的不合理观念常常具有以下 3 个特征：

一是绝对化的要求：是指人们常常以自己的意愿为出发点，认为某事物必定发生或不发生的想法。它常常表现为将"希望""想要"等绝对化为"必须""应该"或"一定要"等。例如，"我必须成功""别人必须对我好"等。这种绝对化的要求之所以不合理，是因为每一客观事物都有其自身的发展规律，不可能依个人的意志为转移。对于某个人来说，他不可能在每一件事上都获成功，他周围的人或事物的表现及发展也不会依他的意愿来改变。因此，当某些事物的发展与其对事物的绝对化要求相悖时，他就会感到难以接受和适应，从而极易陷入情绪困扰之中。

二是过分概括化：这是一种以偏概全的不合理思维方式的表现，它常常把"有时""某些"过分概括化为"总是""所有"等。用艾利斯的话来说，这就好像凭一本书的封面来判定它的好坏一样。它具体体现在人们对自己或他人的不合理评价上，典型特征是以某一件或某几件事来评价自身或他人的整体价值。例如，有些人遭受一些失败后，就会认为自己"一无是处、毫无价值"，这种片面的自我否定往往导致自卑自弃、自罪自责等不良情绪。而这种评价一旦指向他人，就会一味地指责别人，产生怨忿、敌意等消极情绪。我们应该认识到"金无足赤，人无完人"，每个人都有犯错误的可能性。

三是糟糕至极：这种观念认为如果一件不好的事情发生，那将是非常可怕和糟糕的。例如"我没考上大学，一切都完了""我没当上处长，不会有前途了"这种想法是非理性的，因为对任何一件事情来说，都会有比之更坏的情况发生，所以没有一件事情可被定义为糟糕至极。但如果一个人坚持这种"糟糕"观时，那么当他遇到他所谓的 100% 糟糕的事时，他就会陷入不良的情绪体验之中，从而一蹶不振。

（二）贝克的理论

贝克和艾利斯对异常情绪发生的解释是一致的，他们都认为认知偏差是其中重要的中介变量。贝克在对神经症患者观察中发现，神经症患者存在许多不恰当的认知方式，如焦虑症患者感到自己的躯体或心理将会受到威胁；惊恐发作患者灾难化地解释自己的躯体或心理体验；恐怖症患者认为一些无实际危险的环境有危险；强迫症患者总是不放心、怀疑、担心不恰当，穷思竭虑；疑病症患者坚定地认为自己患了不治之症，四处求医；抑郁症患者则认为自己无能、有缺陷，不受欢迎，会给别人带来麻烦，自己不配享有一些待遇，对未来极端悲观等。

在这些神经症患者的认知模式中，通常存在以下几种常见的认知歪曲：

（1）随意推论：指没有充足及相关的证据便任意下结论。其中就包括个体的"灾难化倾向"或是将大部分情境都做最坏打算的倾向。

（2）选择性断章取义：指根据整个事件中的部分细节下结论，不顾及整个背景以及其他方面的信息。表现在个体往往只会注重那些与失败有关的事件。

（3）以偏概全：是将因偶然事件产生的极端信念不恰当地运用在不相干的事件或情景上。

（4）扩大与贬低：指过度强调或轻视某种事件或情况的重要性和价值。

（5）个人化：指个体将外在事件与自己进行联系的倾向，即使没有任何证据表明自己和事件有联系时也会这样做。

（6）乱贴标签：指根据过去的不完美或过失来决定自己真正的身份认同。

（7）极端化思考：指思考或解释时采用全或无的方式，或用"不是……就是……"的方式极端地分类。

第三节　郁病的心理预防与治疗

郁病患者情志不舒，多有烦恼、紧张、焦虑、抑郁、恐惧等负面情绪，同时伴随饮食障碍、睡眠障碍、自主神经紊乱等躯体症状，多数患者精力下降，认知能力下降，社会功能受到影响，因此患者自觉非常痛苦。郁病的防治主要从调整认知、疏导情志、强身健体等几个方面进行。下面从中医学和心理学两个视角综合探讨郁病的预防与治疗。

一、郁病的心理预防

所谓养生先养心、调形先调神，中医学始终重视心理因素在个体健康中的重要价值。中医心理预防的思想是在中医学"整体观""辨证观"基础上发展起来的，重视人与环境的和谐统一、身心的和谐统一、内在心理过程的和谐统一、动静的和谐统一，因此郁病的心理预防可以从个体内部的心理和生理、外部的环境 3 个方面来考虑，具体包括清神、节欲、畅情、动形、养性、顺时。

（一）清神

中医学中狭义"神"指的是人的认知活动，所谓清神指的是保持头脑的清醒、乐观的心态和理性的认知。

大脑是心理的物质基础，注意用脑卫生，合理用脑是保持头脑清明的基本保障。日常要保持充足的睡眠，科学作息，劳逸结合，脑体结合。中医有很多大脑保健方法，如鸣天鼓、揉眼角、叩齿、咽津、搓脚等。鸣天鼓是将双手劳宫穴放到双耳上，用食指轻轻叩击头部的玉枕、风池、脑户等穴位，听到"咚咚"的声响。揉眼角是在两眼大角用大拇指曲着按揉多次。叩齿是心静神凝，口轻闭，上下牙齿互相轻轻叩击 36 次，注意不要用力。咽津是叩齿后随即闭口咬牙，口内如含物，用双腮和舌做漱口动作，舌抵上腭或满口搅动，鼓漱三十几次，口内多生津液。搓脚是将两手搓热，在两脚心搓擦几十次至百次。这些方法宜穿插于读书、办公等脑力劳动之中。

乐观的心态是一种积极的信念和态度，能引发个体的正向思考，对未来抱有期待，因而拥有乐观心态的人能更积极地看待问题，能更主动地应对困难，拥有更强的心理弹性，这对郁病的预防有着积极的作用。在培养乐观心态方面，经常保持微笑、寻找事物的正向价值与意义、积极的自我暗示都是常见而又有效的方法。

按照认知心理学的看法，理性的认知是个体保持情绪健康的基础，理性的想法和有逻辑的认知过程一定不会让个体陷入负面情绪的泥沼中无法自拔。可以通过内省、开阔视野等方式培养自己的理性思维。多读书，多思考，对世界保持开放，保持对自我的觉察和反思。

（二）节欲

欲，心理学将之成为需要。人有各种各样的需要：吃饭、喝水、繁衍、交友……这些需要对个体而言是客观存在的，也是正常的心理诉求。不管中医学还是心理学，都认为人有责任满足自己正常的需要。然而现代社会中，人们生活在五彩斑斓的环境中，很容易就陷入各种感官的享受之中，很多时候人的欲望往往超过了生存和生活本身必然的需要。情绪的产生恰恰是以人的需要和欲望为中介的，是个体需要是否满足而产生心理体验，当个体的需要得到满足时，人会产生积极的情绪体验；当个体的需要得不到满足时，人就会产生消极的情绪体验。当人们对于欲望过度追求时，就容易因为其得不到满足而产生负面情绪，如《遵生八笺》中说："有欲则邪得而入，无欲则邪无自而入。"因此节制过度欲望是预防郁病的心理途径之一，如《素问·上古天真论》说："是以志闲而少欲，心安而不惧，形劳而不倦，气从以顺，各从其欲，皆得所愿。"

节制过度欲望，就要内心恬淡，"见素抱朴，少私寡欲"。节制过度欲望，还要知足常乐，如《黄帝内经》中说："圣人者……以恬愉为务，以自得为功。"节制过度欲望，应该经常内省，考量自己追求的是否是生命所必需的，自我调节，保持内心的宁静。

（三）畅情

人有七情六欲，欲是正常的心理反应，情也是人正常的心理过程。中医也认为人有七情，喜怒忧思悲恐惊，为"人人共有之境"，是正常的生理反应。但是过度过久的情绪则会影响五脏的气机运动，导致疾病的出现，如《素问·举痛论》中说："百病生于气也，怒则气上，喜则气缓，悲则气消，恐则气下，寒则气收，炅则气泄，惊则气乱，劳则气耗，思则气结。"所以保持良好的情绪状态是预防身心疾病的重要手段。

畅情，首先要保持良好的心境。郁病患者往往心绪不宁、忧思过度。如能有意识地放松放空身心，心无旁骛，能保持内心的宁静空明，就可以预防郁病的发生，这就是中医所讲"致虚极，守静笃"。中医有调心、调息、调身相结合的身心锻炼技术——入静法，基本方法是选择合适姿势，放松身体，调节呼吸，集中意念于一点，对外界刺激的感觉减弱，逐渐消除一切意识对象，进入似醒非醒、似知非知的空明境界。

畅情，其次要学会调节不良情绪。主要有以下几个方法：

1. 以理畅情法

人常说"发之于情""止之于理"，说明人能够用理性来调节自己的情绪和行为。喜、怒、忧、思、悲、恐、惊，其中"喜怒忧悲恐惊"都为情绪情感过程，只有"思"，属认知过程。中医把认知的"思"归入七情之中，充分展示了认知与情绪情感的密切关系。

以理畅情，首先要明辨事理，通过理性克服情感上的冲动，调节自己的负面情绪。如愤怒，情绪激惹怒火冲天之时，想一想其不良后果，可理智地控制自己的过激情绪。再如，产生嫉妒情绪时，理性地问问自己，嫉妒的根源是什么，怎么做才能更理性地战胜嫉妒。以理畅情和现在心理学认知情绪调节方法有共同之处，都是通过改变自己的想法从而达到调节情绪和行为的目的。

以理畅情，还可监控认知过程，即利用积极的自我暗示方法调节情绪。如对于愤怒，可以在自己的床头或案头写上"制怒""息怒""遇事戒怒"等警言，以此作为自己的生活信条，随时提醒自己可收到良好效果。

2. 疏导宣泄法

把积聚在心中的不良情绪，通过适当的方式宣达、发泄出去，以尽快恢复心理平衡，称之为疏泄法。可以在愤怒压抑时大声喊叫、唱歌、跑步；悲伤难过时痛哭，也可以向朋友、亲友等倾诉，把心理的憋闷表达出来，让能量外流。

3. 五官制怒法

根据五脏通于五官的原理，所谓"鼻者，肺之官也；目者，肝之官也；口唇者，脾之官也；舌者，心之官也；耳者，肾之官也。"（《灵枢·五阅五使》）通过对上窍五官的调整活动，达到疏通调理气机、制服怒气的目的。

一周舌搅再说话——缓心气

当觉得要发脾气，怒气上冲，骂言将要涌出的时候，先将舌尖在口腔中做几次圆周搅舌运动，发怒的语言就不会立即冲口而出了。中医认为心开窍于舌，怒则肝气升，心火急，通过搅舌调理，有缓和心气的作用。

二按眼角火不冒——舒肝气

怒目相视，目睛瞪圆，青筋怒张，两眼冒火，是发怒最常见的表现。怒伤肝，肝气通于目，若此时轻按眼角则肝气可缓，肝火可消。其做法是大拇指与食指分别轻按大、小眼角，左手按左眼，右手按右眼，连续 5~10 次，有疏肝导气的作用，肝气舒缓，怒气渐消。

三拉耳朵上中下——平肾气

发怒时气血搏击，血热上涌，面红耳赤。此时可用手上、中、下 3 个方向拉耳郭。先是用食指和拇指将耳上部向下压、揉，再将耳中部向耳孔方向压、揉，最后将下耳垂向上提，封住耳孔。如此反复做 3~5 次。因为肾开窍于耳，耳郭的推拿运动可以使肾气平和。耳朵是五官中最突出、所占面积最大的一官，所以拉动耳郭消怒气的作用最为明显。

四理鼻梁气呼出——通肺气

用手的食指和拇指顺鼻梁两侧，从上方徐徐向下滑，尽量呼出心中的怒气，反复做 5~10 次，以通肺气。肺开窍于鼻，使肺气开宣，则怒气如釜底抽薪，自然消除。

五捂口唇生理智——消脾气

用左手或右手手掌捂住口，向左右横抹、抚摩，反复做 10 次。脾气开窍于口唇，这有益脾的作用。在横向左右抚摩中，已经有一定的时间冷静而理智地思考，利于理性处理，起到以理制怒的作用。

（四）动形

不管是中医学还是心理学都认为运动是调节情绪、保持身心健康的好方法。中医学认为"形"属阴主静，提倡动以养形。《吕氏春秋·尽数》中说："流水不腐，户枢不蠹，动也。形气亦然，形不动则精不流，精不流则气郁。"动形以防精气郁滞。运动还可以增强脾胃功能，有助于气血的化生。除了养形，运动还可以怡情。现代心理学认为，运动可以刺激体内内啡肽的分泌，内啡肽是让人快乐的物质，所以运动可以让人变得快乐。同时运动可以有效地把不良情绪的能量发散出来，调整机体平衡，还能转移注意力，促进令人愉悦的物质产生，增强生命活力，因此运动是调节情绪的重要方式。

中医"动形"保健的方式很多，如太极拳、五禽戏、八段锦等系统锻炼方法。这些锻炼方法对情绪的调节作用得到众多研究的支持：陈庆合等以 480 名太极拳练习者（大学生 400 人，教师 80 人）为被试，每天坚持练拳 2h 以上。结果所有练习者均有心情愉快的感受；所有学生和 95% 以上的教师练习者有改善睡眠、调节情绪等良好感觉，所有教师和 97.3% 的学生练习者有消除紧张、遇事沉稳等良好感觉；95.2% 以上的练习者都感到可以缓解生活和工作压力；95.6% 的练习者认为可以改善人际关系。姬瑞敏以 24 名中年女子为观察对象，使用脑电仪、遥测心率表和心理问卷评价受试者在练习 24 式太极拳前后其脑电波、心率和情绪变化。结果表明练习后被试 α 波相对功率显著增高，θ 波相对功率显著下降，积极情绪得分水平提高，消极情绪得分降低。脑电和心理评估均显示 24 式太极拳运动可使被试的身心处于一种放松状态，使情绪状态得到改善。寿晓玲等以 208 例 1 级高血压患者为被试。研究组和对照组均给予一般日常生活方式干预，研究组进行 3 个月的 24 式简化太极拳运动锻炼。与对照组相比，研究组被试的收缩压和舒张压均显著下降，焦虑和抑郁情况也发生显著改善。曲桂兰的研究表明，老人在练五禽戏 4 个月后，其社会适应、人际关系和情绪都得到了明显提升，也有研究表明中老年女性在习练健身气功五禽戏 3 个月后，正向情绪明显增强，负向情绪明显缓解，心理健康评分显著提高。

（五）养性

怡情养性，提升个人品行，加强艺术修养，可以维护身心健康，预防郁病的发生，如孙思邈在《备急千金要方》中说："夫养性者，欲所习以成性，性自为善，不习无不利，性即自善，内外百病，皆悉不生。"

修身养性主要包括两个方面，一是培养善良、智慧的性格品质；二是用艺术熏陶个人修养。性格是个体稳定的态度和习惯化的行为方式，拥有善良豁达的性格，能够更好地与人相处，内心较少冲突，心态就平和；树立高尚的人生观、价值观就会有更高的人生追求，不会局限于个人私欲的得失，容易保持内心平衡；约束自己的行为，从一点一滴做起，慢慢就成为习惯，好的品性德行就养成了。

儒家有琴棋书画"四雅"之说。中医学认为调琴瑟，可以闲素心；对棋弈，可以增智慧；练书法，可以修情操；舞丹青，可以通精神。我国长寿的名医大多有高雅的兴趣爱好，如梁代的陶弘景高寿 94 岁，善琴棋，爱好书法；明代名医龚廷贤享年 92 岁，他认为"诗书悦心，山林逸兴，可以延年"。从现代心理学角度看，艺术活动可以有益大脑康健、加强心理表达、促进情绪释放、增进人际关系、实现个人价值等，因此艺术活动有益身心健康，能预防郁病的发生发展。

（六）顺时

顺时就是要根据四季阴阳的消长、寒暑的变化、物候的转移来调节自己的心理状态与行为，保持健康，预防郁病发生。

阴阳交替，四季呈现出春暖、夏热、秋凉、冬寒的规律，人的情志活动要顺应春生夏长、秋收冬藏的规律。春夏两季，人体阳气生长上升之时，应以调养阳气为主。秋冬两季，是人体阳气收敛、阴精潜藏的时候，应以保养阴精为主。四时调摄的基本原则是"春夏养阳，秋冬养阴"。四时调摄的具体途径则包括顺时起居、顺时调情、顺时着装、顺时饮食等方法。尤其在情志调节方面，春属木，与肝相应，在志为怒，喜条达而恶抑郁。春季情志调节要心胸开阔，情绪舒畅，切忌忧郁、暴怒、压抑等情绪；夏属火，与心相应，情志调节要振奋精神，乐观向上，积极进取，勇于追求，切忌懈怠厌倦、恼怒忧郁；秋属金，与肺相应，在志为忧，悲忧易伤肺。秋季宜喜勿忧，要培养乐观情绪，保持心神安宁，切忌忧郁、烦躁等情绪；冬属水，与肾相应，在志为恐。冬季情志调节应束缚需求，深藏欲望，知足常乐，保守内向，切忌性格张扬、情绪激动、活泼好动。

二、郁病的心理治疗

郁病临床上以抑郁善忧、情绪不宁，或易怒善哭为主症，心理情志因素既是郁病的发病诱因，也是郁病的临床表现。众多医家学者都认同心理干预在郁病预防治疗中的重要作用，中医学上和心理学上都有许多郁病心理调节与治疗的方法。

（一）中医心理治疗

中医心理治疗又称为"意疗"，是指通过调理心神，改变志意，纠正行为，示范常态，让患者恢复正常的心理行为和心身状态。中医心理疗法包括中医情志疗法、中医认知疗法、中医行为疗法、暗示疗法、祝由疗法、音乐疗法、气功疗法等。

1. 中医情志疗法

中医情志疗法是中医心理治疗中最完整、最具有中医特色的心理疗法，包括情志相胜疗法、阴阳两极情绪疗法、顺情从欲疗法、以诈治诈疗法等。

（1）情志相胜疗法：根据五行相互制约关系，用一种或多种情志刺激，去制约、调节因某种情志所引起的某种心身疾病，从而达到治疗的目的。"情志相胜"理论出自《黄帝内经》，在历代医家长期临床实践中完善。《黄帝内经》具体论述了情志相胜心理疗法的基本原理为喜伤心，恐胜喜；怒伤肝，悲胜怒；思伤脾，怒胜思；忧伤肺，喜胜忧；恐伤肾，思胜恐。其具体可归纳为悲胜怒法、恐胜喜法、怒胜思法、喜胜忧法和思胜恐法等。

如《儒林外史》中范进中举的故事，范进得知中了举人后，竟高兴得成了狂人，老中医让范进平时最害怕的老丈人打了他一巴掌范进被打醒了，这就是恐胜喜。一年轻患者因失恋而抑郁，每日避不见人，中医诊断后大骂患者没出息。年轻人听后勃然大怒，要打医生，之后抑郁症状竟然缓解了，这就是怒胜悲。

实施情志相胜疗法时首先要确定致病情志的性质或当下情志状况，其次根据"五行相克关系"选择治疗工具的"相胜"的情绪，最后用恰当灵活的方式引发治疗情绪的出现。

在使用情志相胜疗法的时候要明白情志相胜并不是机械的克制关系，比如除了恐制喜外，悲和怒也同样叮以制喜，因此在临床上可以根据实际情况灵活应用。

（2）阴阳两极情绪疗法：根据阴阳两极互相制约关系，运用情绪的两极性治病的方法。心理学认为情绪和情感具有两极性，情绪和情感在性质上出现肯定与否定相对的两种体验，并且两种体验之间是可以相互转化的。中医情志理论也认为情志是存在阴阳两极的，如《素问·调经论》中说"阴阳喜怒"，其变化规律是"阴极而阳，阳极而阴"，阴阳两极相互制约，物极必反，阴阳转化。

阴阳两极情绪疗法包括两种手段，一种是肯定的情绪治疗，即以快乐为手段来缓解悲忧等负性情绪；一种是否定的情绪治疗，以不快为手段来纠正过度兴奋的情绪。

如《武进县志》中记载："一女伤于怒，内向卧不得转。迪诊之，因索花做妇人妆，且歌且笑，患者闻之，不觉回顾，大笑而愈。"这就是运用肯定的情绪来缓解否定情绪的方法。

（3）顺情从欲疗法：顺从患者的意志、情绪，满足患者的心身需要，释放患者心理病因的治疗方法就称为顺情从欲法。这种治疗方法切合心理学对情绪产生的理解，情绪就是个体需要满足与否而产生的体验，如果能满足个体的需要，负面情绪就会消失，疾病便可能痊愈。劳动者得其衣食，力弱者能得到关怀，天灾人祸能得到救济，帮独身者建立家庭，老人得到照顾，患者及时得到诊治，使聋哑盲人能说话听声、重见光明等，均属于顺情从欲的基本措施。

使用顺情从欲疗法时候，要详细收集资料，了解患者的需要与发病的关系，根据实际情况在可能的情况下尽量满足患者的欲望和需求，对疾病的疗愈起到积极促进作用。

在心理学上，倾听不仅被当作心理咨询的技术，也被当作心理咨询的一种方法，其实原理与中医的顺情从欲疗法有异曲同工的作用。倾听本身让来访者觉得受到了尊重，满足了其渴望被重视、渴望被理解、渴望倾诉的心理需求，因此倾听本身也会产生积极的效果。

（4）以诈治诈疗法：诈病就是假病、装病，某些人为了达到某种目的，无病装有病，小病称大病，轻病装危症，甚至声称人命。临床上常运用一些计谋，使用一些特别的手段去治疗，如张介宾所说"唯借其欺而反欺之，则真情自漏，而假病自瘳"，这就是以诈治诈疗法。

以诈治诈疗法一般分为两步，第一步是以适当方式让患者明白医生是了解其装病的，第二步开展以诈治诈的治疗过程，如以危言恐之，患者害怕毒药针灸，其病自愈。

2. 中医认知疗法

中医心理治疗中没有"认知疗法"这样的说法，但是有以认知操作为对象的心理治疗方法。中医中所使用的认知疗法不局限于语言类，也有行为类的，有的直接表明意图，有的间接含蓄，但都是与患者的认知系统进行工作。中医认知疗法在抑郁症、恐惧症、焦虑障碍等神经症方面有较好的效果。中医认知疗法包括劝说开导法、行为开导法、语言疏导法等。

3. 中医行为疗法

行为疗法是行为主义心理学在治疗心理障碍、促进心理健康的过程中所使用的方法，包括行为塑造法、行为矫正法、厌恶疗法、代币法、系统脱敏法等行为技术。中医学中没有明确的行为治疗概念，但在众医者的医案中可以找到与心理学行为治疗相似的技术和方法，如厌恶疗法、习见习闻法（类似系统脱敏法）、模仿疗法、冲击疗法等。这里只做简单介绍，详情在心理学疗法中。

除了认知、情绪、行为疗法外，中医还有暗示疗法、祝由疗法、释梦疗法、音乐疗法、气功疗法等心理治疗方法，在郁病的心理治疗中发挥作用。

（二）现代心理学疗法

1. 精神分析疗法

（1）弗洛伊德心理治疗的基本原理。根据弗洛伊德的理论，焦虑是神经症产生根源，而焦虑要么源于本能的压抑，要么源于自我无法协调本我、超我和现实之间的矛盾，而根源也是本我中本能的扩张。因而按照弗洛伊德的看法，心理咨询中来访者心理问题的真正原因在于压抑在潜意识中的心理能量和冲突。这些本能、欲望、意念、情感、矛盾冲突与精神创伤等内容虽然个体不能觉察，但是它们却在潜意识中不断兴风作浪，从而引起来访者自己也不能理解的焦虑、紧张、恐惧、抑郁与烦躁不安，并产生各种心理障碍表现。

因此精神分析取向的心理咨询和治疗工作，就是要将潜意识意识化，在意识和潜意识之间搭建桥梁，把那些压抑在潜意识中的那些早年创伤和痛苦体验挖掘出来，使之进入意识层面，引导来访者重新认识、分析、解释这些经验，使来访者对其有所领悟。来访者一旦洞悉问题的根源，对自己的心理动态与病情有所领悟有所了解，特别是明白了潜抑的欲望、隐藏的动机，或不能解除的情结等，就有可能去正视冲突和焦虑，摆脱情感的羁绊，理智地对待他们，神经症的症状也会随即消失。

（2）弗洛伊德心理治疗的技术方法。在沟通意识和潜意识的过程中，弗洛伊德主要运用了自由联想、梦的解析、移情、阻抗分析、解释等技术方法。

自由联想是弗洛伊德精神分析最基本的手段和技术。弗洛伊德认为浮现在脑海里的任何人或事都不会是无缘无故的，一定是有原因的。对出现在来访者大脑中的内容进行分析，可以找到导致来访者出现心理问题的潜意识症结所在。

自由联想是让来访者自由地说出所有浮现在脑海里的东西，具体的做法是：让来访者在一个比较安静的房间里，很舒适地躺着或坐好，然后把进入到自己大脑中的一切内容都报告出来，不必顾及内容是否微不足道、荒诞不经、有伤大雅，都要如实地报告出来，想到什么就说什么。在进行自由联想的时候，除了必要的引导，咨询师一般不随意打断来访者的报告。咨询师往往会引导鼓励来访者回忆从童年起所遭遇到的一切经历或创伤。心理咨询师要做的就是对来访者所报告的材料加以分析和解释，从中找到那些与心理问题有关的因素。

自由联想法的最终目的是发掘来访者压抑在潜意识内的致病情结或矛盾冲突，把它们带到意识领域，使来访者对此有所领悟，并重新建立现实性的健康心理。

梦的解析也是解开潜意识面纱的方法。弗洛伊德在神经症患者的临床治疗中发现，神经症患者的梦境与潜意识之间存在某种联系，睡眠中，监督机制薄弱，潜意识的某些欲望、冲突会进入到个体的梦境中。但是因为这些欲望、冲突过于惊世骇俗，即使监督机制薄弱，它们也不能完整突破进入梦中，而是要进行一番改头换面，这就是梦的工作机制：凝缩、象征、反向、润饰等。按照弗洛伊德的看法，梦就是潜意识的表达，是做梦者潜意识欲望和冲突的象征，对梦的解析过程就是从意识进入潜意识的过程。

关于梦，弗洛伊德指出，任何梦都可分为显相和隐相：显相，梦的表面现象，是指那些人们能记忆并描述出来的内容，即类似于假面具；隐相，是指梦的本质内容，即真实意思，类似于假面具所掩盖的真实欲望。梦的运作、化装主要通过压缩、移置特征、次级修正的过程把梦的显相完全歪曲。所谓梦的解析，即是通过显梦揭示隐梦，从而寻找潜意识中的情结和冲突。

在精神分析的访谈中，咨询师常常要求来访者谈谈他做的梦，并把梦中不同内容自由地加以联想，以便治疗者能理解梦的外显内容和潜在内容。

阻抗是来访者在心理咨询中谈到某些关键问题时所表现出来的困难与回避，其表现是多种多样的，可能是正在叙述过程中突然沉默，或转移话题，或是对一些与症状相关的重要事件和线索很难回忆等。弗洛伊德认为阻抗的表现是有意识的，根源是潜意识中本能地阻止被压抑的心理冲突进入意识层面。弗洛伊德非常重视阻抗的产生，他认为阻抗发生时恰恰说明正在接近来访者的心理冲突所在，因而给个体带来巨大的压力，才会发生阻抗。精神分析的治疗师对咨询中的阻抗要有敏锐的觉察和分析能力，要能直面来访者的阻抗，通过对来访者产生阻抗原因的分析，帮助来访者真正认清和承认阻抗，从而达到咨询和治疗的目的。

阻抗其实也是个体防御机制的一种，是个体面对焦虑时采取的一种应对机制。除了阻抗，个体还有各种各样的心理防御机制，压抑、隔离、投射、文饰等。布莱克曼认为人的每一种反应背后都是一种心理防御机制，每种防御机制背后都隐藏着个体独特的心理动力模式。因此识别并分析个体的心理防御机制也是精神分析心理治疗的方法。

移情是指在咨询中，来访者把早期对他人的情感转移到咨询师身上。移情有的是正性、有爱的，有的是负性、敌对的。移情并非是对咨询师产生的爱慕，也不是有意识地恐吓，而是来访者早年某种情感的再现，这些情感长期处于被压抑状态无处释放，甚至成了心理问题的一个"情结"，移情也是来访者早前某些重要人际关系的再现，来访者把咨询师当作以往生活环境中和他有重要关系的人，把曾经给予这些人的情感置换给了咨询师。弗洛伊德认为移情是无论如何都会发生的，因此对移情的利用和分析就成了精神分析的一种技术。首先，来访者对咨询师的移情是借助咨询师宣泄了积压的心理能量，有助于其心理平衡；其次，来访者对咨询师的移情恰恰再现了来访者早年的心理"情结"，咨询师可以通过对移情的分析，引导来访者讲出痛苦的经历，揭示移情的意义，使移情成为来访者对症状领悟的重要来源；再者，移情的出现表示来访者的力比多离开了原来的症状而向外投射给咨询师，咨询师要引导力比多以自由而非症状的方式释放出去。

解释是精神分析中最常用的技术。在精神分析过程中，为了揭示来访者症状背后的潜意识动机，消除阻抗和移情的干扰，使来访者对其症状的真正含义达到领悟，咨询师要向来访者指出其行为、思想或情感背后潜藏着的本质意义。解释的目的是让来访者正视他所回避的东西或尚未意识到的东西，使潜意识的内容变成意识的。解释要在来访者有接受的思想准备时进行，根据每次会谈的内容，用来访者所说过的话作依据，用来访者能理解的语言告诉其心理症结的所在。比较有效的解释方式是在一段时间内渐渐地接近问题，从对问题的澄清逐步过渡到解释，而来访者也通过长期的会谈在意识中逐渐培养起一个对人对事成熟的心理反应和处理态度。

2. 行为主义疗法

行为主义认为心理障碍都是在学习中获得的，那么也可以通过学习的方式而改变，因此行为主义是通过矫正不适应行为，塑造适应性行为的方法来治疗神经症的。较为常用的行为方法主要有以下几种：

（1）行为塑造法。塑造是用来培养一个人目前尚未做出的目标行为的手段，是使个体行为不断接近目标行为而最终做出这种行为的差别强化过程。

行为塑造法的理论基础是斯金纳的操作性条件反射理论，核心方法就是在个体做出所期望的心理行为时，马上给予奖励，以增强适应性行为。在行为塑造过程中，一般采用逐步进阶的作业，并在完成作业时按情况给予奖励（即强化），以促使增加出现期望获得的良好行为的次数。

行为塑造具体的过程包括以下步骤：

首先要定义目标行为。

其次要判断塑造对于治疗对象来说是否是最合适的方法。如果治疗对象没有目标行为，就不需要行为塑造法，只需要对目标行为进行差别强化就可以。

接着要确认初始行为。初始行为必须是个体已经在做或者至少是偶尔做过的，而且初始行为必须与目标行为有关联。

然后就是选择塑造步骤，也就是建立逐步递进的作业。在塑造过程中，前一个步骤掌握好才能进行下一个步骤，下一个步骤一定要比前一个步骤接近目标行为。

接下来要选定塑造计划中使用的强化刺激。强化刺激可以是物质的，也可以是精神的，或者双方约定的任务事务，如选择的权利或旅游等。强化刺激的量要适度，避免治疗对象很容易得到满足。但同时强化物选择要恰当，要对治疗者有价值和意义。

之后对各个连续的趋近行为实施差别强化。切记要对从初始行为开始的每一个过程进行强化，直到确保该行为能够出现。

最后按照合理的速度塑造的各步骤。

（2）系统脱敏法。系统脱敏法是一种温和的暴露疗法，是建立在经典条件反射基础上，利用的原理是对抗条件反射，它通过学习与原来不良行为反应相对立的行为反应方式，建立起一种习惯于接触有害不良刺激而不再产生敏感反应的正常行为的治疗方式。系统脱敏法在恐惧、焦虑性神经症治疗中通常有好的效果。

系统脱敏法创始人沃尔普认为，人和动物的肌肉放松状态与焦虑情绪状态，是一种拮抗过程，两种状态是不可能同时存在的。如在放松状态下的肌肉、呼吸、心率、血压等变化和焦虑状态下的表现是完全相反。根据这一原理，在心理咨询中，可以诱导求治者缓慢地暴露出导致神经症焦虑的情境，并通过心理的放松状态来对抗这种焦虑情绪，从而达到消除神经症焦虑习惯的目的。

在心理治疗时首先从能引起个体较低程度的焦虑或恐怖反应的刺激物开始进行治疗，采用逐级放松的方式。一旦某个刺激不会再引起求治者焦虑和恐怖反应时，施治者便可向处于放松状态的求治者呈现另一个比前一刺激略强一点的刺激。如果一个刺激所引起的焦虑或恐怖状态在求治者所能忍受的范围之内，经过多次反复地呈现，他便不再会对该刺激感到焦虑和恐怖，治疗目标也就达到了。这就是系统脱敏疗法的治疗原理。

系统脱敏法一般有以下几个步骤：

首先要进行放松训练，一般需要 6~10 次练习，每次历时半小时，每天 1~2 次，反复训练，直至来访者能在实际生活中运用自如、随意放松的娴熟程度。

其次要建立恐怖或焦虑等级层次，了解引起焦虑和恐惧的具体刺激情境，将各种引起焦虑和恐惧反应的刺激由弱到强排成等级。采用五等和百分制来划分主观焦虑程度，每一等级刺激因素所引起的焦虑或恐怖应小到足以被全身松弛所抵消的程度。

接下来进行系统脱敏程序，这个程序包含放松、想象脱敏和现实训练 3 个部分。其中要注意的是在想象脱敏部分要从低到高逐级想象刺激物或事件，在每一个等级中患者能够清晰地想象并感到紧张时停止想象并全身放松，之后反复重复以上过程，直到患者不再对想象感到焦虑或恐惧，那么该等级的脱敏就完成了。以此类推做下一个等级的脱敏训练。一次想象训练不超过 4 个等级，如果训练中某一等级出现强烈的情绪，则应降级重新训练，直到可适应时再往高等级进行。当通过全部等级时，可从模拟情境向现实情境转换，并继续进行脱敏训练。现实训练则是治疗中最关键的地方，仍然从最低级开始至最高级，逐级放松、脱敏训练，以不引起强烈的情绪反应为止。为患者布置家庭作业，要求患者可每周在治疗指导后对同级自行强化训练，每周 2 次，每次 30min 为宜。

（3）满灌疗法。满灌疗法也称冲击疗法，与系统脱敏法不同的是，满灌疗法不接受任何放松训练，不是温和地逐渐将个体暴露在恐怖或焦虑刺激中，而是直接将个体持续一段时间暴露在现实或想象唤起的强烈的焦虑或恐怖情境中，以迅速校正患者对恐怖、焦虑刺激的错误认识，并消除由这种刺激引发的习惯性恐怖、焦虑反应。

满灌疗法的理论基础是斯金纳的操作性条件反射，依据的是消退现象。如心理学家巴劳所认为，治疗焦虑症的最好办法就是尽可能迅速地使患者置身于最为痛苦的情境之中，尽可能迅猛地引起患者最强烈的恐惧或焦虑反应，并对这些焦虑和恐惧反应不做任何强化。任其自然，最后，迫使导致强烈情绪反应的内部动因逐渐减弱甚至消失，情绪的反应自行减轻或者消失。通过这种强烈的心理冲击使患者对于外部压力产生适应感。

满灌疗法对过度恐惧、焦虑相关障碍、强迫性障碍、创伤后应激等问题有较好的治疗效果。但是也有人认为满灌疗法可能引起求助者无法承受的焦虑而导致恐惧反应加剧。系统脱敏法创始人沃尔普建议满灌疗法应该是在任何一种其他的办法都失败之后才考虑采用的方法。

在使用满灌疗法的时候，治疗者要注意 3 个问题：

从伦理的角度，治疗者要让求助者对满灌疗法有充分的了解，理解这种用于减轻焦虑恐惧的方法在治疗过程中会引发焦虑，加剧恐惧，治疗方案要经求助者同意。

在治疗过程中，如果求助者反复要求退出治疗，或者家属提出取消治疗，治疗应立刻停止。

在治疗过程中，由于极度的焦虑和恐惧，求助者可能出现通气过度综合征或出现晕厥、休克症状，治疗应立刻停止并实施医学干预。

（4）厌恶疗法。厌恶疗法又称惩罚消除法，依据的是经典条件反射原理，是把需要戒除的目标行为与不愉快的或者惩罚性的刺激结合在一起，以此消退目标行为对患者的吸引力，使不良行为消退。

厌恶疗法在临床上多用于戒烟、戒酒中，也可用于治疗强迫症、恋物癖等适应不良行为。厌恶刺激可采用疼痛刺激（如橡皮圈弹痛刺激和电刺激）、催吐剂（如阿扑吗啡、吐根碱、吐酒石）和令人难以忍受的气味或声响刺激等，也可以采取食物剥夺或社会交往剥夺措施等，还可以通过想象作用使人在头脑中出现极端憎厌或无法接受的想象场面，从而达到厌恶刺激强化的目的。例如，为了消除酗酒的不良行为，可以在其酒兴正浓时给予不愉快的惩罚刺激，如使用催吐吗啡或电击等，使其造成对酗酒的厌恶。

厌恶疗法实施包含 3 个步骤：确定靶症状、选用厌恶刺激、把握时机施加厌恶刺激。需要注意的是，在选择靶症状的时候，个体可能存在多个不良行为或习惯，但是一次只能选择一个作为靶症状。

3. 人本主义疗法

人本主义心理学家认为人天生有实现的趋向，有自我实现的需要，每个人都是可以自我实现的。但是现实中自我实现的人只是少数，大部分人是没有自我实现的，实现的趋向是受阻的，主要是社会没有给个体提供良好的环境。人之所以会出现各种心理问题，原因是不良的环境导致个体潜能实现受阻导致的。

对于自我实现受阻，咨询师能做的是创设良好的环境让个体的实现趋向得以顺利完成，而所谓良好的环境就是咨询中所产生的咨询师与来访者之间的良好的人际关系。同时，因为人是有潜力理解并解决自己的问题的，所以在咨询关系中，咨询师与来访者不是"指导者"与"被指导"的关系，是平等的非指导关系，是创设环境让来访者自我成长的人。人本主义提出的心理咨询方法被称为"来访者中心疗法"。

来访者中心疗法的基本思路是咨询师为来访者创造一种积极尊重的心理氛围，让来访者逐渐从被动防御性情感中解脱出来，不再依靠别人的评价来判断自己的价值，是来访者修复被歪曲和受损的自我实现的潜力。与其他方法比，来访者中心疗法有以下特点：

价值中立原则：来访者中心疗法要求咨询者对来访者保持价值中立，对来访者提出的疑问，不给予直接回答，也不给予任何规劝，对来访者不做评价、不给资料、避免解释，不帮其做决定，只是倾听。

非指导性原则：来访者中心疗法认为在咨询中咨询师与来访者应建立起平等、尊重的关系。将最基本的责任放在来访者身上，由来访者决定探讨的话题，让来访者处于主动地位，咨询师是其跟随者，在咨询中给来访者接受、理解与尊重，为来访者提供一种自由、轻松、安全的氛围。

关注当下：来访者中心疗法强调咨询的重点，不是放在来访者的过去，不一定要追究来访者的病史，也不强化来访者过去的失败，而是重视来访者当下的感受，直接处理来访者现在的情况，尤其是当前的情绪困扰。

重视咨访关系：来访者中心疗法特别重视咨询师与来访者之间的关系。罗杰斯认为心理咨询的成功并不主要取决于咨询师的专业知识和训练，而是取决于咨询师这个人本身和他对待来访者的态度。

罗杰斯认为咨询师的主观态度影响着咨询关系的质量，而咨访关系对来访者人格改变所产生的影响远远大于咨询师所采用的咨询技术的应用。罗杰斯提出，咨询师的真诚、无条件积极关注和准确共情在心理咨询中有助于积极咨访关系的建立。

真诚就意味着咨询师要自然真实，也就是说，咨询师在咨询过程中要表现得坦诚、一致、可信赖。要做到真诚，咨询师在咨询过程中坦然地表达自己的想法、感受、反应和态度。来访者所能看到的就是咨询师的真实情况。真诚还意味着咨询师在咨询过程中真实地表现自己的情感和行为。当来访者痛苦时表现出同情，当来访者陷入困境时表示安抚等。

所谓无条件地积极关注是指咨询师对来访者的关注与理解是没有任何先决条件的：无论来访者是谁，不管来访者的品质、情感、行为如何，咨询师都不做评价和要求，都对来访者表现出无条件的理解和接纳。

无条件积极关注意味着在咨询的每一个时刻，咨询师都需要乐于接受来访者可能会有的混乱、恐惧、愤怒、蔑视、痛苦以及其他各种各样的情绪情感。这种态度向来访者传达的信息是，咨询师乐于接受他们此时此刻真实的自我，让来访者觉得他是一个有价值的人。

共情是体验他人内心世界的能力。在咨询过程中，咨询师要站在来访者的立场上，设身处地地去体会他们的痛苦、看待他们的问题。共情让来访者感到自己是被理解和接纳的，从而产生愉快和满足感；同时也促进了来访者的自我表达和自我探索，从而达到更多的自我了解和咨访双方深入交流。

4. 认知疗法

（1）艾利斯理性情绪疗法（Rational-emotive therapy，RET）。理性情绪疗法的理论基础是情绪的 ABC 理论，即认为人的情绪不是由诱发事件直接导致的，而是源于个体对事件的理解和解释。人们有很多非理性的信念系统，常见的有绝对化、以偏概全、糟糕透顶等。按照艾利斯的观点，情绪和行为障碍的根源在于非理性的认知，心理咨询的主要任务就是要以理性代替非理性，帮助来访者以合理的信念代替不合理的信念，最大限度地减少不合理信念给他们的情绪行为带来的不良影响。理性情绪疗法的实施过程是当觉察到不良的情绪和行为 C1 时，首先寻找诱发事件 A，然后分析背后的信念 B1，并思考 B1 是理性的吗？如果不合理，那么找到理性的想法 B2；用新的理性的信念重新解读 A，产生适应性的情绪和行为 C2。

在理性情绪疗法实施中，有个很重要的环节就是与不合理信念的辩论（disputing）过程，这是挑战来访者的信念，修正来访者的信念最终的途径和过程。结合辩驳后预想获得的疗效（effect），理性情绪疗法又被称为 ABCDE 整体模型，即：A（Activating events）诱发性事件；B（Believes）由 A 引起的信念（对 A 的评价、解释等）；C（emotional and behavioral Consequences）情绪和行为的后果；D（Disputing irrational believes）与不合理的信念辩论；E（new emotive and behavioral Effects）通过治疗达到的新的情绪及行为的治疗效果。

理性情绪疗法中最常用的治疗技术包括与不合理信念辩论的方法、合理情绪想象技术及认知的家庭作业。与不合理信念辩论技术为艾利斯所创立。这一辩论方法的施治者必须积极主动地、不断地向求治者发问，对其不合理的信念进行质疑。提问的方式，可分为质疑式和夸张式两种。合理的情绪想象技术（Rational-Emotive Imagery，REI）是理性—情绪疗法中最常用的方法之一。它与心理治疗中通常所用的想象技术既有联系又有区别。它也是需要由治疗者进行指导，帮助来访者进行想象的技术。认知的家庭作业主要有：理性情绪疗法自助量表（RET Self-Help Form）与不合理的信念辩论和合理的自我分析（Rational Self-Analysis，RSA）。

（2）贝克认知疗法（Cognitive therapy，CT）。贝克的认知疗法是在抑郁症的临床治疗实践中逐步创建，他认为"适应不良的行为与情绪，都源于适应不良的认知"，人的情绪来自人对所遭遇事情的信念、评价、解释或哲学观点，而非来自事情本身。贝克的认知疗法核心思想就是通过改变人的认知过程和由这一过程中所产生的观念来纠正本人的适应不良的情绪或行为。按照贝克的观点，心理咨询的目标不仅仅是针对行为、情绪这些外在表现，而是分析的思维活动和应付现实的策略，查找思维偏差，并修正那些不准确、功能不良的思维。

贝克的认知疗法实施程序如下：

建立咨询关系和确定咨询目标。

确定问题。在这个阶段咨询师要接触来访者的认知过程和认知观点，找到其行为背后的不正确观念，确定需要解决的具体问题。为了发现问题，咨询师要刻意地把来访者引到特定的问题范围内，在来访者所忽略的具体问题和可观察到的事实中引导来访者反复体验和反省，找到不正确的认知。主要的方式为提问和自我审查。提问是要把来访者的注意力导向与他的情绪和行为密切相关的方面，对于重要的问题可以反复提问。自我审查是鼓励来访者说出对自己的看法，并对自己的看法进行细致的体验和内省。提问和自我审查相互结合，使来访者发现自己不合逻辑的认知过程以及不理性的认知观念。

检验表层错误观念。表面错误观念就是指来访者对自己的不适应行为的一种直接、具体的解释。在这一过程中，咨询师采用建议、演示和模仿等技术方法指导来访者理解自己的问题。建议来访者进行一项活动，通过活动来访者可以检验自己的解释是否正确；鼓励来访者进入一种现实的或者想象的情境，如设定情节，让来访者扮演某种角色，在这样的演示中观察自己错误观念的作用方式和过程；让来访者先观察一个模特完成某种活动，然后再想象或模仿来完成同样的活动，以此来直接体验某种适应不良情绪和行为的产生过程。

纠正核心错误观念。深层错误观念往往表现为一些抽象的与自我有关的命题，如"我毫无价值"等，这些核心观念并不对应具体的事件和行为，也难以通过具体的情景加以检验，但是却影响渗透到来访者的方方面面。纠正来访者的核心错误观念，需要使用一些逻辑水平更高、更为抽象的技术，如灾变祛除法、重新归因法、认知重建等，这些都是语义分析技术。语义技术主要针对来访者的错误的自我概念，这些自我概念通常表现为一种特殊的句式，例如"我是一个笨蛋""我是个毫无价值的人"，一旦来访者用这种结构来表达对自我的态度，在生活中他就有可能用这个判断来概括一切。咨询师引导来访者把代表深层错误观念的无意义句子转化成具体的、有意义的句子，使来访者能够较为客观地看待自己的问题。

进一步改变认知。利用认知与行为之间的相互作用关系，运用行为矫正技术，改变来访者不适应的行为，从而引起认知的改变。首先，要设计某种情境或模式，使来访者产生通常他所忽视的情绪体验，一出现就给予强化，这对来访者十分重要。其次，来访者也学会了如何获得这种体验的方法。

巩固新观念。通过留作业的方式给来访者提出相应的任务，它是前几步治疗的延伸，使来访者在现实生活中更多地巩固那些新建立的认知过程和正确的认知观念。

（3）认知学派的主要技术方法。在让来访者意识到自己的非理性认知，用理性认知替代非理性认知的过程中，有以下技术：

辩论法：在认知治疗过程中，咨询师识别出来访者的非理性信念后，还要与来访者不合理的信念进行辩论，以保障理性信念替代非理性信念。辩论中咨询师可以通过积极性提问促进来访者的主动思维；也可以使用质疑的方式挑战来访者的不合理信念，如"有什么证据支持这一信念"；还可以针对来访者信念的不合理提出一些夸张的问题，使其感到自己的想法是不合理的、幼稚的。

想象法：在治疗者的指导下，让来访者生动地想象曾使自己心烦意乱的景象，重新体验不适情绪；再让来访者改变这种情绪，用比较适宜的情绪取代；停止想象，让来访者报告自己是怎样做到的。通过想象不适当和适当的情绪反应，体验它们之间的差异，要及时纠正某些不合理的信念，强化来访者的新的合理的信念。

家庭作业法：给来访者布置家庭作业，认知的作业主要有：合理情绪治疗自我评价、与不合理信念进行辩论和合理的自我分析等。

识别和矫正自动思维的技术：个体对外界信息的解释直接影响着其情绪和行为反应，而这些解释通常是以自动思维的形式表现出来的。为了消除来访者的心理障碍，咨询师应当首先帮助他们学会识别、矫正错误的自动思维。

识别自动思维：通过回忆引出自动思维；通过想象或角色扮演引出自动思维；通过观察情绪变化发现自动思维。矫正自动思维，主要通过咨访双方"协同检验"的方式来矫正自动思维。也就是把来访者的自动思维看成是一种假设，通过事实对其进行真实性检验，以证明来访者的想法没有事实根据，从而改变这一想法。

识别和矫正信念的技术：来访者自动思维的产生源于其潜在的信念即认知图式，识别和矫正自动思维最终也是为了识别和矫正信念。只有改变了深层次的信念，才能彻底改变来访者的心理障碍，并可以预防问题的复发。

识别信念：识别自动思维找出信念；总结主题得出信念；层层推论引出信念；直接询问得出信念；量表测试发现信念。矫正信念：提问及行为实验；理性—情绪角色扮演。

5. 家庭疗法（Family Therapy）

家庭疗法又称家庭治疗，是以家庭为对象而施行的心理治疗。家庭治疗不着重于家庭成员个人的内在心理构造与状态的分析，而是将焦点放在家庭成员的互动与关系上，从家庭系统的角度去解释个体的行为与问题，最终协助家庭消除异常、病态情况，执行健康的家庭功能。

家庭疗法是在系统理论的基础上展开的，家庭成员之间的交互与相互依存关系对个体行为和问题解决的影响，个人问题既是家庭动态的产物，其改变也需要依赖家庭系统整体的改变。研究表明家庭疗法对于多种神经症、情感问题、人格障碍有较好的治疗效果。

针对家庭出现的不同心理问题，通常有以下4种家庭治疗模式：

结构性家庭治疗模式，治疗重点放在家庭的组织、关系、角色与权力的执行等结构上，使用各式各样的具体方法来纠正家庭结构上的问题，促进家庭功能的改善。

行为性家庭治疗模式，着眼点放在可观察到的家庭成员间的行为表现上，即建立具体的行为改善目标与进度，充分运用学习的原则，给予适当的嘉奖惩罚，促进家庭行为的改善。

策略性家庭治疗模式，看重对家庭问题的本质的动态性的了解，并建立一套有步骤的治疗策略，着手更改认知上的基本问题以求有层次地改变家庭问题。

分析性家庭治疗模式，以心理分析来了解家庭各成员的深层心理与行为动机及亲子关系的发展，主要着眼于了解且改善家庭成员情感上的表达、满足与欲望的处理，促进家人的心理成长。

家庭疗法实施的步骤包括：

开始阶段。在治疗之初施治者宜将家庭治疗的性质做一简要的解释，说明互相要遵守的原则，以便治疗工作顺利进行。施治者在治疗早期，要用心让求治者家人接纳自己，并共同寻找问题的所在及改善的方向。

进行阶段。此阶段中，施治者需运用各种具体方法，协助家人练习改善个人及彼此之间的关系。其中最重要的是要时时去处理家庭对行为关系改变所产生的阻力，适当地调整家庭"系统"的平衡变化与发展，以避免一些成员变好时，而另一些成员却变得更坏。犹如站在跷跷板上，一边上来，另一边却下去了。

终结阶段。求治者家人要养成自行审查、改进家庭病理行为的能力与习惯，并维持已纠正的行为。施治者宜逐渐把领导权归还给求治者家人，恢复家庭的自然秩序，以便在治疗结束后，家庭仍能维持良好的功能，并继续发展与成熟。

6. 叙事疗法（Narrative Therapy）

叙事疗法是通过倾听故事，运用恰当的方法帮助来访者找出遗漏片段，使心理问题外化，从而引导重构积极故事，以唤起来访者发生改变的心理治疗方法。叙事疗法是受到广泛关注的后现代心理治疗方式，它摆脱了传统上将人看作为问题的治疗观念，透过"故事叙说""问题外化""由薄到厚"等方法，使人变得更自主、更有动力。透过叙事心理治疗，不仅可以让当事人的心理得以成长，同时还可以让咨询师对自我的角色有重新地整理与反思。

叙事疗法的基本理念是：

（1）问题才是问题，人本身不是问题，这是叙事疗法的精髓所在。叙事治疗所要做的就是将人与问题分开。

（2）问题来自个体主控叙事之间的冲突。叙事心理治疗认为，我们生活中的每个人都有自己的主控叙事，主控叙事是诠释我们生活意义的重要依据，也是指导个体生活方式的重要"真理"。人是因为自己或他人用来说自己经验故事的叙事不足以代表他的生活经验，自己生活经验的重要部分和主控叙事互相矛盾，才感受到问题。

（3）咨询师与来访者之间是合作治疗的关系，来访者才是专家，没有比来访者更能了解他人生故事的人了。

叙事心理治疗涉及的方法和策略很多，主要包括编排和诠释、问题外化、由薄到厚等。

编排和诠释：让当事人先讲出自己的生命故事，以此为主轴，再透过治疗者的重写，丰富故事内容，在重新叙述自己的故事甚至只是重新叙述一个不是自己的故事中，发现新的角度、产生新的态度，从而产生新的重建力量。

问题外化：就是将问题与人分开，把贴上标签的人还原，让问题是问题，人是人。问题外化之后，问题和人分家，人的内在本质会被重新看见与认可，转而有能力与能量去解决自己的问题。

由薄到厚：叙事心理治疗的辅导方法，是在消极的自我认同中，寻找隐藏在其中的积极的自我认同。当事人积极的资产有时会被自己压缩成薄片，甚至视而不见。如果将薄片还原，在意识层面加深自己的觉察，这样由薄而厚，就能形成积极有力的自我观念。

叙事疗法常运用在焦虑、依恋问题、注意力缺陷、抑郁症、悲伤、饮食失调、创伤后应激障碍（PTSD）等问题的治疗中，叙事专家认为对于任何感觉自己被负面经历、想法或情绪淹没的人，这种方法都有用，它使人们不仅可以发出自己的声音，而且通过表达，他人可以理解来访者的世界，给外界一个帮助来访者成就自己的机会。

7. 游戏疗法（Game Therapy）

游戏治疗是以游戏为交流媒介的一种特殊心理治疗方式，最初应用在儿童心理评估与治疗上，后来也应用在成人身上，是一种非语言的心理治疗方式。

游戏疗法侧重于使用心理教育知识，教父母如何进行一对一的交流游戏干预他们的孩子，改善照顾者和孩子之间的关系，有助于儿童发展新的技能，同时也加强了家庭关系。

心理学家比拉曾将儿童的游戏分为 4 类。第一类机能性游戏，着重于身体功能的发展，其中包括手足运动，例如跳舞、捉迷藏、跳绳等；口耳运动，例如唱儿歌、讲故事等。第二类体验性游戏，形式是虚拟现实生活中不能实现的事，一般通过儿童的想象和操作来进行，例如玩娃娃、过家家、玩电脑游戏等，它们属于虚构游戏或想象性游戏。第三类获得性游戏，是一种艺术性游戏，可使儿童的艺术能力得到发展，例如听故事、看书、看动画、演戏、演木偶剧等。第四类创造性游戏，指在大人的指导下，由儿童自己动手进行创造，例如进行工艺品制作、剪纸、搭积木等，可体现儿童的创造性。

治疗的具体做法是：为儿童创造游戏条件，他们可以做自己想做的任何事情，没有人和他争夺玩具，不需要遵守规则，以此来发泄儿童内心的各种抑郁，满足他们的各种欲望。成人则在另一屋中观察儿童游戏中的行为表现、运用玩具的情况，有时成人也出现在儿童面前，引导他们运用某种玩具，从中考查儿童所表现的潜在的体验，并给他们解释。通过这个过程，儿童潜意识经验就变成有意识的，从而能自我控制或抛弃它，而达到治疗的目的。

游戏疗法主要适用于儿童的攻击行为、焦虑、抑郁、注意力难以集中、违纪行为、社会适应障碍、思维障碍、应激综合征等。

8. 艺术疗法（Art Therapy）

艺术疗法又称艺术心理治疗，是通过参与展示艺术的形式来进行治疗，个体在艺术创作中释放不安的情绪，澄清旧有经验，将意念具体化，传达心理需求。艺术创作的心象表达反映与统整了个案的发展、能力、兴趣、人格、意念与内心的情感状态。

艺术治疗的奠基人是美国精神病医生南姆伯格（Margaret Naumburg）。她将艺术融入心理治疗中，她让患者自由绘画，然后对画面做自由联想式的解析，为了解潜意识提供了新的途径。当下艺术作品的呈现形式以视觉艺术形式为主，有插画、装置、交互媒体、舞蹈、戏剧等表演艺术，但一般以绘画、插画的形式作为主要的治疗手段。

艺术治疗的过程包括：

（1）初次接触治疗。治疗师要向来访者介绍和讲述艺术治疗的素材与艺术治疗过程等常识，让来访者熟悉和适应治疗的环境与治疗的素材的使用。

（2）建立治疗联盟。来访者对治疗师有了一定的印象并产生了信任感，决定与治疗师一起探索和挖掘自己的内心世界。

（3）开始艺术创作。来访者借助艺术素材进行创作或进行游戏的过程，在这一过程中，治疗师可以参与其中，也可以在一旁观看但不参与，让来访者自我发挥。

（4）分享和探索阶段。治疗师观看或参与来访者的艺术创作，与来访者进行交流，倾听和感知来访者的心声，一起分享艺术创作的成果。

（5）艺术创作的再体验阶段。来访者与治疗师再次分享和体验艺术的创作过程及欣赏作品。当来访者完成一系列的艺术创作之后，治疗师和来访者要对整体的创作作品做一个回观，因为来访者最初的作品和治疗结束时的作品会有一定的差别，这可能是由于最初来访者对艺术创作的素材不熟悉的缘故。重读艺术作品可以让来访者做出更合理的解释，更贴近其心理的诠释。

（6）治疗结束。治疗的结束意味着来访者重新认识自我，重拾信心迎接新的生活情境的挑战。

艺术疗法对精神分裂症、边缘人格、强迫症、酒中毒、抑郁症、神经症等心理障碍精神疾病有一定的治疗效果，目前广泛应用在教育、心理咨询与治疗、精神疾病治疗上。

（兴美丹）

参考文献

[1] 唐启盛.抑郁症中医学认识的历史沿革[J].北京中医，2007，26（03）：131-134.

[2] 左民安.细说汉字1000个汉字的起源与演变[M].北京：九州出版社，2005：513.

[3] 陈兆学，夏冰.“气”之内涵及其当代科学诠释探析[J].中华中医药杂志，2022，37（10）：5593-5595.

[4] 韩凯莉，郭刚.中医气本体论的表达模式探微[J].中华中医药杂志，2023，38（04）：1513-1517.

[5] 王婧斐，高嘉骏.中医“郁”概念探析[J].中华中医药杂志，2020，35（11）：5421-5423.

[6] 畅洪昇，段晓华，梁吉春，等.中医郁证学说源流探析[J].北京中医药大学学报，2011，34（10）：653-658+661.

[7] 王萌，周永学.中医郁病理论的源流与发展[J].中华中医药杂志，2022，37（04）：1878-1881.

[8] 叶峥嵘.中医郁证理论的历史发展源流探析[J].现代中医，2013，33（02）：72-75.

[9] 王勇，戴其舟.朱丹溪郁证论治思想探析[J].内蒙古中医药，2011，30（08）：132.

[10] 王文凯，张贺，刘景亮，等.郁证病名的古代文献考辨[J].江苏中医药，2019，51（10）：76-79.

[11] 潘琳琳，金坤，孙君艺，等.国医大师张志远经方治疗神志病医案举隅[J].江苏中医药，2019，51（02）：60-62.

[12] 张大宝，张怡民，张春燕，等.国医大师张震疏调气机汤治疗中医郁病探讨[J].云南中医中药杂志，2021，42（12）：12-14.

[13] 狄晓哲，穆岩，刘江腾，等.国医大师吕仁和辨治“八郁”经验[J].中华中医药杂志，2022，37（11）：6492-6495.

[14] 张潇尹，张学文.国医大师张学文从肝脾论治郁证经验探析[J].山东中医杂志，2019，38（06）：569-572.

[15] 郑永亮.国医大师张学文辨治郁病肾虚血瘀证经验探析[J].中华中医药杂志，2017，32（09）：4023-4025.

[16] 孙光荣.论郁证的认知与调治——节选自国医大师孙光荣教授在“世界中医药联合会心身医学专业委员会第七届学术年会”上的讲话[J].湖南中医杂志，2022，38（10）：1-3.

[17] 王琦.9种基本中医体质类型的分类及其诊断表述依据[J].北京中医药大学学报，2005，28（4）：1-8.

[18] 孙鹏程，胡艳，方旖旎，等.国医大师王琦辨气郁体质论治疾病的临床思路[J].中华中医药杂志，2020，35（11）：5633-5635.

[19] 刘微娜.抑郁症的运动干预：基于动物模型的分子行为学依据[M].北京：知识产权出版社，2017：1.

[20] 尧丽.习得性无助动物模型的改进及其多巴胺机制研究[D].陕西师范大学.2020.

[21] 王琦，赵慧亮，杨晨，等.慢性社交挫败应激抑郁模型建立与评价及其在中药抗抑郁研究中的应用[J].中草药，2022，53（01）：288-294.

[22] 盛哲津，李利妹.阿尔茨海默病动物模型的研究进展[J].实验动物与比较医学，2022，42（04）：342-350.

[23] 李延峥，李林，张兰.快速老化小鼠SAMP8在阿尔茨海默病研究中的应用[J].中国康复理论与实践，2012,18（12）：1119-1122.

[24] 洪晶，张娅俐，闫莎莎，等.D-半乳糖诱导衰老小鼠模型研究进展[J].中国比较医学杂志，2023，33（03）：

136–142.

[25] 王娇. 大鼠侧脑室单次注射 STZ 模型中术后认知功能障碍的参与机制 [D]. 郑州大学, 2021.

[26] 王钜, 陈振文. 现代医学实验动物学概论 [M]. 北京：中国协和医科大学出版社, 2004：1.

[27] 蒙健林, 梁健芬, 张兴博, 等. 帕金森病实验动物模型的研究进展及评价 [J]. 中国实验动物学报, 2021, 29 (03)：
399–404.

[28] 平延培. 酸枣仁发酵产物对失眠动物模型影响的研究 [D]. 长春中医药大学, 2022.

[29] 李祖成, 亢泽春, 李淑翠, 等. 咖啡因对睡眠剥夺老龄小鼠学习记忆及海马抗氧化能力和胆碱能系统的影响 [J].
中国老年学杂志, 2016, 36 (11)：2583–2585.

[30] 马哲. 《黄帝内经》神与睡眠关系的理论探讨及益元安神方作用的研究 [D]. 湖北中医药大学, 2014.

[31] 王瑞英, 苏丹, 李惠珍, 等. 生、酒五味子对失眠小鼠神经 – 内分泌 – 免疫网络的影响及机制 [J]. 中国药房,
2023, 34 (05)：525–530, 536.

[32] 王若冲, 戴宁, 李儒婷, 等. 平台水环境法构建人类疾病动物模型的应用与思考 [J]. 中国实验方剂学杂志, 2022,
28 (22)：205–213.

[33] 张曼, 戴建业, 唐乾利. 白背桐黄钻方调控失眠剥夺大鼠脑电活动、神经递质、炎症因子和氧化应激的促眠机制
研究 [J]. 辽宁中医杂志, 2019, 46 (11)：2432–2435.

[34] 谢晨, 杨文佳, 于心同, 等. 睡眠研究中相关动物选择的进展 [J]. 中国实验动物学报, 2012, 20 (02)：87–92.

[35] 冯斌. 基底外侧杏仁核 motilin 抗焦虑作用及其机制研究 [D]. 第四军医大学, 2014.

[36] 丘秀玉, 曾洁, 蒋群, 等. 普萘洛尔抗焦虑作用与脑内四氢孕酮相关性研究 [J]. 中国药业, 2017, 26 (20)：34–
37.

[37] 刘天曜. 白藜芦醇对去势雌性小鼠焦虑和抑郁样行为的影响和作用机制 [D]. 中国人民解放军陆军军医大学, 2019.

[38] 吴楠, 王强, 李永丰, 等. 电针耳迷走神经对断奶前母本隔离模型小鼠焦虑、抑郁样行为的影响 [J]. 康复学报.
2022, 32 (06)：502–509.

[39] 郝兴华, 王晓龙, 程超颖, 等. 丰富环境对社会隔离小鼠焦虑、抑郁情绪和认知功能的影响 [J]. 长治医学院学报,
2022, 36 (06)：401–405, 413.

[40] 成欣怡, 邵涥, 周玉婷, 等. 马乳酒样乳杆菌 1207 对 CUMS 小鼠焦虑及抑郁样行为的缓解作用 [J]. 微生物学报,
2022, 62 (08)：3109–3123.

[41] 何珊珊. 乌灵菌粉对缺血性脑卒中小鼠的脑保护效应研究 [D]. 陕西中医药大学, 2017.

[42] 曹杰, 曾辉, 黄旭华. 肿瘤坏死因子 – α 通过 Wnt 通路对脑卒中小鼠缺血再灌注后脑微血管内皮细胞的影响研究
[J]. 药品评价, 2021, 18 (19)：1187–1189.

[43] 陈曦. 靶向 XIII 因子示踪缺血性脑卒中溶栓后纤维蛋白沉积及微循环 "无复流" [D]. 东南大学, 2018.

[44] 严雪娇. 地昔帕明与氟西汀对脑卒中模型小鼠神经功能恢复的影响 [D]. 延边大学, 2015.

[45] 田晓丽, 李良. 改良光化学法动物血栓模型的建立 [J]. 中国基层医药, 2013, 20 (17)：2697–2698.

[46] 孙金梅, 张成杰, 李尧, 等. 胡须刺激通过调节神经可塑性改善小鼠桶状皮质缺血性脑卒中后的神经功能缺损 [J].
神经损伤与功能重建, 2022, 17 (06)：311–314, 336.

[47] 赵冉冉. 二甲双胍对戊四氮致痫小鼠的保护作用及机制探讨 [D]. 河北医科大学, 2015.

[48] 郭振宇, 胡蝶, 黄凤, 等. 脑立体定位侧脑室注射海人酸构建癫痫大鼠模型的剂量探讨 [J]. 脑与神经疾病杂志,
2022, 30 (07)：397–402.

[49] 王青梅, 舒敏, 徐千姿, 等. 和厚朴酚对癫痫小鼠学习记忆能力的改善作用 [J]. 浙江大学学报（医学版）, 2018,

47（05）：450-456.

[50] 毕克滨，吴勃岩，齐彦，等.囊立消胶囊对癫痫小鼠脑组织中 MDAS、OD、ATP 酶的影响 [J]. 中医药学报，2006，（02）：44-45.

[51] 王珺，路婷.冠心病患者焦虑抑郁情绪的影响因素及干预措施 [J]. 中国卫生标准管理，2022，13（23）：106-109.

[52] 潘攀，傅潇雅，胡少华，等.常见慢性躯体疾病共病抑郁障碍的规范化阶梯治疗选择指导建议 [J]. 临床精神医学杂志，2022，32（06）：497-501.

[53] 过伟峰，曹晓岚，盛蕾，等.抑郁症中西医结合诊疗专家共识 [J]. 中国中西医结合杂志，2020，40（02）：141-148.

[54] 胡培豪，张意笠，钟晓明，等.中医药治疗抑郁组方用药规律研究 [J]. 中药药理与临床，2020，36（06）：210-215.

[55] 陶兴，顾左宁，孙伟.黄芪补肾气之功效浅析 [J]. 辽宁中医药大学学报，2007，43（05）：30-31.

[56] 朱岳，黄东梅，鞠营辉，等.基于网络药理学和分子对接技术探讨黄芪甲苷抗抑郁的作用机制 [J]. 现代药物与临床，2022，37（11）：2465-2474.

[57] 刘佳蕾，王宇亮，赵宏，等.百合多糖与黄芪多糖联用对慢性应激小鼠抑郁行为的影响及机制 [J]. 中国实验方剂学杂志，2022，28（05）：62-70.

[58] 刘舰遥，任路，杨洋.基于少阳枢机理论探讨肾阳虚型抑郁的病机与治疗 [J]. 中华中医药杂志，2023，38（02）：537-540.

[59] 李昕燃，何先元，章蓝月.生黄精、九制黄精及九制黄精复方对抑郁雌性大鼠行为学及性激素水平的影响 [J]. 中药药理与临床，2022，38（02）：131-136.

[60] 吕圭源，陈素红，苏洁，等.杜仲不同提取部位对肾阳虚小鼠抗氧化和抗抑郁作用的影响 [J]. 浙江中医药大学学报，2009，33（05）：729-731.

[61] 邹云涛，张伦忠.张伦忠教授补肾填精法治疗中老年郁证经验 [J]. 光明中医，2019，34（10）：1498-9+583.

[62] 滕飞，陆忠文，姬中杰，等.基于"温潜"理论探讨抑郁症之病机与治法 [J]. 江苏中医药，2023，55（01）：10-13.

[63] 丁德正.肾气丸在精神疾病中的运用 [J]. 河南中医，2010，30（02）：125-127.

[64] 李苗，王群松，袁国桢.金匮肾气丸治疗肾虚肝郁型抑郁症的治疗效果及其对人血清神经生长因子的影响 [J]. 首都医科大学学报，2019，40（02）：220-225.

[65] 陆尤，陶睿，于书香.温胆汤合金匮肾气丸加减治疗老年高血压病合并抑郁的临床疗效观察 [J]. 中华中医药杂志，2021，36（08）：5101-5105.

[66] 王妍，李奕祺.四君子汤、金匮肾气丸对抑郁模型大鼠影响的比较研究 [J]. 中国民间疗法，2019，27（15）：83-85.

[67] 吴东.金匮肾气丸联合草酸艾司西酞普兰治疗肾虚肝郁型抑郁症研究 [J]. 系统医学，2021，6（17）：8-10+4.

[68] 师庆彬，于金平，王兴臣.镇肝熄风汤合甘麦大枣汤治疗肝肾阴虚型中风后抑郁 60 例 [J]. 中国民族民间医药，2017，26（19）：63-64.

[69] 杨洋，任路.百会穴治疗抑郁症之探析 [J]. 辽宁中医杂志，2023，50（03）：181-183.

[70] 张寒，王树东，董宝强.针刺肾俞穴对腰椎间盘突出症大鼠神经传导速度的影响 [J]. 吉林中医药，2019，39（08）：1072-1075.

[71] 李先照，王震.肖伟教授针刺治疗抑郁症经验 [J]. 亚太传统医药，2023，19（02）：127-130.

[72] 浦芳, 李佩芳, 孙培养. 针刺结合药物治疗对卒中后抑郁患者症状及血清脑源性神经营养因子的影响 [J]. 辽宁中医杂志, 2023, 50 (04): 168-171.

[73] 毕海洋, 于楠楠, 韩丽. 针刺联合撬针五脏俞对缺血性卒中后抑郁患者疗效及认知功能的影响 [J]. 广州中医药大学学报, 2022, 39 (11): 2558-2563.

[74] 吴彬, 王鹏琴. 眼针配合逍遥散治疗中风后抑郁临床观察 [J]. 实用中医药杂志, 2021, 37 (02): 170-172.

[75] 王春霞, 田芃, 崔乃松, 等. 头穴丛刺治疗阿尔茨海默病抑郁症状的疗效观察 [J]. 上海针灸杂志, 2023, 42 (06): 582-587.

[76] 李丽红, 吕明庄. 针药结合治疗郁病临床观察 [J]. 中华中医药杂志, 2005, (09): 552-553.

[77] 王毓婷, 于珺, 庄礼兴. 庄礼兴 "调神针法" 治疗心身疾病经验撷菁 [J]. 中国针灸, 2023, 43 (04): 401-404.

[78] 黎玉宣, 匡家毅, 王希琳, 等. 针刺脐环穴结合温针涌泉穴对心肾不交型失眠症患者睡眠质量、抑郁及焦虑评分的影响 [J]. 广西医学, 2018, 40 (09): 1094-1096.

[79] 曹灵修, 任路. 温肾通督针法对抑郁症肾阳虚证模型大鼠相关神经递质及 cAMP-RAF1 信号通路的影响 [J]. 北京中医药大学学报, 2023, 46 (01): 141-148.

[80] 傅沈康, 邓雪, 任路. 以 "调五脏护肾阳" 为基础的围绝经期抑郁症研究 [J]. 世界科学技术 – 中医药现代化, 2015, 17 (12): 2538-2542.

[81] 张晓丹, 杨慰, 蔡艳, 等. 针药结合干预围绝经期抑郁患者的临床疗效 [J]. 医学综述, 2020, 26 (14): 2900-2904.

[82] 孙占玲, 金亚蓓, 项洪艳, 等. 穴位埋线治疗肾虚肝郁证围绝经期轻度抑郁患者临床观察 [J]. 中国针灸, 2015, 35 (05): 443-446.

[83] 周歆, 任路, 马贤德, 等. 围绝经期抑郁症患者天癸盛衰与海马内环境改变内在相关性分析 [J]. 辽宁中医药大学学报, 2019, 21 (10): 119-122.

[84] 荆秦, 林卉, 任路. "肾脑相济" 电针疗法对围绝经期抑郁症大鼠海马 Wnt/β-catenin 信号通路的影响 [J]. 中华中医药学刊, 2018, 36 (06): 1347-1350.

[85] 荆秦, 王干一, 郭景薪, 等. 艾灸疗法对围绝经期抑郁症大鼠海马神经胶质细胞 S100β、CNPase 蛋白的影响 [J]. 时珍国医国药, 2023, 34 (03): 748-751.

[86] 段刚锋. 浅谈抑郁症的辨证论治 [J]. 湖北中医学院学报, 2006, 8 (2): 46-47.

[87] 陈晓阳, 黄世杰. 忧虑康治疗抑郁症 40 例临床观察 [J]. 中国中医药科技, 2004, 11 (30): 171-172.

[88] 叶实现. 越鞠丸加味治疗焦虑抑郁障碍 31 例观察 [J]. 实用中医药杂志, 2006, 22 (10): 611.

[89] 南焕成, 南浩. 中西医结合治疗抑郁性神经症 30 例 [J]. 吉林中医药, 2004, 24 (6): 31.

[90] 肖正君. 中西医结合治疗抑郁症疗效观察 [J]. 中国民康医学, 2006, 18 (5): 336.

[91] 冯广玲. 中西医结合治疗抑郁症 [J]. 中医药管理杂志, 2006, 14 (4): 55.

[92] 李明重, 郑诚琦, 冯广玲, 等. 中西医结合治疗抑郁发作临床观察 [J]. 河南省精神病学学术年会资料汇编, 2006, 171-173.

[93] 张秋菊, 王成水, 程惠娟, 等. 百金散对绝望行为动物模型的抗抑郁作用及其机理研究 [J]. 中国中医药科技, 2004, 11 (3): 146-147.

[94] 郑高利, 张信岳, 孙丽文, 等. 疏肝解郁颗粒抗抑郁作用的研究 [J]. 中国中医药科技, 2004, 11 (4): 205-207.

[95] 王关珍. 逍遥散甘麦大枣汤配以心理疗法治疗抑郁症 36 例 [J]. 实用中医内科杂志, 2004, 18 (3): 109.

[96] 李珑, 汪亚眠, 杜娟, 等. 中药合并心理支持治疗抑郁症 55 例临床研究 [J]. 安徽中医学院学报, 2004, 23 (2):

10-11.

[97] 杜元灏，李桂平，颜红，等. 调神疏肝针法治疗郁证的临床研究 [J]. 中国针灸，2005，25（3）：151-152.

[98] 任建宁. 针刺治疗抑郁症 50 例临床观察 [J]. 黑龙江中医药，2005，2：35-26.

[99] 李建国. 黄庆元电针治疗抑郁症临床疗效分析 [J]. 甘肃中医学院学报，2004，21（3）：38-39.

[100] 黄泳，厦东斌. 头电针治疗抑郁症 30 例临床观察 [J]. 中西医结合学报，2004，2（2）：151-160.

[101] 王人俊. 针刺治疗抑郁症临床观察 [J]. 中国针灸，2005，25（2）：107-108.

[102] 陈国歧，温乃义. 电针合用抗抑郁剂治疗难治性抑郁症的疗效观察 [J]. 中国民康医学杂志，2005，17（6）：279-280.

[103] 熊学琼，毕旭伟. 针刺夹脊穴为主加耳穴压丸治疗抑郁症 48 例 [J]. 针刺临床杂志，2004，20（9）：29-30.

[104] 胡佳，颜延凤. 中医药治疗围绝经期抑郁症方剂的组方配伍规律研究 [J]. 中医药学报，2014，42（5）：89-91.

[105] 褚春莉，姜晓琳. 解郁丸联合天王补心丹对围绝经期职业女性失眠及抑郁的影响 [J]. 成都中医药大学学报，2015，38（2）：78-80.

[106] 杨兰，刘保庚，张培浩，等. 调冲解郁汤治疗围绝经期抑郁症 60 例临床观察 [J]. 中国实验方剂学杂志，2015，21（12）：182-185.

[107] 孟安琪，高超，侯小艳，等. 补肾疗法治疗围绝经期抑郁症治验 [J]. 辽宁中医杂志，2013，40（9）：1768-1770.

[108] 沈英，许昕. 滋水涵木法治疗更年期抑郁症 53 例临床观察 [J]. 中华中医药杂志，2008，23（11）：1037-1038.

[109] 王大伟，邓秀兰，王继峰，等. 二仙汤雌激素样作用的实验研究 [J]. 北京中医药，2008，27（9）：27-29.

[110] 方肇勤. 二仙汤及其拆方对老年大鼠下丘脑作用的形态学研究 [J]. 上海中医药大学学报，1994，8（1）：37243.

[111] 年华，徐玲玲，马明华，等. 二仙汤对去卵巢大鼠骨质疏松的作用 [J]. 第二军医大学学报，2007，28（3）：277-280.

[112] 王洪彬，李晓泓，莫捷，等. 针灸治疗女性更年期抑郁症临床选穴规律研究 [J]. 辽宁中医杂志，2012，39（1）：136-138.

[113] 卞利军. 针刺冲任（督、带）脉经穴治疗女性更年期综合征 [J]. 中华医药杂志，2005，5（6）：20-21.

[114] 史晓岚，杨帅，张国庆，等. 电针治疗围绝经期抑郁症临床观察 [J]. 上海针灸杂志，2015，34（6）：533-536.

[115] 王聪，白艳甫，符文彬，等. 针刺奇经四穴治疗围绝经期妇女抑郁状态的临床疗效 [J]. 中国老年学杂志，2015，35：3390-3392.

[116] 黄叶飞，符文彬，吴泰相，等. 针灸治疗围绝经期抑郁症有效性和安全性的系统评价 [J]. 中华中医药杂志，2011，26（5）：908-914.

[117] 王伟炳，徐飚，栾荣生，等. 中国三城市更年期综合征门诊妇女抑郁和焦虑症状现况调查 [J]. 卫生研究，2008，37（2）：211-213.

[118] 徐泰，陈强，庄建林. 中国女性围绝经期抑郁症状患病现状的 Meta 分析 [J]. 社区医学杂志，2015，13（11）：6-9.

[119] 吴逢霞，周新娥. 戊酸雌二醇治疗围绝经期妇女抑郁症 102 例临床分析 [J]. 海南医学，2014，25（14）：2054-2056.

[120] 陆竹梅，孟晓红，李晓玲. 低剂量激素替代疗法联合舍曲林对围绝经期妇女抑郁症及骨密度的影响 [J]. 广东医学院学报，2014，3：326-328.

[121] 王兰银，付晓华. 微量激素替代与抗抑郁药物治疗妇女更年期症状及情感障碍的临床对比 [J]. 中国妇幼保健，2008，12：1650-1651.

[122] 薛耀，张凤婵，宁艳. 益肾舒郁汤治疗老年抑郁症 102 例疗效观察 [J]. 广西中医药，2014，37（3）：17-19.

[123] 王越，成媛媛，刘彩兴．补肾通阳为主治疗老年期抑郁症临床观察 [J]. 中国处方药，2017，15（7）：113-114.

[124] 王霞莹．补肾活血汤联合中医情志疗法治疗老年肾虚肝郁型抑郁症 94 例临床观察 [J]. 新中医，2016，48（5）：247-249.

[125] 何燕玲，张明园．关节炎及其他慢性躯体疾病患者中的精神障碍患病率 [J]. 中华预防医学会论文集，2006，12：277-278.

[126] 赵凤英，武成．中西医结合治疗抑郁症 76 例 [J]. 辽宁中医杂志，2010，37（2）：312-313.

[127] 倪荟，戴其军，瞿联霞．中西医结合治疗更年期抑郁症 30 例临床观察 [J]. 江苏中医药，2010，42（6）：34-35.

[128] 李春桂，苗桂珍，朱学敏．糖尿病合并抑郁症的临床观察 [J]. 北京中医，2011，5：86-92.

[129] 章伟明．调肝健脾补肾法治疗糖尿病合并抑郁症临床观察 [J]. 中国实验方剂学杂志，2013，3：24-28.

[130] 朱伟．糖尿病伴发抑郁症的中医辨治规律探讨 [J]. 中华中医杂志，2006，21（12）：755-756.

[131] 雷燕妮，张小斌，陈书存．合欢颗粒治疗抑郁症和提高睡眠质量的临床及药物研究 [J]. 四川中医，2010，28（2）：66-68.

[132] 路杰云．辨证分型治疗糖尿病抑郁症临床体会 [J]. 光明中医，2008，23：83-86.

[133] 朱跃兰，侯秀娟．类风湿性关节炎伴发抑郁症的中西医病机探讨 [J]. 北京中医，2007，26（3）：141.

[134] 薛莺，赵浩，施晓芬，等．类风湿关节炎伴有抑郁症状的中药治疗 [J]. 上海精神医学，2006，31（9）：82-84.

[135] 刘德桓．瘀浊清颗粒改善小鼠学习记忆障碍的实验研究 [J]. 中华现代中医学杂志，2010，6（2）：71-73.

[136] 刘德桓．化瘀浊益肝肾法对原发性高血压患者生活质量的影响 [J]. 中国临床康复，2006，10（23）：9-12.

[137] 吴焕林．心脾相关论与心血管疾病 [M]. 北京：人民卫生出版社，2004.

[138] 石岩．中医内科学 [M]. 北京：科学出版社，2017：259.

[139] 王小云，杨洪艳，黄旭春．郁症 [M]. 北京：中国中医药出版社，2015：356-371.

[140] 蔡光先．情志病学 [M]. 北京：人民卫生出版社，2011：17-18.

[141] 彭聃龄．普通心理学 [M]. 北京：北京师范大学出版社，2018.

[142] JudithS Beck．认知疗法基础与应用 [M]. 北京：中国轻工业出版社，2013.

[143] 马其南．大学生心理咨询实务 [M]. 沈阳：辽宁大学出版社，2015.

[144] 王杨．弗洛伊德焦虑理论研究 [D]. 河北师范大学，2015.

[145] 凯伦·霍妮．神经症与人的成长 [M］. 北京：国际文化出版社，2002.

[146] 刘启珍．霍妮的社会文化神经症理论及其现实意义 [D]. 华中师范大学，2001.

[147] 张爱群，郭本禹．凯伦·霍妮的神经症人格理论及其价值 [J]. 西南民族大学学报（人文社会科学版），2012（11）：85-88.

[148] 斯蒂芬·A，米切尔，布莱克，等．弗洛伊德及其后继者 [M]. 北京：商务出版社，2007.

[149] David J，Wallin．心理治疗中的依恋 [M]. 北京：中国轻工业出版社，2014.

[150] 柴菁．大学生不安全依恋与抑郁的关系研究：自我宽恕与宽恕他人的中介作用 [D]. 吉林大学，2018.

[151] Iohn Mcleod．心理咨询导论 [M]. 上海：上海社会科学院出版社，2006.

[152] Michelle G，Craske．认知行为疗法 [M]. 重庆：重庆大学出版社，2021.

[153] 光晓光，安春平．中医心理学概论 [M]. 北京：中国中医药出版社，2020.

[154] 王米渠．现代中医心理学 [M]. 北京：中国中医药出版社，2007.

[155] 姬瑞敏．24 式太极拳运动对中年女子练习者的脑电波以及情绪变化的影响 [J]. 成都体育学院学报，2018（6）：121-126.

[156] 曲桂兰 . 健身气功——五禽戏对老年人心理健康的影响 [C]. 第十七届全国心理学学术会议，2014.

[157] 郝志 . 中医心理治疗学 [M]. 北京：人民卫生出版社，2009.

[158] J·布莱克曼 . 心灵的面具——101 种心理防御 [M]. 上海：华东师范大学出版社，2011.

[159] R.G.Miltenberger. 行为矫正的原理与方法 [M]. 北京：中国轻工业出版社，2000.

[160] Albert Ellis. 理性情绪 [M]. 北京：机械工业出版社，2021.

[161] David H. Barlow. 心理障碍临床手册 [M]. 北京：中国轻工业出版社，2004.

[162] 郭召良 . 认知行为疗法入门 [M]. 北京：人民邮电出版社，2020.

[163] 达洛斯·德雷珀 . 家庭疗法 [M]. 上海：上海社会科学出版社，2012.

[164] 马美容，王晶洋 . 心理学视角下的艺术治疗 [J]. 中小学心理健康教育，2012，12.

[165] 迈克尔·萨缪尔斯，玛丽·洛克伍德 . 艺术心理疗法 [M]. 北京：人民邮电出版社，2021.

[166] Shuto T, Kuroiwa M, Sotogaku N, et al. Obligatory roles of dopamine D1 receptors in the dentate gyrus in antidepressan actions of a selective serotonin reuptake inhibitor, fluoxetine[J]. Mol Psychiatry, 2020, 25(6): 1229–1244.

[167] Marazziti D, Baroni S, Masala I, et al. Correlation between platelet alpha(2)–adrenoreceptors and symptom severity in major depression[J]. Neuropsychobiology, 2001, 44(3): 122–125.

[168] Hasegawa S, Nishi K, Watanabe A, et al. Brain 5–HT synthesis in the Flinders Sensitive Line rat model of depression: an autoradiographic study[J]. Neurochem Int, 2006, 48(5): 358–366.

[169] Czeh B, Varga Z K, Henningsen K, et al. Chronic stress reduces the number of GABAergic interneurons in the adult rat hippocampus, dorsal–ventral and region–specific differences[J]. Hippocampus, 2015, 25(3): 393–405.

[170] O'Leary O F, Felice D, Galimberti S, et al. GABAB(1) receptor subunit isoforms differentially regulate stress resilience[J]. Proc Natl Acad Sci USA, 2014, 111(42): 15232–15237.

[171] Lou J S, Li C Y, Yang X C, et al. Protective effect of gan mai da zao decoction in unpredictable chronic mild stress–induced behavioral and biochemical alterations[J]. Pharm Biol, 2010, 48(12): 1328–1336.

[172] Sotiropoulos I, Cerqueira J J, Catania C, et al. Stress and glucocorticoid footprints in the brain–the path from depression to Alzheimer's disease[J]. Neurosci Biobehav Rev, 2008, 32(6): 1161–1173.

[173] Farrell C, O'Keane V. Epigenetics and the glucocorticoid receptor: A review of the implications in depression[J]. Psychiatry Res, 2016, 242: 349–356.

[174] Perez–Ortiz J M, Garcia–Gutierrez M S, Navarrete F, et al. Gene and protein alterations of FKBP5 and glucocorticoid receptor in the amygdala of suicide victims[J]. Psychoneuroendocrinology, 2013, 38(8): 1251–1258.

[175] Schoenfeld T J, Cameron H A. Adult neurogenesis and mental illness[J]. Neuropsychopharmacology, 2015, 40(1): 113–128.

[176] Hinwood M, Morandini J, Day T A, et al. Evidence that microglia mediate the neurobiological effects of chronic psychological stress on the medial prefrontal cortex[J]. Cereb Cortex, 2012, 22(6): 1442–1454.

[177] Torres–Platas S G, Hercher C, Davoli M A, et al. Astrocytic hypertrophy in anterior cingulate white matter of depressed suicides[J]. Neuropsychopharmacology, 2011, 36(13): 2650–2658.

[178] Gananca L, Galfalvy H C, Cisneros–Trujillo S, et al. Relationships between inflammatory markers and suicide risk status in major depression[J]. J Psychiatr Res, 2021, 134: 192–199.

[179] Das R, Emon M, Shahriar M, et al. Higher levels of serum IL–1beta and TNF–alpha are associated with an increased probability of major depressive disorder[J]. Psychiatry Res, 2021, 295: 113568.

[180] Dhabhar F S, Burke H M, Epel E S, et al. Low serum IL–10 concentrations and loss of regulatory association between IL–6

and IL-10 in adults with major depression[J]. J Psychiatr Res, 2009, 43(11): 962-969.

[181] Wachholz S, Knorr A, Mengert L, et al. Interleukin-4 is a participant in the regulation of depressive-like behavior[J]. Behav Brain Res, 2017, 326: 165-172.

[182] Kaster M P, Gadotti V M, Calixto J B, et al. Depressive-like behavior induced by tumor necrosis factor-alpha in mice[J]. Neuropharmacology, 2012, 62(1): 419-426.

[183] Do E S C, Da S F F, Ilha J, et al. Spinal cord injury by clip-compression induces anxiety and depression-like behaviours in female rats: The role of the inflammatory response[J]. Brain Behav Immun, 2019, 78: 91-104.

[184] Ehret M, Sobieraj D M. Prevention of interferon-alpha-associated depression with antidepressant medications in patients with hepatitis C virus: a systematic review and meta-analysis[J]. Int J Clin Pract, 2014, 68(2): 255-261.

[185] Zhang J, He H, Qiao Y, et al. Priming of microglia with IFN-gamma impairs adult hippocampal neurogenesis and leads to depression-like behaviors and cognitive defects[J]. Glia, 2020, 68(12): 2674-2692.

[186] Musil R, Schwarz M J, Riedel M, et al. Elevated macrophage migration inhibitory factor and decreased transforming growth factor-beta levels in major depression--no influence of celecoxib treatment[J]. J Affect Disord, 2011, 134(1-3): 217-225.

[187] Kim J M, Stewart R, Kim S W, et al. Physical health and incident late-life depression: modification by cytokine genes[J]. Neurobiol Aging, 2013, 34(1): 351-356.

[188] Zhang J, Zhang Z, Zhang J, et al. iTRAQ-Based Protein Profiling in CUMS Rats Provides Insights into Hippocampal Ribosome Lesion and Ras Protein Changes Underlying Synaptic Plasticity in Depression[J]. Neural Plast, 2019, 2019: 7492306.

[189] Erbay L G, Karlidag R, Oruc M, et al. Association of BDNF / TrkB and NGF / TrkA Levels in Postmortem Brain with Major Depression and Suicide[J]. Psychiatr Danub, 2021, 33(4): 491-498.

[190] Wiener C D, de Mello F S, Pedrotti M F, et al. Serum levels of nerve growth factor (NGF) in patients with major depression disorder and suicide risk[J]. J Affect Disord, 2015, 184: 245-248.

[191] Wang X, Ma W, Wang T, et al. BDNF-TrkB and proBDNF-p75NTR/Sortilin Signaling Pathways are Involved in Mitochondria-Mediated Neuronal Apoptosis in Dorsal Root Ganglia after Sciatic Nerve Transection[J]. CNS Neurol Disord Drug Targets, 2020, 19(1): 66-82.

[192] He Q, Li Z, Li T, et al. ATP Stimulation Promotes Functional Recovery after Intracerebral Haemorrhage by Increasing the mBDNF/proBDNF Ratio[J]. Neuroscience, 2021, 459: 104-117.

[193] Rana T, Behl T, Sehgal A, et al. Unfolding the Role of BDNF as a Biomarker for Treatment of Depression[J]. J Mol Neurosci, 2021, 71(10): 2008-2021.

[194] Duman R S, Deyama S, Fogaca M V. Role of BDNF in the pathophysiology and treatment of depression: Activity-dependent effects distinguish rapid-acting antidepressants[J]. Eur J Neurosci, 2021, 53(1): 126-139.

[195] Kolshus E, Ryan K M, Blackshields G, et al. Peripheral blood microRNA and VEGFA mRNA changes following electroconvulsive therapy: implications for psychotic depression[J]. Acta Psychiatr Scand, 2017, 136(6): 594-606.

[196] Almeida R F, Ganzella M, Machado D G, et al. Olfactory bulbectomy in mice triggers transient and long-lasting behavioral impairments and biochemical hippocampal disturbances[J]. Prog Neuropsychopharmacol Biol Psychiatry, 2017, 76: 1-11.

[197] Goncalves V F, Mendes-Silva A P, Koyama E, et al. Increased levels of circulating cell-free mtDNA in plasma of late life depression subjects[J]. J Psychiatr Res, 2021, 139: 25-29.

[198] Torrell H, Montana E, Abasolo N, et al. Mitochondrial DNA (mtDNA) in brain samples from patients with major psychiatric

disorders: gene expression profiles, mtDNA content and presence of the mtDNA common deletion[J]. Am J Med Genet B Neuropsychiatr Genet, 2013, 162B(2): 213–223.

[199] Cai N, Chang S, Li Y, et al. Molecular signatures of major depression[J]. Curr Biol, 2015, 25(9): 1146–1156.

[200] Li N, Wang Q, Wang Y, et al. Fecal microbiota transplantation from chronic unpredictable mild stress mice donors affects anxiety–like and depression–like behavior in recipient mice via the gut microbiota–inflammation–brain axis[J]. Stress, 2019, 22(5): 592–602.

[201] Swann O G, Kilpatrick M, Breslin M, et al. Dietary fiber and its associations with depression and inflammation[J]. Nutr Rev, 2020, 78(5): 394–411.

[202] Deng Y, Zhou M, Wang J, et al. Involvement of the microbiota–gut–brain axis in chronic restraint stress: disturbances of the kynurenine metabolic pathway in both the gut and brain[J]. Gut Microbes, 2021, 13(1): 1–16.

[203] Belujon P, Grace A A. Dopamine System Dysregulation in Major Depressive Disorders[J]. Int J Neuropsychopharmacol, 2017, 20(12): 1036–1046.

[204] Kennedy P J, Cryan J F, Dinan T G, et al. Kynurenine pathway metabolism and the microbiota–gut–brain axis[J]. Neuropharmacology, 2017, 112(Pt B): 399–412.

[205] Lener M S, Niciu M J, Ballard E D, et al. Glutamate and Gamma–Aminobutyric Acid Systems in the Pathophysiology of Major Depression and Antidepressant Response to Ketamine[J]. Biol Psychiatry, 2017, 81(10): 886–897.

[206] Liang L, Zhou H, Zhang S, et al. Effects of gut microbiota disturbance induced in early life on the expression of extrasynaptic GABA–A receptor alpha5 and delta subunits in the hippocampus of adult rats[J]. Brain Res Bull, 2017, 135: 113–119.

[207] O'Leary O F, Ogbonnaya E S, Felice D, et al. The vagus nerve modulates BDNF expression and neurogenesis in the hippocampus[J]. Eur Neuropsychopharmacol, 2018, 28(2): 307–316.

[208] Gu F, Wu Y, Liu Y, et al. Lactobacillus casei improves depression–like behavior in chronic unpredictable mild stress–induced rats by the BDNF–TrkB signal pathway and the intestinal microbiota[J]. Food Funct, 2020, 11(7): 6148–6157.

[209] Cao C, Liu M, Qu S, et al. Chinese medicine formula Kai–Xin–San ameliorates depression–like behaviours in chronic unpredictable mild stressed mice by regulating gut microbiota–inflammation–stress system[J]. J Ethnopharmacol, 2020, 261: 113055.

[210] Kurokawa S, Kishimoto T, Mizuno S, et al. The effect of fecal microbiota transplantation on psychiatric symptoms among patients with irritable bowel syndrome, functional diarrhea and functional constipation: An open–label observational study[J]. J Affect Disord, 2018, 235: 506–512.

[211] Huang H L, Chen H T, Luo Q L, et al. Relief of irritable bowel syndrome by fecal microbiota transplantation is associated with changes in diversity and composition of the gut microbiota[J]. J Dig Dis, 2019, 20(8): 401–408.

[212] Akkasheh G, Kashani–Poor Z, Tajabadi–Ebrahimi M, et al. Clinical and metabolic response to probiotic administration in patients with major depressive disorder: A randomized, double–blind, placebo–controlled trial[J]. Nutrition, 2016, 32(3): 315–320.

[213] Ng Q X, Peters C, Ho C, et al. A meta–analysis of the use of probiotics to alleviate depressive symptoms[J]. J Affect Disord, 2018, 228: 13–19.

[214] Liu R T, Walsh R, Sheehan A E. Prebiotics and probiotics for depression and anxiety: A systematic review and meta–analysis of controlled clinical trials[J]. Neurosci Biobehav Rev, 2019, 102: 13–23.

[215] Guida F, Turco F, Iannotta M, et al. Antibiotic–induced microbiota perturbation causes gut endocannabinoidome changes,

hippocampal neuroglial reorganization and depression in mice[J]. Brain Behav Immun, 2018, 67: 230–245.

[216] Sun J, Wang F, Hu X, et al. Clostridium butyricum Attenuates Chronic Unpredictable Mild Stress–Induced Depressive–Like Behavior in Mice via the Gut–Brain Axis[J]. J Agric Food Chem, 2018, 66(31): 8415–8421.

[217] Wallis J, Burns J, Capdevila R. What is narrative therapy and what is it not?: The usefulness of Q methodology to explore accounts of White and Epston's (1990) approach to narrative therapy[J]. Clin Psychol Psychother, 2011, 18(6): 486–497.

[218] Shakeri J, Ahmadi SM, Maleki F, et al. Effectiveness of group narrative therapy on depression, quality of life, and anxiety in people with amphetamine addiction: a randomized clinical trial[J]. Iran J Med Sci, 2020, 45(2): 91–99.

[219] Cornett N, Bratton SC. Examining the impact of child parent relationship therapy (CPRT) on family functioning[J]. J Marital Fam Ther, 2014, 40(3): 302–318.

[220] Xiao H, Li H, Song H, et al. Shenzao jiannao oral liquid, an herbal formula, ameliorates cognitive impairments by rescuing neuronal death and triggering endogenous neurogenesis in AD–like mice induced by a combination of A β 42 and scopolamine[J]. J Ethnopharmacol, 2020, 15(259): 112957.

[221] Tesch B J. Herbs commonly used by women: an evidence–based review[J]. Am J Obstet Gynecol, 2003, 188(5 Suppl): 44–55.

[222] Sharon G, Sampson T R, Geschwind D H, et al. The Central Nervous System and the Gut Microbiome[J]. Cell, 2016, 167(4): 915–932.

[223] Lane CA, Hardy J, Schott JM. Alzheimer's disease[J]. Eur J Neurol, 2018, 25(1): 59–70.

[224] Cummings J, Lee G, Ritter A, et al. Alzheimer's disease drug development pipeline: 2020 [J]. Alzheim– ers Dement (NY), 2020, 6(1): e12050.

[225] Deng I, Bobrovskaya L. Lipopolysaccharide mouse models for Parkinson's disease research: a critical appraisal[J]. Neural Regen Res, 2022,17(11):2413–2417.

[226] Blum D, Torch S, Lambeng N, et al. Molecular pathways involved in the neurotoxicity of 6–OHDA, dopamine and MPTP: contribution to the apoptotic theory in Parkinson's disease[J]. Prog Neurobiol, 2001, 65(2): 135–172.

[227] Patil DA, Patil VA, Bari SB, et al. Animal models for Parkinson's disease[J]. CNS Neurol Disord Drug Targets, 2014, 13(9): 1580–1594.

[228] Zhu H, Wang Z, Jin J, et al. Parkinson's disease–like forelimb akinesia induced by BmK I, a sodium channel modulator[J]. Behav Brain Res, 2016, 308: 166–176.

[229] Laura S, Steinmetz L, Feige B, et al. Comparative efficacy of onsite, digital, and other settings for cognitive behavioral therapy for insomnia: a systematic review and network meta–analysis[J]. Scientific Reports, 2023, 13(1): 1929–1939.

[230] Dieter K, Yves D, Heike B, et al. Long–Term Safety and Tolerability of Daridorexant in Patients with Insomnia Disorder[J]. Cns Drugs, 2022, 37: 93–106.

[231] Mohammed EC, Kanta M, Yuiko N, et al. Insomnia and depressive behavior of MyD88–deficient mice: Relationships with altered microglial functions[J]. Journal of Neuroimmunology, 2022, 363: 577794.

[232] Andre P, Ingmar H, Stephan G, et al. Change of Threat Expectancy as Mechanism of Exposure–Based Psychotherapy for Anxiety Disorders: Evidence From 8,484 Exposure Exercises of 605 Patients[J]. Clinical Psychological Science, 2022, 11(2): 199–217.

[233] Jing Z, Jie L, Pan Y, et al. Mice with the Rab10 T73V mutation exhibit anxiety–like behavior and alteration of neuronal functions in the striatum[J]. Biochimica Et Biophysica Acta(bba)–Molecular Basis of Disease, 2023, 1869(4): 166641.

[234] Jin D, Su X, Jin Y, et al. Diagnostic value of MRI perfusion-weighted imaging and diffusion-weighted imaging parameters in cerebral apoplexy[J]. Am J Transl Res, 2023, 15(2): 1097-1106.

[235] Sheng H, Laskowitz DT, Bennett E, et al. Apolipoprotein E isoform-specific differences in outcome from focal ischemia in transgenic mice[J]. J Cereb Blood Flow Metab, 1998, 18(4): 361-366.

[236] Yu C, Marwa MN, Nelufar Y, et al. Neuroinflammatory mediators in acquired epilepsy: an update[J]. Inflammation Research, 2023, 72(4): 683-701.

[237] Enes A, Alina A, Shams H, et al. Elucidating the visual phenomena in epilepsy: A mini review[J]. Epilepsy Research, 2023, 190: 107093.

[238] Hatice A, Mustafa A, Erdal A. Swimming exercise decreases the absence-like epileptic activity in WAG/Rij rats[J]. Behavioural Brain Research, 2019, 363: 145-148.

[239] Janicak P G, Keck P E, Davis J M, et al. A double-blind, randomized, prospective evaluation of the efficacy and safety of risperidone versus haloperidol in the treatment of schizoaffective disorder[J]. J Clin Psychopharmacol, 2001, 21(4): 360-368.

[240] Zigmond A S, Snaith R P. The hospital anxiety and depression scale[J]. Acta Psychiatr Scand, 1983, 67(6): 361-670.

[241] Avis N E, Crawford S L, Greendale G, et al. Duration of menopausal vasomotor symptoms over the menopause transition[J]. JAMA Intern Med, 2015, 175(4): 531-539.

[242] Osterland S L, Adli M, Saritas T, et al. Acute effects of lithium augmentation on the kidney in geriatric compared with non-geriatric patients with treatment-resistant depression[J]. Acta Psychiatr Scand, 2023, 147(3): 267-275.

[243] Wells D K, Ward M M. Nephritis and the risk of acute myocardial infarction in patients with systemic lupus erythematosus[J]. Clin Exp Rheumatol, 2010, 28(2): 223-229.

[244] Lee D Y, Yoo D K, Han S Y, et al. Association between depressive symptoms and bone density in elderly patients with non-dialysis dependent chronic kidney disease[J]. J Affect Disord, 2022, 319: 549-554.

[245] Miura H, Kitagami T, Ohta T. Application of the Zung self-rating depression scale to patients before and after introduction to haemodialysis[J]. Psychiatry Clin Neurosci, 1999, 53(3): 381-385.

[246] Xiong H-Y, Zhang G, Wang L, et al. Psychological research of the children with chronic kidney disease and their guardians during the COVID-19 pandemic[J]. Front Public Health, 2022, 10: 922678.

[247] Ma Y, Xiang Q, Yan C, et al. Relationship between chronic diseases and depression: the mediating effect of pain[J]. BMC Psychiatry, 2021, 21(1): 436.

[248] Luo A, Wu Z, Li S, et al. The soluble epoxide hydrolase inhibitor TPPU improves comorbidity of chronic pain and depression via the AHR and TSPO signaling [J]. J Transl Med, 2023, 21(1): 71.

[249] Lotfaliany M, Bowe S J, Kowal P, et al. Depression and chronic diseases: Co-occurrence and communality of risk factors[J]. J Affect Disord, 2018, 241: 461-468.

[250] Qiu X, Shi L, Kubzansky L D, et al. Association of Long-term Exposure to Air Pollution With Late-Life Depression in Older Adults in the US[J]. JAMA Netw Open, 2023, 6(2): e2253668.

[251] Wang JM, Pei LX, Zhang YY, et al. Ethanol extract of Rehmannia glutinosa exerts antidepressant-like effects on a rat chronic unpredictable mild stress model by involving monoamines and BDNF[J]. Metab Brain Dis, 2018, 33(3): 885-892.

[252] Zhang D, Wen X-S, Wang X-Y, et al. Antidepressant effect of Shudihuang on mice exposed to unpredictable chronic mild stress[J]. J Ethnopharmacol, 2009, 123(1): 55-60.

[253] Wu X, Wang J, Song L, et al. Catalpol Weakens Depressive-like Behavior in Mice with Streptozotocin-induced Hyperglycemia via PI3K/AKT/Nrf2/HO-1 Signaling Pathway[J]. Neuroscience, 2021, 473: 102-118.

[254] Chi L, Khan I, Lin Z, et al. Fructo-oligosaccharides from Morinda officinalis remodeled gut microbiota and alleviated depression features in a stress rat model[J]. Phytomedicine, 2020, 67: 153157.

[255] Jin H, Zhou Y, Ye J, et al. Icariin Improves Glucocorticoid Resistance in a Murine Model of Asthma with Depression Associated with Enhancement of GR Expression and Function[J]. Planta Med, 2023, 89(3): 262-272.

[256] Pan Y, Kong LD, Li YC, et al. Icariin from Epimedium brevicornum attenuates chronic mild stress-induced behavioral and neuroendocrinological alterations in male Wistar rats[J]. Pharmacol Biochem Behav, 2007, 87(1): 130-140.

[257] Pan Y, Wang F-M, Qiang L-Q, et al. Icariin attenuates chronic mild stress-induced dysregulation of the LHPA stress circuit in rats[J]. Psychoneuroendocrinology, 2010, 35(2): 272-283.

[258] Dong Y, Tao B, Xue X, et al. Molecular mechanism of Epicedium treatment for depression based on network pharmacology and molecular docking technology[J]. BMC Complement Med Ther, 2021, 21(1): 222.

[259] Liu P, Yang P, Zhang L. Mode of Action of Shan-Zhu-Yu (Cornus officinalis Sieb. et Zucc.) in the Treatment of Depression Based on Network Pharmacology[J]. Evid Based Complement Alternat Med, 2020, 2020: 8838888.

[260] Wang Q, Wei HC, Zhou SJ, et al. Hyperoside: A review on its sources, biological activities, and molecular mechanisms[J]. Phytother Res, 2022, 36(7): 2779-2802.

[261] Fan H, Li Y, Sun M, et al. Hyperoside Reduces Rotenone-induced Neuronal Injury by Suppressing Autophagy[J]. Neurochem Res, 2021, 46(12): 3149-3158.

[262] Bromberger JT, Schott LL, Kravitz HM, et al. Longitudinal change in reproductive hormones and depressive symptoms across the menopausal transition:results from the study of women's health across the nation(SWAN)[J]. Arch Gen Psychiatry, 2010, 67(6): 598-607.

[263] Soares CN, Almeida OP, Joffe H, et al. Efficacy of estradiol for the treatment of depressive disorders in perimenopausal women:a doubleblind, randomized placebo-controled trial[J]. Arch General Psychiatry, 2001, 58(6): 529-534.

[264] Kornstein SG, Young EA, Harvey AT, et al. The influence of menopause status and postmenopausal use of hormone therapy on presentation of major depression in women[J]. Menopause, 2010, 17(4): 828-839.

[265] Graziottin A, Serafini A. Depression and the menopause:why antidepressants are not enough?[J]. Menopause Int, 2009, 15(2): 76-81.

[266] Cadena, Vinaccia. The impact of disease activity on the quality of life, mental health status, and family dysfunction in colombian patients with rheumatoid arthritis[J]. Journal of Clinical Rheumatology, 2003, 9(3): 142-150.

[267] Markovitz JH, Jonas BS, Davidson K. Psychologic factors as precursors to hypertension[J]. Curr Hypertens Rep, 2001, 3(1): 25-32.

[268] Neal D T, Chartrand T L. Embodied emotion perception amplifying and dampening facial feedback modulates emotion perception accuracy[J]. Social Psychological & Personality Science, 2011, 2(6), 673-678.

[269] Oberman L M, Winkielman P, Ramachandran V S. Slow echo: Facial EMG evidence disorders[J]. Developmental Science, 2009, 12, 510-520.